효소학 원론 실습

Introduction to Enzyme Instructor

한의학박사 이호선 　효소지도사 유귀엽 　미네랄대학 송종섭

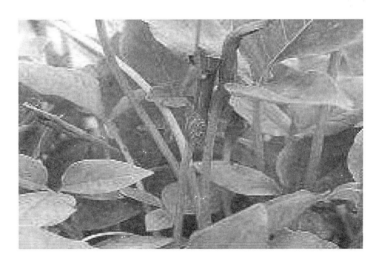

효소학 개론
효소와 응용
효소요법
효소와 미네랄
효소 실습

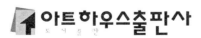아트하우스출판사
도 서 출 판

| 저 자 |

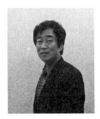

이 호선

(사)한국효소협회 회장/한의학박사

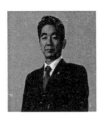

송 종섭

(주)두루원대표이사/미네랄대학운영자

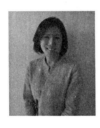

유 귀엽

효소지도사/산야초전문해설가

효소학 원론·실습   초판 1쇄 발행일 ; 2012년 2월 10일
개정판 1쇄 발행일 ; 2016년 4월 1일

저자 : 이호선, 송종섭, 유귀엽

발행인 : 채말녀   편집인 ; 김수경
출판사 : 도서출판 **아트하우스**
주 소 : 서울 성북구 동선동 3가 250-1.1
본 사 :   TEL : (02) 921-7836 FAX ; (02) 928-7836
        E-mail ; bestdrq@empal.com

정 가 : 25,000원

ISBN; 978-89-93639-36-0 (13510)

• 효소지도사의 기본서

효소학 원론·실습

Introduction to Enzyme Instructor

Introduction to Enzyme Instructor

| 머리말 |

21세기는 효소시대

급변하고 있는 21세기의 전망 있고 유망한 분야의 직업군을 꼽으라면 단연 건강에 관한 분야이며 합성화합물의 약물이 지닌 부작용이 알려지면서 특히 식품과 관련된 분야가 주목을 받고 있으며 그중에서도 효소는 가장 중요한 핵심이라고 할 수 있습니다. 근래에 각종 매스컴에서 효소와 관련된 내용이 자주 등장하면서 친숙해 졌으며 많은 사람들이 직접 효소발효액을 담그고 음용하여 그 효능을 경험하고 있습니다.

효소에 대한 과학적인 근거가 밝혀진 것은 오래지 않으나 우리 선조들은 효소의 효능을 이미 오래전부터 익히 알고 실생활에 널리 이용해 왔습니다. 우리가 많이 섭취하는 된장, 간장, 막걸리 등 발효식품들이 그것이며, 대부분 효모나 곰팡이, 세균 등 미생물에 의해 만들어집니다. 콩으로부터 메주가 만들어지고 누룩으로부터 막걸 리가 만들어지고 보리로부터 맥주가 만들어지는 이 모든 일련의 과정은 화학반응의 결과이며 미생물이 가지고 있는 효소가 맥주나 된장을 만들어 내는 것입니다.

효소는 비단 음식뿐만 아니라 우리생활에 매우 광범위하게 응용되고 있습니다. 효소공학(酵素工學, enzyme engineering)은 효소의 산업적 응용(유용물질의 생산, 에너지 관련물질의 생산, 분석, 환경보전인공장기 등의 새로운 의료에 대한 응용)을 목적으로 하는 공학으로 광의로는 대상을 미생물균체(열이나 계면활성제 처리를 한 균체, 휴지균체, 증식균체) 식물세포, 동물세포, 세포소기관, 효소기능을 모방한 인공촉매의 촉매기능의 이용을 포함하여 또한 유전자공학, 세포공학 등의 용법에 의한 신규적인 생체촉매(미생물균체, 동식물세포, 효소)의 취득과 응용을 위한 과학과 기술도 포함하고 있습니다.

효소는 생명의 원천이며 생로병사를 좌우한다는 말이 있을 정도로 중요하므로 향후 유전공학과 연관된 많은 분야가 응용 될 것으로 기대되며 인공효소의 응용도 주목을 받고 있습니다. 이제 멀지 않은 장래에 효소가 질병의 예방과 치료에 항생제나 독성 있는 약물보다 더 광범위하게 널리 이용 될 것임에 틀림없으므로 이에 대한 전문지식을 가진 효소지도사의 전망은 매우 전도가 유망합니다.

전 세계적으로 웰빙(Well-Being)붐과 로하스(Lohas)생활, 그리고 웰루킹(Well-Looking)패턴으로 건강증진을 위한 관련식품의 소비가 급격히 늘어나고 있는 추세입니다. 특히 효소식품은 기능성 농산물과 건강식품의 주도적 역할을 하고 있는 이 시대의 최고의 화두며 이를 관리 연구하는 효소에 관련된 자격증이야 말로 21C의 대표적인 웰빙 전문자격증이라고 할 수 있습니다.

앞으로의 의학은 부작용과 해가 없는 안전한 자연의학이며 건강도 자연건강법이 중심입니다. 그중에서도 가장 큰 화두는 천연약용식물과 발효식품 그리고 효소입니다. 효소는 모든 생명현상에 있어 화학반응의 촉매역할을 하는 물질. 단백질 부분의 주효소와 비타민B군, 미네랄, 미량원소의 조효소로 만들어지는 복합영양소입니다. 특히 미네랄은 효소를 일하게 하는 주인으로 일꾼인 효소에게 각자의 임무를 배정해 주는 인체의 CEO이라고 할 수 있습니다.

효소에게 각기 다른 정보는 어디에서 오는 것인가? 라는 질문에 대한 답은 미네랄은 생명의 에너지(정보)를 전달하는 물질이라는 것입니다. 모든 에너지(정보)는 태양으로 부터 생산되고, 인체에 존재하는 각각의 수많은 미네랄은 그 정보를 선택적으로 전달받아 효소를 움직이는 우리 몸의 주인이므로 이에 대한 전문적인 지식도 반드시 필요합니다. 예를 들어 칼슘(Ca)은 태양이 생산한 단단한 정보를, 마그네슘은(Mg)부드러운 정보를 전달합니다. 나트륨은(Na)은 짠맛을, 철분(Fe)은 붉은색을, 요오드(I)는 지방을 태우는 정보를, 중금속은 마비시키는 정보를 전달합니다. 그러므로 우리 몸의 주인인 미네랄은 효소에게 각자의 임무를 배정해 주는 인체의 CEO라고 할 수 있는 것입니다.

효소는 우리가 섭취한 각종 음식물을 소화, 분해, 흡수하며 혈액을 정화시키고 흐름을 좋게 합니다. 생명의 원천으로 효소는 세포를 생성하고 강화시키며 체내의 노폐물과 유해물질을 배설하고 신진대사를 왕성하게 하며 장을 좋게 하는 등 수많은 역할을 담당하고 있습니다.

우리민족은 일찍이 발효식품을 이용해 왔으며 전승된 수 천년간의 경험을 바탕으로 이를 계발하여 발달시켜야 하는데, 우리의 건강을 지켜온 것이 우리의 산야에서 자라고 재배된 약초와 이를 발효시킨 산야초효소가 바로 그것입니다. 산야초 효소발효액은 사람이 약용할 수 있는 약용식품의 전초, 뿌리, 잎, 열매 등 약효가 있는 부위와 설탕, 과당, 꿀 등을 섞어 효모, 미생물이 증식하여 발효시킨 것으로 최근 이것에 대한 관심도 점차 고조되고 있습니다. 근래 천연약용식물의 체계화가 되고 있고 산야초 효소 등도 일반화, 과학화, 표준화가 진행되고 있는 점은 무척 다행스럽습니다.

생명은 상생상극으로 윤회하며 자연과 조화를 이루면서 살아가야 하는데 현대의학은 세균을 죽이는 항생제로 치료하고자 하여 상극의학을 만병통치를 이용하였으나 질병은 더욱 더 늘어만 갈 뿐입니다. 효소요법은 우선 병에 걸리거나 노화되어 쓸모없는 조직과 세포를 분해시켜 연소시키며 가장 불순하고 하급물질인 죽은 세포, 좋지 못한 축적물, 종기, 지방, 노폐물 등을 소화시킵니다.

효소정화요법을 가리켜 "찌꺼기 연소" 라고 표현한 것도 위와 같은 이유에서입니다. 그러나 중요한 조직이나 두뇌 등은 장 정화요법에 의해 손상되거나 노화되지 않는다는 장점이 있습니다. 이제는 자연과 조화를 이루는 상생의학이 주목받고 있으며 더욱이 천연약용식물의 유효성분과 효소식품의 효능이 과학의 발달로 밝혀지고 효소요법이 발달하고 있는 것은 상당히 고무적이라고 하겠습니다.

천연약용식물은 인체의 체질개선과 면역력의 강화, 혈류를 좋게 해주는 매우 우리와 가깝고 친숙한 식물들인데 이를 발효시킨 효소식품들은 매우 큰 효력을 지닙니다. 이러한 시점에서 보다 체계적이고 전문성을 지닌 효소지도자와 같이 효소 관련 자격증의 필요성은 중요하다고 볼 수 있습니다.

우리가 건강증진과 질병치유를 위해 약초와 효소식품들을 취급 할 때의 마음가짐은 신유(神癒)의 자세로 임해야 효과를 볼 수 있음은 분명한 사실입니다. "현재의 일을 쫓지 말고 먼저 앞서 나가 이끌고 일을 해야 발전이 있다." 라는 21세기 위원회의 지적처럼 우리 효소지도자들의 도전은 무한한 가능성을 지닙니다. 비룡득주(飛龍得珠)를 가슴에 새기며 이 좁은 땅에 안주하지 말고 세계적 효소전문가로 거듭 났으면 하는 간절한 바람이 있습니다.

끝으로 이 책이 나오기 까지 수고하신 아트하우스출판사 임직원과 교정을 보아준 여러분들에게 고마움을 전합니다.

2016년 3월 개정판을 내면서

저자 드림

| 목 차 | Contents

· ·

서문 ; Prologue

Part 1 효소 이론편

제1과목 효소학 개론

제3과목 효소요법

제4과목 효소와 미네랄

Part **2** 효소 실습편

제**1**과목

효소학 개론

Introduction to Enzyme Instructor

제1장 ㅣ 효소의 이해

1. 효소의 정의와 필요성

「신체의 화학반응에는 에너지언덕이 있어 이를 넘기 위해서는 반드시 열이 필요하다. 포도당과 같은 영양소를 분해하기 위해서도 열이 필요하고 세포는 잘게 분해된 포도당을 먹고산다. 체내의 포도당을 분해하기 위해 열을 가한다면 체온이 올라가면서 우리 몸은 위험해지지만 우리 몸에서는 포도당을 분해할 때 열을 가하지 않고 빠른 화학반응을 위해서 에너지언덕을 낮추는 장치를 하는 것이 효소이다. 효소의 작용으로 체내의 화학반응이 쉽게 진행될 수 있도록 한다. 음식물이 소화가 되는 것도, 포도당이 세포에서 쉽게 분해되는 것도 효소가 에너지 언덕을 낮춰 주기 때문이다. 인체는 체온이 36.5℃ 정도의 온도에서도 화학반응이 잘 일어난다. 」

1. 효소의 정의

효소는 동물, 식물, 미생물의 생활세포에 의해 생성되는 물질이며 , 생체 내에서 진행되는 생합성, 분해 등의 모든 반응을 촉진하는 촉매적 물질로 세포조직에서 분리해도 그 작용을 상실하지 않는 고분자 유기화합물이다.

생물, 기관, 대사물질의 차이에 따라 각기 다른 효소가 관여하며 효소의 종류는 매우 많다. 단백질로서 아미노산의 펩티드(peptide) 결합을 주 골격으로 이루어졌으며 그 밖에도 당, 지질, 핵산 등이 필요한 경우도 있다. 효소는 복잡한 반응을 매우 특이적으로 신속하게 진행시키는 촉매작용을 갖는다. 효소가 촉매작용을 하는 화학반응의 반응물질을 기질이라고 하며 보편적으로 효소는 기질적 특이성이 높아 복잡한 유기화합물의 혼합액 중에서도 특정한 효소에 의한 특정한 물질만의 변화가 화학적으로 진행한다. 효소의 반응속도는 효소의 농도, 기질의 농도, 수소이온의 농도 및 온도 등의 공존인자에 의해 영향을 받는다. 효소는 반응에 있어 촉매적 물질이나 촉매와는 많이 다르다. 촉매와 효소는 미량으로 반응을 촉진한다는 공통적인 역할을 하지만, 효소는 기질적 특이성이 있으나 촉매는 기질적 특이성이 없고, 화학반응에서 효소는 대부분 작용하는 물질과 반응하여 생성되나 촉매 그 자체는 아무 변화를 받지 않는 차이점이 있다.

2. 효소의 필요성

이 세상에 태어나 몸이 자라고 밥이나 고기 등 음식을 섭취하고 달리기 등 운동을 하고 책을 일고 잠을 자는 이 모든 과정은 화학반응의 결과이다. 곧 "살아 있다는 것은 화학반응을 하고 있다는 것이다." 음식을 섭취함으로써 힘을 얻게 되고 힘은 음식물의 영양소로부터 생겨난다.

영양소가 세포에서 분해될 때 에너지가 나온다. 영양소가 분해되는 것도 바로 화학반응이다. 영양소가 분해되면 이산화탄소와 물이 생기고 에너지가 나오게 되는 데 이 에너지가 바로 힘이다. 생각하고 팔다리를 움직이는 모든 일에는 에너지가 필요하다. 결국 에너지는 영양소가 분해되는 화학반응을 통해 얻어진다. 우리 몸에서 일어나는 화학반응은 크게 두 가지로 나눌 수 있는데 물질을 분해하는 반응 즉 '이화작용' 과 물질을 합성하는 반응 즉 '동화작용' 이다. 이 둘을 합쳐 '물질대사' 라고 한다. 분해 반응은 에너지를 내놓지만, 합성반응은 에너지가 필요하다.

지구상의 모든 생물은 살아가기 위해 끊임없이 광합성을 한다. 광합성이란 포도당을 만드는 화학반응이다. 물과 이산화탄소로 포도당을 만드는 것이 광합성이다. 포도당을 분해할 때는 에너지가 나오지만, 합성할 때는 에너지가 필요하다. 보통 화학반응 느리게 일어나지만 우리 몸 안에서는 화학반응이 아주 빠르게 일어난다. 화학반응이 일어나기 위해서는 '에너지 언덕' 을 넘어야 한다. 이 에너지 언덕이 없으면 매우 위험하다. 예를 들면 책상위의 종이가 저절로 불붙는 현상이 생긴다. 하지만 모두 에너지 언덕이 있기 때문에 우리의 생활은 안전하다고 할 수 있다.

우리 몸에서 일어나는 화학반응에도 에너지언덕이 있다. 에너지언덕을 넘으려면 열이 필요한데 포도당과 같은 영양소를 분해하기 위해서도 열이 필요하다. 포도당은 우리 몸 안의 세포들이 활동하는 데 꼭 필요한 영양소이다. 세포는 잘게 분해된 포도당을 먹고산다. 우리 몸 안에 있는 포도당을 분해하기 위해 열을 가한다면 체온이 올라가면서 우리 몸은 위험해진다. 그렇지만 우리 몸에서는 포도당을 분해할 때 열을 가하지 않는다. 대신 빠른 화학반응을 위해서 에너지언덕을 낮추는 장치를 한다. 그 일을 효소가 한다. 그래서 화학반응이 쉽게 진행될 수 있다.

우리가 밥을 먹으면 소화가 되는 것도, 포도당이 세포에서 쉽게 분해되는 것도 효소가 에너지 언덕을 낮춰 주기 때문이다. 그래서 36.5℃ 체온정도의 온도에서도 화학반응이 잘 일어난다.

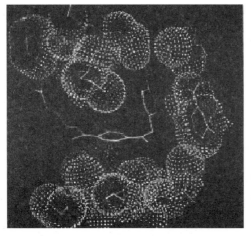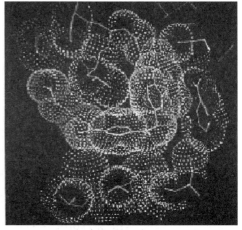

[그림; 효소의 그래픽이미지]

2. 효소의 발견

「효소를 뜻 하는 "enzyme"은 그리스어: εν ζυμον 즉 "in leaven"이라는 뜻이며, leaven은 효모(yeast)를 의미한다. 한자어 번역인 효소(酵素)는 효모(酵母, yeast)에 있는 요소(要素)라는 뜻이다. 효소라는 용어는 18세기에 나타났는데, 1700년대 후기와 1800년대 초기에, 위에서 이루어지는 고기의 소화와 식물의 추출물과 침이 녹말을 당으로 바꾸는 현상이 알려졌고 19세기에 루이스 파스터는 효모에 의해 당이 발효되어 알코올을 만드는 반응이 "발효소"에 의하여 촉매 된다고 결론을 내렸으며 최초로 이 용어를 사용한 사람은 빌헬름 퀴네이다.」

효소에 대한 과학적인 근거가 밝혀진 것은 오래지 않으나 우리 선조들은 효소의 효능을 이미 오래전부터 익히 알고 실생활에 널리 이용해 왔다. 우리가 많이 섭취하는 된장, 간장, 막걸리 등 발효식품들은 대부분 효모나 곰팡이, 세균 등 미생물에 의해 만들어진다. 콩으로부터 메주가 만들어지고 누룩으로부터 막걸리가 만들어지고 보리로부터 맥주가 만들어지는 이 모든 일련의 과정은 화학반응의 결과이며 미생물이 가지고 있는 효소가 맥주나 된장을 만들어 내는 것이다. 이처럼 우리 인류는 오랜 옛날부터 효소를 이용해 왔다.

효소의 발견 과정을 살펴보면 1785년 스팔란차니(이탈리아,박물학자)의 소화실험, 1836년 슈반(독일,생리학자)위에서 나오는 '펩신[1]' 효소 명명, 1833년 폐양과 페르

---

[1] 펩신 ; 위의 주세포에서 분비되는 소화효소이다. 단백질을 펩티드로 분해하는 기능을 한다. 활성이 없는 펩시노겐으로 만들어져 저장되어 있다가 가스트린이나 미주신경과 같은 분비 신호가 오면 분비된다. 펩시노겐은 소화 활성이 없으며, 펩신에 비해 44개의 아미노산을 추가적으로 가지고 있다. 펩시노겐이 염산과 함께 분비되면, 염산에 의해 위의 pH가 내려가고 이러한 환경에서 펩시노겐은 추가적으로 가지고 있는 44개의 아미노산을 스스로 잘라내고 펩신이 된다. 이러한 과정으로 펩신이 된 후 단백질을 분해하는 능력을 가지게 된다.

소(프랑스, 화학자) 녹말분해 효소 '아밀라아제'를 발견하였다. 1837년 베르셀리우스(스웨덴, 화학자)는 아밀라아제와 펩신의 발견을 통해 '촉매'라는 물질을 고안하게 된다. 촉매란 다른 물질의 화학반응을 촉진하지만자신은 아무런 변화도 하지 않는 물질을 말한다. 이러한 효소의 중요한 특성을 정리하면 다음과 같다.

1) 효소는 효율이 대단히 좋은 촉매이다.
2) 효소는 어떤 특수한 반응에 한 개의 효소만이 작용하여 촉매 기능을 한다.
3) 효소는 다른 촉매들과는 달리 촉매반응의 속도가 자체 기능으로 조절될 수 있다.
4) 효소 단백질의 구조는 입체구조이다.
5) 효소가 기능을 하기 위해서는 특수한 유기 화합물이나 무기금속을 필요로 한다.

이러한 효소의 무한한 잠재력으로 거의 모든 화학반응을 촉매 할 수 있고, 효소의 특이성 때문에 정밀화학제품, 의약품을 생산하고자 하는 연구가 세계적으로 심도 깊게 추진되고 있다. 화학공업의 발달에 따른 환경오염 문제가 최근에 심각하게 대두되면서 화학적인 합성을 환경 친화적인 효소공정으로 대체하기 위한 노력이 적극적으로 시도되고 있으며 제약, 식품, 정밀화학산업, 바이오센서, 생물전자공학분야 등 폭넓게 응용범위가 확대되고 있다.

효소라는 용어는 18세기에 나타났는데, 1700년대 후기와 1800년대 초기에, 위에서 이루어지는 고기의 소화와 식물의 추출물과 침이 녹말을 당으로 바꾸는 현상이 알려졌다. 그러나 이 작용의 기작은 당시에 밝혀지지 않았었다. 하지만 19세기에 당이 효모에 의해 알코올로 바뀌는 발효에 대해 연구하던 중, 루이스 파스터는 효모에 의해 당이 발효되어 알코올을 만드는 반응이 "발효소"에 의하여 촉매된다고 결론을 내렸다. 최초로 이 용어를 사용한 사람은 독일 생리학자인 빌헬름 퀴네이다. "enzyme"은 그리스어: ενζυμον 즉 "in leaven"이라는 뜻이며, leaven은 효모(yeast)를 의미한다. 한자어 번역인 효소(酵素)는 효모(酵母, yeast)에 있는 요소(要素)라는 뜻이다.

효모가 발효를 일으켜 술(알코올)을 만드는 것도 효소의 작용 때문이라는 사실이 알려지게 되었고 1876년 효소의 명명자 퀴네가 '효모 속에 있는 의미로 영어로 '엔자임(Enzyme)'이라고 제안한다. 1897년에 에드워드 채너는 효모의 추출물이 당을 알코올로 발효하는 능력을 가지고 있다는 것을 발견함으로써 발효는 세포로부터 분리되어도 여전히 촉매작용을 할 수 있는 분자에 의하여 촉진된다는 것을 제시하였다

1926년에 제임스 섬너가 유레에이스(urease)를 결정형으로 순수하게 분리하는 데 성공하였다. 1930년대에 들어 존 놀쓰롭과 웬델 스탠리가 소화효소인 펩신과 트립신, 키모트립신을 연구하던 중 순수한 단백질이 효소가 될 수 있음을 증명하였다. 이세 학자는 1946년에 화학분야에서 노벨상을 수상하였다

수많은 효소를 명명하고 분류하기 위하여, 국제적인 합의를 통해 효소의 분류 기준을 책정했다. 먼저 모든 효소를 촉매 하는 반응의 형태에 따라 주로 6가지 범위로 나누고, 각각을 다시 여러 개의 하위범위로 나누도록 한다.

1. EC 1 : 산화환원효소류
2. EC 2 : 전이효소류
3. EC 3 : 가수분해효소류
4. EC 4 : 분해효소류
5. EC 5 : 이성질체효소류
6. EC 6 : 연결효소류

각각의 효소에는 4개의 숫자로 된 분류번호와 그것이 촉매하는 반응을 나타내는 계통명이 부여된다. 효소의 명명법 중에서 관용명은 펩신(pepsin)이나 트립신(trypsin)과 같이 규정이 생기기전에 명명된 것은 그대로 쓰고 있는 경우를 말한다. 대부분 효소의 이름은 효소가 작용하는 기질이나 반응 명칭의 어미를 '-ase'로 바꾸어 부른다. 예를 들어 전분(amylum)을 분해하는 효소를 아밀라제(amylase), 단백질(protein)을 분해하는 효소를 프로테아제(protease), 지질(lipid)을 분해하는 효소를 리파제(lipase)라고 하며 산화시키는 것을 옥시다아제(oxidag

e), 가수분해하는 것을 하이드로라제(hydrolage), 탈수소화하는 것을 dehydrog
nase라고 하는 것이다.

효소의 종류

종 류	작 용	효 소	반 응
가수분해 효소	물(H_2O)의 도움을 받아 기질을 분해	아밀라아제 (amylase)	녹말 → 엿당 + 덱스트린
		말타아제	엿당 → 포도당 + 포도당
		수크라아제	설탕 → 포도당 + 과당
		ATPase	ATP → ADP + Pi
산화환원 효소	물질의 산화환원 반응을 촉진	옥시다아제 (oxidage)	$2H_2 + O_2 → 2H_2O$
		탈수소효소 (dehydrognase)	에탄올 + NAD → 아세트알데 히드 + $NADH_2$
전이 효소	기질의 원자단을 다른 기질에 옮김	크레아틴키나아제	크레아틴 + ATP → 크레아틴 인산 + ADP
		아미노기 전이효소	글루탐산 + 피루브산 ↔ α - 케토글루타르산 + 알라닌
분해 효소	기질을 분해	카탈라아제	과산화수소 → 물 + 산소
		카르복실라아제	피루브산 → 아세트알데히드 + 이산화탄소
이성질화 효소	기질분자 내의 원 자배열 변화	6탄당 인산이성질화효소	포도당-6-인산 ↔ 과당-6-인 산
합성효소	ATP를 사용한 물 질의 합성	시트르산 합성효소	활성아세트산 + 옥살아세트산 ↔ 시트르산
		글루탐산 합성 효소	α -케토글루타르산 + 암모니 아 ↔ 글루탐산

1897년 부흐너 형제는 효모를 갈아서 만든 즙액도 알코올 발효를 한다는 것을 발견하였다. 반드시 살아 있는 세포가 있어야만 발효와 같은 화학반응이 일어난다는 사실은 아님을 알게 되었다. 즉 효모의 몸 밖에서도 효소들이 작용할 수 있다는 것을 발견하였다.

1896년 베켈하링은 고기를 소화시키는 효소가 펩신이라는 단백질이라는 것을 최초로 밝혀내었고, 1926년에는 섬너(미국, 생화학자)는 콩에서 「유레이스」 라는 효소를 발견하였으며 이 효소 역시 단백질이라고 결론지었다.

결론적으로 우리 몸의 세포가 가지는 효소는 주성분이 단백질이고 여기서 주성분이라는 것은 단백질인 효소가 다른 물질의 도움을 받기도 한다.(이 부분의 비타민 등 조효소에 대해 나중 설명하기로 한다.) 또한 효소는 화학반응 과정에서 없어지지 않으므로 적은 양으로도 많은 양의 음식물을 분해할 수 있다.

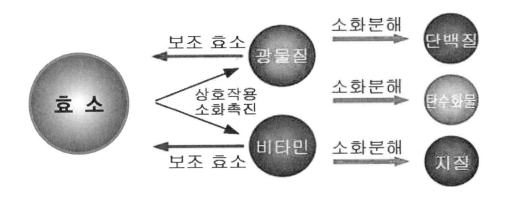

[효소(酵素)는 생명체 내 화학 반응의 촉매가 되는 여러 미생물로부터 생기는 유기화합물이다. 모든 생물의 세포 속에는 여러 종류의 효소가 있으며, 효소의 촉매 작용에 의해 생명이 유지되고 세포 안에 널리 분포되어 생명체의 화학적 반응에 관여한다.]

3. 효소의 5대 생리작용

① 소화, 흡수작용

음식물이 입으로 들어오면 소화, 흡수 기관에서 만든 여러 가지 효소의 작용으로 인체에 필요한 영양소를 소화, 흡수함

② 분해, 배출작용

환부에 생긴 고름, 혈관에 섞인 이물질, 세포에 쌓인 오염물질, 각종 노폐물과 독소를 분해, 무독화하여 장, 신장, 폐, 피부 등을 통해 체외로 배출시킴.

③ 항염, 항균작용

세균의 침입으로 염증이 발생하면 효소의 분해작용에 의해 전해물질을 청소하여 세 균이 살 수 없도록 만들고 세포를 활성화시켜 염증을 제거하고, 백혈구의 식균작용을 강화하여 세균을 퇴치한다.

④ 혈액정화작용

혈액속의 이물질, 혈관에 쌓인 노폐물도 분해하고, 모세 혈관을 막고 있는 지방도 분해해서 혈액순환을 원활하게 한다.

⑤ 세포부활작용

세포의 대사기능을 활성화시켜 세포를 건강하게 만든다.

제2장 ┃ 효소의 활성화에너지와 촉매작용

1. 효소의 활성화 에너지

「효소는 부활작용과 저해작용이 있어서 효소반응속도가 여러 가지 물질에 의해 촉진되기도 하고 억제되기도 한다. 활성제는 효소작용을 촉진하는 물질이며, 저해제는 효소작용을 억제한다. 효소의 활성화에너지를 이해하기 위해서는 먼저 엔트로피에 대한 이해가 필요하다. 엔트로피(entropy)는 열역학적 계의 유용하지 않는 (일로 변환할 수 없는) 에너지의 양을 나타내는 상태 함수다. 통계역학적으로, 주어진 거시적 상태에 대응하는 미시적 상태의 수의 로그로 생각할 수 있다. 엔트로피는 일반적으로 보존되지 않고, 열역학 제2법칙에 따라 시간에 따라 증가한다. 독일의 물리학자 루돌프 클라우지우스가 1850년대 초에 도입하였다. 대개 기호로 라틴 대문자 S를 쓴다.」

효소에는 활성기가 존재하는데 효소는 담체(apoenzyme)에 활성기(active group e)나 보효소가 결합하여 복합체 형태로 작용한다. 활성기나 보효소가 존재하지 않을 때 효소의 작용은 정지한다. 단백질부분(담체)에 작용기가 굳게 결합하고 있을 때 이를 활성기라 하고 이것이 단백질에서 잘 해리(解離) 할 때 보효소라 한다. 효소는 부활작용과 저해작용이 있어서 효소반응속도가 여러 가지 물질에 의해 촉진되기도 하고 억제되기도 한다. 활성제는 효소작용을 촉진하는 물질이며, 저해제는 효소작용을 억제한다. 효소의 활성화에너지를 이해하기 위해서는 먼저 엔트로피에 대한 이해가 필요하다.

담체(apoenzyme)	활성기(active groupe)
단백질과 같은 고분자 물질	작용기(reactive groupe) 특수한 화학구조를 지닌 저분자물질 담체로부터 잘 해리 될 때 보효소라 함

엔트로피와 깁스자유에너지엔트로피란 화학 반응계에서 구성 성분들의 무작위성 또는 무질서도를 나타내는 것이다. 화학 반응계에서는 이런 엔트로피의 변화를 ΔS로 표시한다. 무작위성이 증가될 때는 ΔS가 양의 값이 되고 무작위성이 감소할 때는 ΔS가 음의 값이 된다.

일에 실제로 이용할 수 있는 에너지를 자유에너지 변화라고 한다. 깁스는 화학 반응에서 이러한 에너지 변화와 관련된 이론을 제시했다. 닫힌 반응계에서 화학 반응은 평형이 될 때까지 자발적으로 진행한다. 이런 상황에서 일정한 온도, 압력에서 반응계가 초기상태에서 평형상태로 변화됨에 따른 에너지 변화가 자유에너지 변화가 된다. 그것을 식으로 나타낸 것이 G=H−TS이다. G는 자유에너지를 나타내는 것이며, 이 자유에너지의 양은 엔탈피(H), 엔트로피(S), 절대온도(T)를 통해 결정된다. 즉, 어떤 화학 반응이 일정한 온도에서 일어날 때, 자유에너지의 변화는 ΔH(붕괴되거나 형성되는 화학결합과 비공유결합성 상호작용의 종류와 수에 의해 결정됨)와 무작위성의 변화인 ΔS에 의하여 결정되는 것이다. : $\Delta G = \Delta H - T\Delta S$

ΔG의 크기는 특별한 화학반응이나 반응계가 초기의 평형으로부터 얼마나 멀어져 있는가에 의존한다. 화학반응에 관계되는 각각의 화합물은 결합의 종류와 수에 관계되는 일정량의 위치 에너지를 가지고 있다. 자유에너지 감소반응은 자발적으로 일어나는 반응으로, 생성물은 기질보다 더 적은 자유에너지를 가지므로 반응이 일어남에 따라 자유에너지를 방출하고 일을 할 수 있다. 이 때 방출된 에너지의 일부만이 일을 수행하는데 사용된다. 이와 다르게 자유에너지증가 반응은 에너지를 흡수하는 반응

이다. 생물학적으로 보았을 때 세포의 중요기능을 수행하는 단백질과 같은 거대
분자들의 형성에 필요한 자유에너지는 양(+)의 값이다. 열역학적으로 불리한 반
응, 바꾸어 말하면 에너지 요구반응(자유에너지 증가반응)을 수행하기 위하여
세포는 이 반응을 자유에너지를 방출하는 다른 반응(자유에너지 감소반응)과 짝
지어 일어나게 함으로써, 전체 과정이 자유에너지 감소반응으로 되고 그 결과 자
유에너지 변화의 총합은 음(−)이 된다. 이렇게 자유에너지감소 반응과 자유에너
지증가 반응이 짝지어지는 것이 살아 있는 반응계에서 에너지 교환에 절대적으
로 중요하다

효소의 활성화 에너지의 변화와 반응 속도의 관계화학 반응에서 반응의 시작점을 바
닥상태라고 부르는데, 이것은 주어진 조건에서 계에 의하여 주어지는 자유에너지이
다. 기질의 바닥상태에서 자유에너지와 생성물의 바닥상태에서 자유에너지의 차이가
둘 사이의 평형을 결정한다.

기질과 생성물의 사이에는 에너지 장벽이 존재한다. 반응이 진행되기 위해서는 분자
를 이 에너지 장벽보다 높은 에너지 상태까지 높여주어야 한다. 그림에서 제일 높은
지점에 분자가 위치한 것을 전이상태라고 한다. 전이상태는 결합의 파괴와 형성 그리
고 전하의 변화라고 하는 것이, 기질에도 생성물에도 균등하게 진행될 수 있는 어떤
시점에 도달한 순간을 가리킨다.

바닥상태와 전이 상태의 에너지의 차를 활성화 에너지(ΔG)라고 부른다. 반응 속도
는 이 활성화 에너지에 의하여 좌우된다.

온도를 높여 주게 되면 반응속도는 증가하는데, 이러한 상태는 에너지의 장벽을 넘어
가는데 충분한 에너지를 가지고 있는 분자의 수가 많아지기 때문이다. 또한 활성화
에너지는 촉매를 가해 줌으로써 낮출 수 있다. 촉매는 반응의 활성화 에너지를 낮추
어 줌으로써 반응 속도를 증가시킨다. 효소는 촉매의 일종인 생체촉매로서 반응속도
를 증가시킨다.

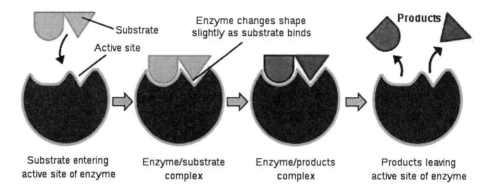

[표; 효소의 작용]

활성화 에너지는 세포가 계속해서 살아가는데 있어서 대단히 중요하다. 분자는 활성화 에너지가 높을수록 안정하며, 만일 이러한 에너지의 장벽이 없으면 복잡한 구조를 가지고 있는 생체의 거대분자는 좀 더 단순한 분자의 형태로 자발적으로 변화되어 버릴 것이다. 또한 세포가 가지고 있는 복잡하면서도 고도의 질서를 유지하고 있는 구조나 대사 경로는 존재 할 수 없게 된다. 효소는 세포가 살아가는데 필요한 반응에 대하여 선택적으로 활성화 에너지를 저하시키도록 진화되어 온 것이다.

효소가 특이적 반응에서 오는 활성화 에너지를 극도로 낮출 수 있는 이유는 결합에너지에 있다. 활성화 에너지를 낮추는데 필요한 대부분의 에너지는 일반적으로 기질과 효소 사이의 약한 결합인 비공유결합으로부터 얻어진다.

효소는 특이적인 ES복합체를 형성한다는 점에서 많은 다른 촉매들과 구별된다. 이 ES복합체에서 기질과 효소의 결합 양식은 단백질 분자의 구조를 안정화시키는 요인인 수소결합, 소수성 결합, 이온 결합 등에 의존한다. 이들 결합들은 ES복합체 내부에 약한 결합을 형성함으로써 이 상호작용을 안정화시킬 정도의 적은 자유에너지가 방출된다. 이와 같은 효소-기질 상호작용에 의하여 얻어진 에너지를 결합에너지라고 부른다. 이 결합 에너지의 의미는 단지 효소-기질간의 상호작용의 안정화에만 국한되지 않는다. 결합에너지는 효소가 반응의 활성화 에너지를 저하시키는 데 사용되는

자유에너지의 중요한 공급원이 되고 있다

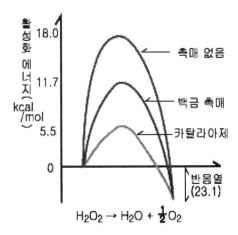

[표; 촉매와 활성화에너지]

효소는 반응을 촉진하는 기능이 슈퍼한데 효소는 보통 효소가 없는 경우에 비해 1광속 정도의 속도로 반응을 촉진하는 것으로 알려져 있다. 예를 들면 우리 몸에서 나타나는 해로운 과산화수소를 '카탈라아제' 라고 하는 효소가 분해하는 데 이 효소 1개가 1초에 분해할 수 있는 과산화수소 분자 수는 약9만 개에 달한다고 한다. 즉 효소 한 개의 분자가 수많은 화학반응을 촉진 할 수 있다. 그런데 1초당 수만 번의 반응을 촉진하면서도 자신은 변하지 않는 게 효소이다. 그래서 슈퍼파워이면서 중매쟁이라는 별명을 가진다.

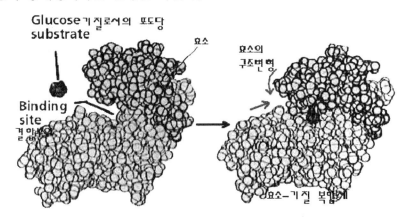

[그림; 효소의 입체적 기능도]

효소의 수명은 몇 시간에서 수십 일에 이른다. 필요가 없으면 분해되기도 한다. 반응속도들 빠르게 하는 효소가 일하는 데 필요한 조건은 체온과 1기압정도이다. 우리 몸의 효소가 가장 좋아하는 온도는 우리 몸의 평균 체온인 36.5℃±정도이다. 액상이나 과립효소도 이 온도에 맞추는 게 적정하다.

효소는 세포 안에 있는 물에 들어 있는 데 효소는 물이 있어야 슈퍼 능력을 발휘한다. 결론적으로 물이 없으면 효소는 작용하지 못한다.

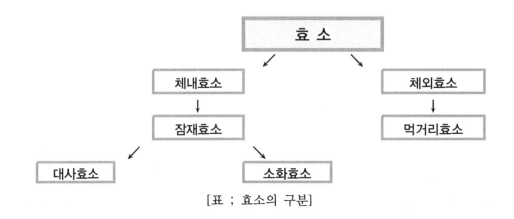

[표 ; 효소의 구분]

2. 효소의 발효생성

효소는 오래 전부터 동물이나 식물에서 추출제조되어 왔으나 미생물을 이용하여 제조하기 시작한 것은 20세기에 들어서 1차 세계대전 중에 국균(Aspergillus oryzae)을 사용하여 타카디아스타제(takadiastase)를 효소제제로 제조한 것이 시초이다. 이 이후 값이 저렴한 배지에 대량으로 단기간에 배양이 가능하여 효소의 급원은 점차 미생물로 바뀌게 되었으며 , 현재에는 수많은 효소제제가 전적으로 미생물에 의해 대부분 생산되고 있는 추세이다.

주로 생산되는 효소제제는 아밀라제, 프로테아제, 셀룰라아제 등의 가수분해효소이고 용도는 전분가공, 식품가공, 양조용, 사료첨가, 세제용, 피혁가공, 폐수처리 등 광범위하고 다양하게 사용되고 있다. 근래에는 효소 또는 균제를 그대로 고정화하는 기술이 진보하여 불용성 효소의 개발로 인해 그 용도가 분석, 화학공정, 연료전지나 의료 등으로 확대되고 있다. 미생물 배양은 배지의 형태에 따라 액체배양과 고체배양으로 구분된다. 또한 기질의 공급방법에 따라 화분식 배양, 연속배양, 기타 유가식 배양 등이 있다.

미생물을 배합하여 특수한 효소를 직접 발효시키거나 혹은 이로부터 효소제제를 만들어 이용하는 방법은 공업적으로 활발하게 이용된다. 효소자원으로서 미생물은 다른 동식물자원에 비해 효소의 종류도 많고 제조비가 적게 먹히며 단시간 내에 여러 규모로 제조 될 수 있다는 장점을 지닌다. 반면에 균주의 변성이나 배양조건의 변화에 따라 효소 생산량이 변화되기 때문에 변수가 많으며 배양 중에 특히 잡균의 혼입을 각별히 유의해야만 한다.

대표적인 효소 생산 미생물

미생물		효소
곰팡이	Aspergilus oryzae	Amylage
	Aspergilus niger	Proteage
	Rhizopus delemar	Amylage
세균	Basillus subtilis	Amylage
효모	Saccharromyces	Amylage
방사선균	Streptomyces	Invertage

효소공업으로 중요한 것은 아밀라제, 프로테아제, 펙티나이제, 셀룰라이제이며 효소의 생성에 이용되는 미생물의 종류는 많으나 곰팡이, 세균, 효모, 방사선균등이 사용된다.

식품과 관련된 주요 미생물효소 제제는 프로테아제, 응유효소, 펙티나아제, 리파
아제, 아스파라기나아제(asparaginage), 헤스페리기나아제(hesperiginage), 나린
기나아제(naringinage) 등이다.

식품과 관계있는 효소를 편의상 탄수분해효소, 단백질분해효소, 핵산분해효소 등
의 가수분해효소와 산화환원화효소 및 기타 효소로 크게 나누어 분류하면 다음
의 표와 같다.

식품관련 효소의 종류와 소재 1

	효소의 종류		소재
가수분해효소	탄수화물분해효소 (carbohydrage)	amylrage	소화액, 발아종자, 곰팡이
		saccharage (invertage	장액, 곰팡이, 효모
		maltage	장액, 곰팜이, 발아종자, 효모
		lactage	장액, 미생물
		inulage	곰팡이, 세균, 돼지감자
		cellulage	미생물
		pectinnage	곰팡이,
	에스테라제 (esterage)	lipage	소화액, 종자,세균
		phosphatage	곰팡이, 효모, 내장, 육(肉)
	단백질분해효소 (prosteage)	pepsin	위액, 세균, 곰팡이,
		trypsin	체액, 장액, 세균, 곰팡이,
		chymotropsin	체액, 장액, 세균, 곰팡이,
		erepsin	체액, 장액, 세균, 곰팡이,
		peptidage	소화액
		papain	파파야, 과일
	핵산분해효소 (nucleage)	nuclease	곰팡이,
		nucleotidage	곰팡이,
		nucleotidage	곰팡이,
	아미다제 (amidage)	arginnage	간장, 췌장, 종자
		ureage	곰팡이,

식품관련 효소의 종류와 소재 2

	효소의 종류		소재
산화환원효소	산화효소 (oxidage)	phenolage	동물의 체내
		polyphenolage	동물의 체내
		tyrosinase	동물의 체내
		peroxidage	신선식품, 세균
		catalage	신선식품, 세균
	탈수소산화효소 (dehydrogenage)	succinate dehydrogenage	동식물체
		latate dehydrogenage	동식물체
기타	전달효소 (transterage)	phosphotransterage	근육, 기타조직
		aminotransterage	간장, 기타조직
		transmethylage	간장, 기타조직
	이상화효소 (isomerage)	phosphoglucomutage	근육
	응고효소 (coagulage)	rennin	유아, 송아지, 위액, 세균
		thrombin	혈액

고정화 효소는 고체 촉매화된 효소를 말한다. 효소가 가진 특이적인 촉매활성을 가진 그대로를 물 불용성의 효소표품, 다시 말해서 고체촉매화 효소를 만들어 칼럼(column)에 채우고 기질용액을 흘리면 연속효소반응이 가능해 진다.

특이성이 높은 생체촉매인 효소를 일반고체촉매와 같이 취급 할 수 있으므로 효소의 공업적 이용방법으로서는 매우 유리하다. 이같은 불용화 효소는 일종의 모디화이브드 엔자임(modifived enzyme)으로 생각되어 단백질의 구조와 효소 활성화의 관계 혹은 반응속도 기구를 해명하는 수단으로써 매우 유용하다.

고정화 효소의 종류	
방법	특징
담체결합법	물 불용성의 담체에 효소를 결합시키는 방법
기교법	효소단백질을 2개 관능기를 지닌 시약과 반응시켜 가교하는 방법
포괄법	효소를 젤(gel)상 격자 중에 집어 넣거나 polymer의 피막으로 싸는 방법

3. 신진대사와 관련된 효소의 촉매작용

『"강한 수소결합"이 반응속도 촉진 인공효소신약 연구개발에 획기적 활용 가능 생명의 신진대사에서 중요한 역할을 하는 효소가 생체 내에서 100억배나 되는 엄청난 반응속도로 증가하는데 대한 원인이 국내 학자에 의해 밝혀져 과학계의 비상한 관심을 끌고 있다. 과학기술부의 창의적연구진흥사업 지원을 받고 있는 포항공대 기능성분자계연 구단(단장 김광수 화학과 교수)은 이러한 원인을 이론적으로 규명하고, 최근 세계적 과학저널인 미국국립과학회지(National Academy of Science, USA)에 발표했다. 다음은 신진대사와 관련된 효소의 촉매작용에 대한 내용이다. 』

효소와 관련된 생화학적 및 생리학적 현상의 연구와 이해를 위해서는 화학반응을 촉진시키는 효소의 촉매작용이 반드시 규명되어야 한다. 그러나 이는 오랫동안 화학자와 생화학자들의 숙제로 남아 있으며, 그 동안 제기된 일부 이론들에 대해서도 그 원인이 분명히 밝혀지지 않아 상당한 논란이 되어 왔다.

연구팀은 반응물질이 생성물질로 변환되는 과정에서 효소에 의한 화학반응 속도가 증가하는 원인으로, 강한 수소결합(short strong H-bond)에 의해 수소원자의 전이가 용이하게 되어 중간단계의 반응물질계가 안정된 상태를 유지할 수 있어서, 효소가 생체 내에서 촉매역할을 한다는 것을 밝혀냈다.

특히 산(Acid)과 염기(Base)성 촉매 역할이 같이 관련되는 생화학반응의 경우 효소가 양쪽의 역할을 함께 수행할 수 있어야 반응속도가 크게 증가하는데, 연구 팀은 강한 수소결합이 이러한 효소의 양쪽성 역할을 수행할 수 있게 해준다는 것 을 세계 최초로 밝혀냈다. 즉 강한 수소결합에 의해 산과 염기의 두 가지 촉매작용이 단계적으로 수행되어 효소반응이 최적의 상태를 유지할 수 있게 되고, 이 로 인해 반응속도가 엄청나게 증가한다는 것이다.

효소와 촉매의 차이점		
구분	촉매	효소
화학반응에서의 변화	그 자체에는 아무 변화를 받지 않는다.	대부분 작용하는 물질과 반응하여 생성
반응 진행에 대한 변화	그 활성은 그대로 유지 된다	그 활성이 점차 감소한다.
기질 특이성 여부	없다	있다

일반적으로 산이나 염기 둘 중 하나에 의해 촉진되는 반응이 흔하지만, 산과 염기 둘 다 요구되는 화학반응에서는 하나의 촉매가 산과 염기의 역할을 같이 할 수 없기 때문에, 두 단계에서 동시에 반응할 때에는 어느 한 쪽의 반응이 촉진될 경우 다른 한 쪽의 반응은 저하된다.

이러한 점에 비춰 강한 수소결합이 양쪽성 촉매 역할을 두 단계에 걸쳐 수행할 수 있음을 밝힌 것은 획기적인 발견이라 할 수 있다. 연구팀의 이 같은 연구결과는 생명현상에 직결된 신진대사와 관련된 대부분의 효소에 적용될 수 있는 것이어서, 생리활성과 관련된 새로운 효소의 설계개발에 활용할 수 있다. 특히 생체 내에서 효소가 지나치게 많거나 지나치게 적음으로써 나타나는 부적절한 신진대사를 조절할 수 있어, 이와 관련된 치료제 개발에 유용하게 활용될 수 있을 것으로 기대된다.

〈참고〉 **결합에너지의 효소 반응 기전에 대한 역할 정리**

1. 결합에너지는 촉매 반응에 필요한 에너지를 공급할 뿐 아니라 반응의 특이성을 확보하는 데에도 관계한다. 반응 특이성이란 효소와 반응하고자 경쟁하는 2가지의 유사한 기질을 식별할 수 있는 효소의 능력을 말한다. 즉, 이러한 특이성은 효소와 그 기질 분자 간에 많은 부분 혹은 기질이 되는 거의 모든 부분의 구조적인 면에서 다수의 약한 결합이 형성되어 만들어지는 것이다.

2. 기질이 효소에 결합함으로써 엔트로피가 감소한다. 결합에너지는 기질이 반응하는데 필요한 적절한 배치를 유지해준다.

3. 기질-효소 사이에 약한 결합이 형성됨으로써 기질은 탈용매화를 가져온다.

4. 전이상태에서 형성되는 약한 상호작용에 의한 결합에너지는 전자의 재배치에 의한 뒤틀림을 사용하여 기질이 반응하는 것을 열역학적으로 보상한다.

5. 기질과의 효소 사이에 부분적으로 여러 개의 약한 상호작용이 새로이 형성되면서 효소의 입체형태의 변화가 유도 된다.

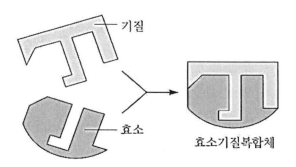

[효소의 입체형태의 변화]

제3장 ┃ 효소의 성질과 구성

1. 효소의 성질

「효소의 성질은 특정 효소가 특정 기질에만 작용하는 성질로, 효소의 활성 부위에 특정 기질이 결합하는 기질적 특성, 35℃에서 45℃ 사이에서 활성화 되는 온도와 효소마다 최적의 pH가 달라지는 pH의 영향 및 기질의 속도가 증가하면 효소와 기질이 접할 수 있는 기회가 많아지므로 반응 속도가 증가하지만, 기질의 농도가 더욱 증가하면 반응 속도는 더 이상 증가하지 않는다는 반응속도라는 측면을 가지고 있다. 」

1. 효소의 특성

만일 효소가 없다면 지구상의 모든 생물은 한 순간이라도 생명을 유지할 수 없다. 이렇게 중요한 효소는 온도와 pH 등에 영향을 받는데 효소의 특성을 정리하면 다음과 같다.

1. 기질 특이성: 특정 효소가 특정 기질에만 작용하는 성질로, 효소의 활성 부위에 특정 기질이 결합한다.
2. 온도의 영향: 활성이 최고에 이르는 최적 온도(35~45℃)가 존재한다.
3. pH의 영향: pH에 따라 단백질을 구성하는 이온 상태가 변화되므로 효소마다 최적 pH가 다르다.
4. 반응 속도: 기질의 속도가 증가하면 효소와 기질이 접할 수 있는 기회가 많아지므로 반응 속도가 증가하지만, 기질의 농도가 더욱 증가하면 반응 속도는 더 이상 증가하지 않는다.

2. 효소의 3차원 구조

탄산 탈수 효소 II. 회색 부분은 zinc라 불리는 활성부위의 조효소이다. 효소는 일반적으로 62개에서 2500개가 넘는 아미노산 잔기로 이루어진 글로블린 단백질이다. 효소는 이러한 아미노산 잔기들을 정확한 공간적 위치에 가지고 있다. 효소는 그들이 작용할 기질보다 크며, 효소의 작은 부분(대략 3~4 아미노산)만이 촉매작용에 관여한다. 이렇게 기질이 와서 붙는 부위를 활성 부위라고 한다. 또한 효소는 조효소가 붙는 부위를 포함하고 있다. 어떤 효소들은 반응물이나 생성물에 직접적, 간접적으로 붙는 작은 분자들을 위한 결합 부위 역시 가지고 있다. 이러한 결합은 효소의 활성을 촉진하거나 저해할 수 있다. 즉, 구조적인 변형이 효소의 반응능력을 조절할 수 있다. 다른 단백질들과 마찬가지로 효소는 긴 선형의 아미노산 사슬들이 접혀서 3차원 구조를 형성하는 형태이다. 각 특정한 아미노산 서열은 특별한 구조를 만들고 특정한 성질을 갖게 된다. 각각의 단백질 사슬들은 집단을 이루어 단백질 복합체를 형성할 수 있다. 효소의 활성은 이러한 3차원 구조에 의해서 결정된다. 대부분의 효소들은 온도와 화학적 요인에 의해서 3차원 구조가 변형되는 변성을 일으킬 수 있다. 이러한 변성은 때때로 가역적으로, 효소는 제 기능을 찾을 수 도 있다.

3. 조효소

효소에 따라서는 반응에 필요한 보조 분자들이 있어야만 하는 경우가 있다. 이러한 보조 분자에는 금속이온과 같은 무기화합물과 유기화합물이 포함된다. 이러한 분자들의 양을 조절함으로써, 화학 반응을 조절할 수 있다. (일반적으로 비타민들이 사람의 물질대사 과정에서 조효소로 작동한다.) 조효소들은 연속적으로 일어나야 하는 반응을 중간에서 연결시켜줌으로써, 복잡한 반응을 순서대로 일으킬 수 있다.

4. 효소 캐스캐이드(enzyme cascade)

엔자임 캐스캐이드란 효소연쇄반응을 말한다. 이것은 연속적인 효소 반응을 통해 반응의 크기를 차차 증폭시켜서, 작은 신호가 최종적으로는 큰 반응을 일으킬 수 있도록 하는 것이다. 효소 캐스케이드는 연속적인 반응 중간 중간에 조절인자를 둠으로써 반응의 크기 및 반응여부를 조절 가능하다.

5. 효소요법과 자연식

효소요법은 현대인들의 건강한 하루를 지켜주면서 배설된 변의 독한 냄새를 사라지게 하고 자연으로 돌아가 환경을 정화하는 등 끊임없는 활동을 할 수 있게 한다. 또한 우리 몸 안에서는 수천가지의 효소가 있어 생명을 유지하는 데에 끊임없이 활동을 하고 있다. 이처럼 우리는 효소의 도움으로 생명력 있는 하루를 보낼 수 있는 것이다.

그러나 공해와 스트레스 그리고 체내에 정체되어 있는 독소, 노폐물, 약물중독 등으로 인하여 우리 몸속에 필요한 효소들이 살아나기에 너무나 고통스럽고 힘들게 되어 있다. 따라서 우리 몸속의 효소들이 살기 좋은 체내환경으로 바꾸기 위하여 효소식품들이 필요하게 되는 것이다. 살아 숨 쉬는 제조기술로서 인공적인 효소균 첨가 없이 100일 이상 자연발효숙성하여 생(生)효소의 집합체인 효소식품화 기술로서 어느 제품보다 뛰어난 영양과 맛을 가진 효소식품이다. 연구개발 임상실험을 통하여 과학적인 품질관리와 제품의 효능 및 안정에 최선을 다하고 있다. 독일의 괴테는 "인간은 자연과 멀어질수록 병은 가까워진다."라는 명언을 남겼다. 현대인은 자연을 배반하고 문명이라는 미명으로 자꾸만 자연을 파괴하면서 불치, 난치, 생활습관성질병이 늘어만 가니 이는 자업자득이라 할 수 있다. 야생동물을 보라 그들에게는 암도, 고혈압도 없을 뿐 아니라 변비와 설사도 없다. 야생동물의 분변은 냄새도 별로 없고 그들의 배설물에는 구더기가 들끓는 일도 없다. 그 이유는 간단하다. 바로 자연식을 하고 완전한 소화를 하기 때문이다.

6. 영양과잉과 질병

인간의 잘못된 몸과 마음을 바로잡는데 효소만큼 좋은 방법은 없다. 이제는 독소를 제거해야 산다. 영양 과잉은 건강을 해치고 인성마저 비뚤어지게 만든다. 과식과욕으로 기름진 배에는 암과 같은 무서운 질병이 싹튼다. 사회도 사회 나름의 정화를 해야 건강해질 수 있다. 우리 사회의 모든 문제는 물량과잉에서 비롯되었다. 게다가 온갖 기름진 것들을 다 먹어치우고도 모자라 돈, 집, 땅까지 마구 집어삼키고, 남의 것까지 죄다 자기 뱃속에 밀어 넣으려는 사람들 때문에 그 동안 우리 사회는 암에 걸려 있었다. 진작 그런 세균들이 발붙이지 못하도록 사회적인 의미의 정화를 단행했더라면 지금처럼 메스를 휘두르며 설치지 않아도 되었을 것이다. 성조(星鳥)인 학이나 거북의 배를 잘라 보면 장(腸) 속에 아무 것도 없다. 우리가 십장생 등을 통해서 익히 잘 알고 있는 것 같이 학이나 거북은 대표적인 장수동물인데 그 원인의 하나로 창자가 가난하니 장수할 수 있는 것이라고 볼 수 있다. 대체로 소기하여 창자가 가난한 사람들은 정신과 마음이 맑아 그들에겐 욕심이 없다. 그래서 오히려 장수한다. 야생동물은 아프면 아무 것도 먹지 않는다. 아무리 맛있는 먹이가 바로 눈앞에 있어도 거들떠보지 않는다.

7. 효소섭취와 장(腸)의 건강

효소를 섭취하면 창자가 비게 되고 몸의 독소가 빠져나간다. 마음이 맑아지고 온몸이 정화되어 청아해진다. 그리고 온몸의 신경이 밝아져서 시각, 청각, 후각, 촉각 등 모든 감각이 예민해진다. 그러므로 우리는 장을 비워 깨끗하게 해야 하며 창자에 해로운 식품의 섭취를 멀리 해야 한다. 장(腸)의 부패를 초래하는 대표적인 해물(害物)은 담배, 흰 설탕, 악성유지, 동물성지방, 알코올, 커피, 항생물질 등이다.

8. 장(腸)을 부패시키는 주요원인

1, 담배 ; 담배는 백해무익(百害無益)한 대표적 독물(毒物)이며 폐암을 비롯 각종 암과 성인병의 원인이며 장의 부패에도 담배는 커다란 영향을 미친다.

2, 흰 설탕 ; 건강에 해로운 흰 설탕 역시 담배나 다름없는 독물로 각종 성인병 아토피 등을 유발하는 원인에 하나이다.

3, 악성 유지(惡性油脂) ; 산화된 기름, 트랜스형(型) 지방산, 리놀산 등은 무서운 해독을 끼친다. 리놀산은 필수 지방산이지만 α-리놀렌산(酸) 유지와 1:1의 비율로 섭취해야 한다. 그런데, 현대인 대부분은 리놀산 20에 α-리놀렌산(酸) 1 정도로밖에 섭

취하지 않고 있는 결과, 각종 난치병에 시달린다.

4, 동물성 지방 ; 고기, 생선, 달걀에는 당연히 영양이 있지만, 혈액을 오염시키는 성분으로 가득하다. 거기에는 식이섬유가 전혀 없을 뿐 아니라, 비타민, 미네랄 역시 편중되어 있다. 고(高)단백질이 질소잔류물을 생성함으로써 장내 부패의 큰 원인을 제공한다. 더구나, 지방이 포화(飽和)되어 있으므로 동맥경화의 큰 원인으로 작용한다. 생선의 지방은 불포화(不飽和)이지만, 산화(酸化)하기 쉬운 결점이 있다.

5, 가공식품 ; 많은 가공식품에는 식이섬유가 전혀 없거나, 있다 해도 극소량이다. 그러므로 이것들은 장내에 숙변을 저장케 함으로써 부패의 원인으로 작용한다. 또한, 이것들에 포함된 첨가물은 독소로서 작용한다.

6, 알코올 ; 다량의 알코올 섭취는 장에 아주 좋지 않을 뿐 아니라 뇌세포를 파괴시키며 건강에도 매우 큰 위협이 되므로 술의 과음은 반드시 삼가야 한다.

7, 커피 ; 소량의 커피는 심장질환예방 등에 도움을 준다고 알려져 있으나 많이 마실 경우 커피 역시 장에 해롭기는 마찬가지이다. 이것들은 위(胃)의 분비작용과 신경반응을 혼란시키고, 소화 배설 기능에 이상(異常)을 초래한다.

8, 가열 조리식(食) 위주의 식사 ; 가열한 야채만 섭취하고 생것을 먹지 않는다면 아무 효과가 없다. 효소가 외부에서 공급되지 않으므로 체내 효소가 엄청나게 소비됨으로써 조만간에 무서운 질병이 생길 가능성이 짙다. "단명(短命)의 최대 원인은 가열식(加熱食)에 있다."라고 해도 지나친 말이 아니다.

9, 항생물질 ; 경우에 따라서 항생물질은 '악균'만이 아니라 '선균'까지도 전멸시킨다. 다량의 항생물질을 장기간에 걸쳐서 상용(常用)한다면 '선균'은 거의 전멸하고, 내성(耐性)을 지닌 '악균'이 득세하게 된다. 또한, 진균(眞菌: 곰팡이)의 창궐로 온몸은 곰팡이 소굴로 변한다. 이렇게 되면 당연히 병원(病原) 바이러스의 침입이 있는데, 이로 인해서 면역력이 뚝 떨어짐으로써 암 등의 난치병에 걸릴 위험도가 높아진다. 서양 의료의 약제는 긴급한 경우에 약간을 단기간 내에 사용할 것이며, 장기간에 걸친 상용(常用)은 극도로 삼가야 한다[2].

---

2) 출처: 일본 의학박사 쓰루미 다카후미 저서 "효소가 생명을 좌우한다."

2. 효소의 기질과 호르몬

「효소가 우리 몸속에서 일을 잘 할 수 있는 조건을 보면 온도가 중요하므로 적절한 체온을 유지하는 것은 항상성유지와 건강에 매우 중요한 요인이 된다. 먼저 효소는 열에 약하며 효소의 변형은 특수한 미생물을 제외하고는 보통 40℃ 이상부터 시작된다. 반대로 온도가 낮으면 기질의 운동이 둔해지므로 기질이 효소와 만나는 횟수가 감소한다. 따라서 체온이 낮은 온도에서 효소는 체내에서 일을 잘하지 못하게 되는 것이다.」

효소와 '기질' 관계를 보면 효소와 만나는 물질을 기질이라 한다. 예를 들어서 침 속에 있는 아밀라아제가 녹말을 분해한다고 할 때 녹말이 기질이 된다. 효소가 기질을 찾는 방법은 우연히 만난다. 효소는 기질보다 크며 기질이 효소에게 와서 무작위로 부딪힌다고 볼 수 있다. 결국 효소의 슈퍼 파워는 분자들의 빠른 제멋대로의 운동과 효소의 촉매 반응의 능력이 합쳐져서 나타난다. 생명 현상은 효소와 기질의 만남에서 시작한다고 볼 수 있다. 이를 효소와 기질은 서로 결합한다고 한다.

효소와 기질이 만나는 부문을 활성 부위라고 한다. 효소와 기질이 만나는 방법은 여러 가지 설이 있지만 다음의 두 가지 설이 유력하다.
 첫 번째 설은 '열쇠와 자물쇠 설' 인데 기질과 효소가 만나는 부위가 열쇠와 자물쇠처럼 딱 들어맞아야 한다는 설인데 '하나의 자물쇠를 열 수 있는 열쇠는 딱 하나밖에 없다.' 설이다. 예를 들면 아밀라아제는 녹말하고만, 카탈라아제는 과산화수소하고만 반응 한다.
두 번째 설은 처음에는 기질과 효소의 결합 부분이 서로 다르지만 결합하는 과정에서 모양이 맞게 된다는 것입니다. 그렇다고 해서 효소가 아무 기질하고나 결합할 수 있는 것은 아니고 다소 유연하게 모양을 바꿀 수 있다는 점이다.

효소와 기질이 결합하는 데는 서로 만나는 부분의 모양이 중요한 데 두 번째 경우처럼 효소와 기질이 딱 맞질 않아서 자신을 도와주는 도우미 효소가 있어야 한다. 이 도우미 효소를 '조효소'라고 한다. 바로 비타민이 이런 역할을 한다. 하나의 조효소는 여러 종류의 효소를 돕는다. 대부분의 비타민은 우리 몸에서 만들어지지 않기 때문에 외부로부터 섭취해야 한다.

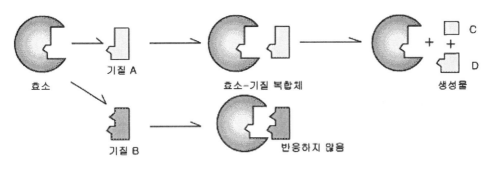

[효소의 기질적 특이성(열쇠와 자물쇠 모델)]

다음으로 효소와 호르몬의 관계를 보면 우리 몸을 조절하는 센터는 뇌 인데 뇌의 지시에 따라 각 세포들이 일을 한다. 호르몬의 종류에 따라 세포는 일을 달리 한다. 호르몬은 세포에게 일을 하라고 알려 주는 '연락병'이고 효소는 연락에 따라 일을 하는 세포의 '일꾼'이라 할 수 있다.

이러한 일꾼인 효소가 일을 잘 할 수 있는 조건을 보면 먼저 효소는 열에 약하다. 효소의 변형은 특수한 미생물을 제외하고는 보통 40℃ 이상부터 시작된다. 반대로 온도가 낮으면 기질의 운동이 둔해지므로 기질이 효소와 만나는 횟수가 감소한다. 따라서 효소는 일을 잘하지 못한다.

① 효소-기질복합체: 효소가 기질에 결합된 상태 → 효소가 기질과 결합하여 기질을 반응하기 쉬운 형태로 만들어 줌

　활성부위: 기질과 결합하는 효소의 부위 ⇒ E(효소) + S(기질) → E-S(효소-기질복합체) → E + P

② 효소의 기질 특이성 : 효소는 특정 기질에만 작용한다.

　효소가 기질 특이성을 갖는 이유는 효소의 활성부위의 입체구조가 기질의 입체구조와 일치할 때 결합이 이루어지기 때문이다.

③ 효소작용의 저해

　저해제: 효소의 촉매 작용을 저해

　가역적 저해: 기질과 매우 비슷한 구조를 가진 물질이 효소와 결합하여 효소의 작용 저해 → 다량의 기질 첨가: 저해 작용 ↓

　비가역적 저해: 저해제가 기질과 매우 단단히 결합하여 효소가 작용할 수 없게 되는 현상

대부분의 효소는 중성을 좋아 한다. 물론 우리의 위속에서 작용하는 펩신이라는 효소는 아주 강한 산성에서 일을 잘하는 데 위에서 염산이라는 위액이 나오기 때문에 펩신은 산성에서 일을 잘하도록 되어 있다. 다른 예로 김치에는 김치를 숙성시키는 유산균만 살 수 있는 그 이유이다.

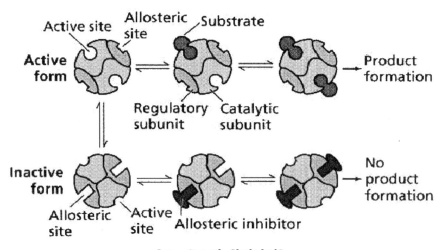

[표; 효소의 활성방법]

3. 효소의 구성과 기능

「효소(酵素)란 동식물, 미생물의 생물세포에서 생성되고 촉매작용을 하여 세포조직에서 분리되어도 작용을 잃지 않는 고분자의 유기화합물이며 생체촉매이다. 우리민족은 전통적으로 우수한 발효식품을 개발하여 건강한 식생활을 유지해왔으며 암을 예방 치료한다는 청국장이나 중증급성호흡기질환 사스(SARS)를 막아준다는 김치는 대표적인 효소(酵素)식품이다. 」

1. 효소의 구성

전효소 = 주효소 + 조효소	
조효소	단백질(주효소)과 쉽게 분리되고, 열에 강하다. 예) NAD, NADP, FAD, 비타민 B,등
보결족	효소를 구성하거나 활성화시키는 데 필요한 이온으로 조효소 기능을 한다. 예) Fe^{2+} , Zn^{2+}, Mg^{2+}
주효소로만 구성된 효소	아밀라아제, 펩신, 리파아제 등

2. 효소의 기능

효소는 기질 복합체를 형성하여 활성화에너지(화학 반응을 일으킬 수 있는 최소 운동 에너지) 를 낮추어 화학 반응을 촉진한다.

소화가 안 될 때 먹는 소화제에도 역시 효소가 들어 있다. 효소는 음식과 세제나 약에 들어가서 인간에게 도움을 주고 있으나 원래는 생물의 몸속에 있으면서 생명활동을 유지해 나가는 존재이다. 우리가 먹은 음식물의 소화흡수에는 효소가 깊게 관여하고 있는데 소화란 여러 가지 영양소를 체내에 흡수하기 쉽도록, 또는 재이용하기 쉬

운 형태로 변화시키는 것이다. 바꾸어 말하면 단백질, 다당, 지방 등의 복잡하고 거
대한 영양물질을 작고 간단한 구성단위로 가수분해하는 것이다. 당류나 지질의 경우
에도 기본적으로 똑같은 과정이 행해진다. 핵산은 영양물질로서는 중요하지 않
지만 역시 비슷한 과정으로 소화되어 이용된다.

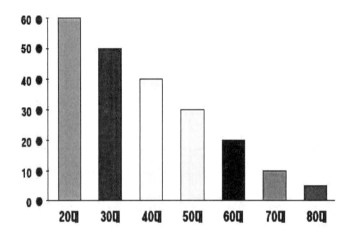

[표; 연령에 따른 체내 소화효소 보유량]

소화, 즉 가수분해는 주로 위와 장에서 소화효소에 의하여 행하여진다. 소화효소는
각각의 영양물질에 따라 전문적인 효소가 존재한다. 즉, 단백질 분해효소, 당 분해효
소, 지방 분해효소, 핵산 분해효소 등이 있다. 또 이와 같은 효소 중에는 고분자인 영
양물질(단백질이나 다당 등)의 한쪽 끝에서부터 한 개씩 구성단위를 제거하는 효소,
또는 2개씩 제거하는 효소, 또 이들 효소와는 대조적으로 분자의 내부결합을 절단하
여 단편으로 하는 효소 등, 다양한 개성을 가진 효소가 존재한다. 이와 같은 특이적
가수분해 능력을 생화학 연구에 이용하여 생체 고분자의 구조결정을 할 수도 있다.
효소는 소화흡수, 분해배출, 항균, 항염, 해독, 살균, 혈액정화, 세포부활 등등의 수
없이 많은 기능으로 인체를 건강을 지켜주고 있다.

제2과목

효소와 응용

Introduction to Enzyme Instructor

제1장 | 효소의 응용과 효소발효

1. 효소와 응용

「효소는 살아있는 세포에 존재하는 복잡한 유기 분자로서 물질의 화학적 변화를 유발하는 촉매로 작용한다. 생화학의 발달로 다양한 효소들과 그 작용 방식에 대한 이해가 더욱 심화되어 왔으며 산업적으로 응용되기 시작하였다. 효소 없이는 생명이 존재할 수 없으며 효소는 살아있는 세포에서만 만들어지나, 많은 경우 세포로부터 분리되어 시험관 상태에서도 기능을 계속할 수 있다. 효소공학(酵素工學, enzyme engineering)은 효소의 산업적 응용(유용물질의 생산, 에너지 관련물질의 생산, 분석, 환경보전인공장기 등의 새로운 의료에 대한 응용)을 목적으로 하는 공학. 좁은 뜻으로는 효소의 대량분리 및 정제, 효소의 고정화나 화학적·생화학적 수식에 의한 안정화 등 성능의 개선, 효소반응기, 특히 고정화 효소를 고정상 또는 유동상 촉매로 하는 반응기의 설계와 운전의 최적화, 반응생성물의 분리·순화를 공학적으로 연구하여 실제로 응용으로 유도하는 학문을 말한다. 넓은 뜻으로는 대상을 미생물균체(열이나 계면활성제 처리를 한 균체, 휴지균체, 증식균체) 식물세포, 동물세포, 세포소기관, 효소기능을 모방한 인공촉매의 촉매기능의 이용을 포함하여 또한 유전자공학, 세포공학 등의 용법에 의한 신규적인 생체촉매(미생물균체, 동식물세포, 효소)의 취득과 응용을 위한 과학과 기술도 포함하는 것으로 광범위하게 해석하고 있다. 」

효소는 비단 음식뿐만 아니라 우리생활에 매우 광범위하게 응용되고 있다. 효소공학(酵素工學, enzyme engineering)은 효소의 산업적 응용(유용물질의 생산, 에너지

관련물질의 생산, 분석, 환경보전인공장기 등의 새로운 의료에 대한 응용)을 목적으로 하는 공학으로 광의로는 대상을 미생물균체(열이나 계면활성제 처리를 한 균체, 휴지균체, 증식균체) 식물세포, 동물세포, 세포소기관, 효소기능을 모방한 인공촉매의 촉매기능의 이용을 포함하여 또한 유전자공학, 세포공학 등의 용법에 의한 신규적인 생체촉매(미생물균체, 동식물세포, 효소)의 취득과 응용을 위한 과학과 기술도 포함하고 있다. 효소는 향후 유전공학과 연관된 많은 분야가 응용 될 것으로 기대되며 인공효소의 응용도 주목을 받고 있다. 다음은 효소가 음식과 생활 건강 및 의약품, 화장품 바이오 센서 등 각종 건강제품 등에 이용되고 있는 대표적인 사례들을 나열한 것이다.

.음식-빵, 치즈, 식혜, 젓갈, 된장, 간장, 오징어, 주스, 홍차, 고기
.생활-비누, 샴푸, 향기제조, 세제, 치약, 가죽제품, 청바지(바이오블루)
.건강-우유와 효소(락타아제), 술과 효소(알코올탈수소효소, GTP.GOT),
　　　담배와 효소, 의약품과 효소, 화장품과 효소
.바이오센서 – 혈당기, 콜레스테롤측정, 요소양 측정, 생선의 신선도 측정
.효소와 미래 – 유전공학, 건강과 환경을 위하여, 인공효소(사이토크롬)

특히 음식분야에서 세계 각국의 발효식품의 종류는 수없이 많은 종류에 달하고 있다. 이들 발효식품에 대한 설명이 많은 문헌에 소개되고 있으나 이들 세계 각국의 발효식품에 대한 분류 및 명명법은 아직까지 체계적으로 구축되어 있지 않은 상태이다. 1981년에 아시아의 발효식품에 대한 분류, 명명법을 고안하는 작업이 시작되어 한국의 발효식품에 대한 영문 분류, 명명법이 처음으로 제안되었다. 저자들은 4가지 방법 즉, 1) 발효 원료에 따라, 2) 발효방식에 따라, 3) 발효관련 미생물에 따라 그리고 4) 제품의 용도에 따라 발효식품을 분류하였고, 실제로 한국의 전통발효식품을 어떻게 분류, 명명할 수 있는지 실제적인 예를 제시하였다. 또한 이들은 대표적인 전통발효식품에 대한 제조방법 및 특성에 대한 설명을 영문으로 시도하였다.

제2장 ｜ 효소와 발효

1. 발효의 의미와 발효과정 중 변화

1. 발효와 부패의 의미

자연계에 존재하는 미생물은 대부분 인간에게 무해하다. 하지만 일부는 부패하면서 식중독을 유발하기도 하고 일부는 발효를 일으키기도 한다. 어떤 것은 발효라고 하여 그 해당 미생물이 더욱 증식하도록 주변의 조건을 조절하기도 하고 어떤 것은 부패라고 하여 위생적으로 문제를 일으킨다고 하지만 발효와 부패의 차이점은 인간이 느끼는 관능적인 느낌에 의존하는 경우가 많다. 예를 들어 수산시장에서 나는 냄새는 단백질이나 아미노산이 미생물의 증식으로 인하여 분해된 암모니아, 인돌, 스카톨의 냄새이다. 단백질이 미생물에 의해 부패취가 나므로 단백질 식품이 관련되어 있으면 모두 부패라고 말하기 어려운 것이다. 치즈의 경우도 우유단백질에 미생물의 작용으로 만들어진 제품이나 치즈는 대표적인 발효식품으로 알려져 있다.

이와 비슷한 예로 탄수화물을 미생물이 이용하면 젖산이 풍부한 요구르트를 얻고 알코올을 발효기질물질로 사용되어 술로 만들 수 있으나, 여름에 방치한 밥이나 나물, 과일 등에서도 부패현상은 볼 수 있다. 이같이 같은 원료에서도 발효와 부패는 구분하기 어려운 경우가 생긴다. 콩의 경우 삶아서 짚 위에 두고 이불을 덮어 따뜻하게 두면 콩에 진이 나서 끈끈한 점질로 쌓인 청국장이 되는데 이는 야생고초균(Basillus subtilis)의 증식한 결과이다. 그러나 콩을 삶아 그냥 방치할 경우 끈끈한 점질물질이 생기지만 불쾌한 암모니아 냄새가 나므로 이과정은 부패이다. 이런 미묘한 경계에서 발효라는 의미는 미생물에 의한 유기화합물의 분해과정 혹은 미생물이 대사하면서 만들어 내는 유용물질을 이용하는 것으로 요약 할 수 있다.

발효의 종류와 미생물 사용 및 결과물

발효의 종류	발효의 결과물
미생물에 의한 당의 혐기적 대사로 대사산물이 축적되는 경우(발효의 본래적 의미)	알코올 발효(양조)
젖산발효(요구르트) 미생물에 의한 당의 호기적대사로 대사산물이 축적되는 경우	구연산 발효, 글루탐산(Glutamic acid)
미생물이 당 이외에 유기물질을 이용하여 당의 호기적 혹은 혐기적대사로 대사산물이 축적되는 경우	초산발효(식초)
식품자체의 효소로 인한 화학적 변화	홍차, 담뱃잎의 발효
미생물이 대사 과정 중 효소를 생산하여 그 효소에 의한 화학적 반응	간장, 된장의 숙성
외부에서 효소를 첨가하여 식품의 변화를 일으키는 경우	식혜, 치즈

2, 발효과정중 물질의 변화와 맛의 변화

자연계의 여러 가지 식품을 이용한 발효식품은 그 재료와 발효에 관여하는 미생물, 발효과정 및 발효 후 가공과정을 거쳐 특별하면서도 다양한 관능적 특징을 보이게 된다. 채소 발효식품은 전 세계에서 다양하게 개발하였고, 우리나라의 경우 대표적인 음식으로 김치가 있다.

1) 콩 발효

콩을 이용한 발효식품으로는 우리나라의 경우 간장과 된장이 대표적이다. 장을 만드는 처음 과정은 가을에 수확한 대두를 삶아 메주를 만드는 일이다. 볏짚에 메달아 둔 메주에 곰팡이와 효모가 번식하면 이 메주를 소금물에 담가 두는데, 이것은 1~2개월 정도 숙성시키면 간장과 된장을 만들 수 있다. 콩은 단백질 40%, 지방 20%, 섬유질

· 삼탄당과 같은 올리고당이 약 20% 정도 함유하고 있다. 약 28%의 소금물에 메주를 담가 숙성시키는 동안 메주의 곰팡이와 효모, 기타 알 수 없는 여러 미생물이 생성하는 다양한 효소로 당화과정, 알코올 발효, 산 발효, 단백질 분해과정 등이 일어나고, 맛과 향이 생겨 간장 고유의 감칠맛이 생기게 된다. 간장은 숙성될수록 색이 진해진다. 이것은 발효과정 중 생성된 당과 아미노산이 아미노-카보닐 반응을 일으키기 때문이다. 이 반응은 지속적으로 서서히 일어나며, 그 과정 중 여러 가지 향기 성분이 생기게 되므로 간장의 고유한 냄새에 기여하게 된다. 건진 메주는 된장으로 사용하고 간장은 달여서 조미료로 사용한다. 개량식 간장은 재래식 간장에 비해 색이 진하고 단맛이 강한데, 이는 전분질 재료를 더 첨가하고 균주를 선택하여 접종하기 때문에 잡맛이 없고 단맛과 감칠맛이 강하다. 된장은 단백질의 분해산물인 아미노산과 저분자량의 펩티드를 함유하고 있는 상태로 짠맛이 덜 느끼게 하고, 생선류와 육류의 비린내와 누린내를 가려 주며, 신맛과 쓴맛, 떫은맛을 약화시키는 완충작용을 한다. 콩에 세균만을 발육시켜 만든 청국장은 된장과는 달리 짜지 않으면서 냄새가 강하고 점액질의 특성이 있다. 청국장 제조는 바실러스 나토(Bacillus natto)균에 의한 발효과정으로 콩을 삶아 볏짚 위에 1~2일 정도 두면 만들 수 있다.

2) 채소 발효

김치의 제조과정을 보면 우선 배추를 소금에 절이는 과정부터 시작하게 되는데, 이는 염에 약한 균의 성장을 제어하고 식물조직의 연화나 변질을 방지해 준다. 이 소금으로 인해 부패성 세균의 성장은 억제되고 젖산을 생성하는 세균이 번성하게 된다. 특히 류코노스톡 메센트로이드(Leuconostoc mesenteroides)는 채소의 즙액에서 먼저 발효하기 시작하여 유기산과 탄산가스를 만들게 된다. 이러한 과정이 점차 진행되면서 pH는 점차 산성으로 기울게 되고 부패균의 성장을 억제하게 된다. 더욱이 류코노스톡 메센트로이드(Leuconostoc mesenteroides)가 생산해 내는 탄산가스는 산소를 몰아내어 혐기적 상태를 만들어 줌으로써 호기성 균의 발육이 억제된다. 이와 같은 혐기적 상태의 조건, pH가 낮은 상태, 발효과정에서 생성된 유기산, 소금이 공존하는 상태의 김치는 냄새, 맛, 질감이 원재료와 판이하게 다르다. 우선 첨가된 소금과 젓갈로 인한 짠맛(염도 2.5~6%)이 나며, 생성된 유기산은 신맛을 내고, 더욱이 배추의 섬유질을 더욱 질기게 만들어 김치에 있어 아삭아삭한 질감을 부여하며, 탄산가스가 생성되어 적당한 청량감 또한 느낄 수 있다. 특히 동치미와 같은 물김치는 숙성 후 탄산가스가 생성되어 깊은 청량감을 주게 되는데 이 국물을 냉면이나 막국수 등에 이용하기도 한다.

3) 어패류 발효

어패류는 주성분이 단백질이며, 수분이 많아 부패가 금방 일어난다. 그러나 갓 잡은 생선에 소금을 20% 이상의 고농도로 뿌려 두면 가수분해가 진행되어 액체 상태, 혹은 흐물흐물한 상태의 젓갈을 얻을 수 있다. 어패류의 발효과정은 채소의 경우보다 더 높은 염의 농도로 내염성 미생물만 살 수 있으며, 이들에 의해 혹은 생선의 내장에 있는 여러 가지 효소에 의해 자기소화과정과 발효과정이 동시에 진행된다. 이 과정에서 단백질이 분해되어 아미노산 펩티드가 생산되며, 첨가된 소금으로 감칠맛과 짠맛이 난다.

4) 곡류 발효
* 술

곡류의 주성분인 전분을 누룩의 곰팡이와 효모로서 알코올 발효시켜 술을 제조할 수 있다. 술의 원료인 곡류의 종류와 발효과정의 차이에 따라 여러 가지 술 종류가 있는데, 이러한 곡류를 이용한 술의 공통점은 전분을 곰팡이의 당화효소로 전분을 당화시키는 과정을 거치고, 이때 생성된 당을 이용하여 효모로 혐기적 상태에서 알코올 발효가 진행된다는 점이다. 이를 증류를 하게 되면 알코올의 농도가 높은 술을 얻을 수 있으며, 증류과정에 한약재, 꽃, 과일, 등의 재료를 첨가하면 향이 나는 다양한 술을 만들 수 있다. 이때 알코올 발효에 관여하는 효모는 혐기적 상태에서 알코올을 만들 수 있기 때문에 술의 제조과정은 효모를 이용한 또 다른 발효식품 빵과는 달리 알코올을 다량 만들 수 있다. 알코올의 농도가 높은 상태에서 산소가 들어가게 되면 초산균의 발현으로 식초가 만들어진다. 알코올은 초산균의 중요한 기질 물질이므로 알코올이 있으면 어렵지 않게 식초를 만들 수 있다. 유명한 와인너리에 보면 와인식초를 생산하는 곳이 많다.

* 빵과 증편

곡류나 전분질 원료를 이용하여 세균 또는 곰팡이를 이용한 발효식품은 우리나라뿐 아니라 여러 나라에서 이용되고 있다. 밀을 이용한 발효식품으로 발효빵이 있으며, 우리나라의 경우 쌀을 이용한 증편이 있다. 밀가루에 반죽을 하여 효모를 넣고 발효를 시킨 빵은 발효과정 중 생성된 탄산가스로 인해 부피가 2배 이상 부풀어 푹신한 질감을 부여하며, 효모의 발효과정 중 생성된 산과 휘발성 물질은 구운 후 빵 고유의 향기, 맛, 질감을 부여하게 된다. 발효의 과정을 거쳐 영양가가 향상되는 것은 아니나 푹신한 질감이나 향 맛 등 사람들이 좋아하는 관능적 특성을 보인다. 이와 유사한 증편은 재료가 글루텐 단백질이 없는 쌀가루이기 때문에 크게 부풀지는 않는다. 그러나 막걸리를 넣어서 발효시키는 증편은 발효과정 중 다양한 향과 맛 성분이 생성된다. 젖산 발효로 인한 신맛과 첨가된 설탕으로 인한 단맛이 나며, 빵과의 푹신한 질감과 차별되는 촉촉하고 쫄깃한 질감을 가지게 된다. 이러한 증편의 관능적 특성은 막걸리에 함유되어 있는 효모로 인해 이산화탄소와 젖산이 생성되어 있는 상태로 특유의 스펀지의 해면 상의 구조를 가지며, 향기가 있고 신맛과 단맛이 잘 어우러져 있다. 우리나라에서는 여름철에 해 먹는다. 이와 유사하게 밀가루에 젖산 발효시킨 유산균 요거트를 첨가하여 유산균 빵을 만든다. 유산균으로 인한 신맛이 적당이 나는 품질을 가지고 있다.

5) 우유 발효

포유동물의 젖인 우유는 기름과 물이 분산되어 있는 에멀전으로서 지방구의 표면에 인지방질과 단백질이 흡착되어서 안정성을 유지한다. 우유는 물이라는 매체에 4%의 지방, 단백질 4~5%, 유당 4~5%가 골고루 섞여 있는 콜로이드 상태로, 자연 상태로 두면 부패든 발효든 용이하게 일어날 수 있는 식품이다. 젖산균을 이용하여 우유를 응고시킨 반고체상태의 요거트는 젖산균에 의한 독특한 신맛과 향기성분을 나타낸다. 우유에 젖산균을 접종하여 35~40℃에 두면 젖산균에 의해 유당이 젖산을 생산하면서 pH가 저하되고, 부패균의 성장이 억제되므로 부패과정보다는 발효과정으로 진행된다. 그러나 치즈는 젖산발효와 다르다. 응유효소를 이용하여 우유의 단백질을 응고시킨 다음 여기에 여러 가지 세균을 접종하고 발효시간을 달리하는 과정으로 다양한 치즈를 얻을 수 있다. 우유의 단백질을 숙성시키므로 단백질이 숙성되는 과정에서 단백질에 함유된 황에 의해 특유의 냄새와 맛을 가지게 되며, 접종한 균의 종류에 따라서도 외관, 냄새, 질감의 차이를 보인다.

6) 과일 발효

과일은 당의 함량이 높기 때문에 효모를 이용하여 알코올 발효를 진행하는 것이 용이하다. 효모는 당분을 이용하여 알코올과 탄산가스를 만든다. 그러나 혐기적 상태에서는 탄산가스보다는 알코올을 생산하므로 술을 만드는 것이 가능하다. 그 대표적인 것이 와인이다. 당도가 높은 포도를 으깨서 오크통에 넣고 발효를 시키면 와인을 만들 수 있다. 효모는 포도의 당을 알코올로 발효시키므로 당 함량이 높은 포도를 사용해야만 알코올을 얻을 수 있다. 그러나 당의 함량이 낮은 과일은 알코올을 만드는 데 한계가 있다. 우리나라 가정에서 과일주를 담그는 방식은 과일에 설탕을 섞어 소주에 담가 두는데, 이는 진정한 의미의 발효과정이라고 말하기는 어렵고 소주의 알코올로 과일의 향과 맛을 우려내는 수준이라고 말할 수 있다.

7) 식초 발효

식초는 초산균을 이용하여 알코올 또는 당을 발효시킨 것이다. 식초는 사용된 재료에 따라 다양한데, 현미식초, 과일종류별 식초, 와인식초 등이 시중에 판매되고 있다. 이러한 식초는 3~5%의 초산을 함유하고 있으며, 만드는 원료에 따라 유기산, 당, 아미노산, 에스테르, 알코올 등이 함유되어 있어 맛과 방향이 다르다. 이러한 식초는 시원하고 상쾌하면서 산뜻한 신맛을 주는 산 조미료로 중요하다.

2. 발효식품의 기초로서 미생물의 역할

1. 발효 관련 미생물의 특성

발효가 진행되는 동안 어떤 작용으로 무슨 변화가 일어나서 우리가 먹기 알맞게 되는 것인지, 옛날 사람들은 이유도 모르면서 발효가 진행되면 먹기 좋고 오래도록 상하지 않는 식품이 된다고 경험을 통해서 알게 되었고 만들어 왔다.

동물이나 식물, 미생물 등 모든 생물체는 각각 생명을 유지하고 활동을 하는데 외부로부터 영양을 섭취하여 자기 몸을 구성하는 물질을 만들고, 활동하는 데 필요한 에너지를 영양성분들로부터 얻는다. 이러한 영양성분을 분해하고, 분해된 물질로부터 새로운 물질을 만들어내는 반응이 아주 쉽게 일어날 수 있도록 도와주는 촉매작용을 하는 물질이 바로 효소(enzyme)이다.

우리 몸속에는 섭취된 음식물을 분해하여 흡수할 수 있도록 하는 각종 소화효소가 있고, 흡수된 물질로부터 몸을 구성하는 성분을 만들어내고 에너지를 얻는 데에도 수많은 효소들이 작용한다. 이와 같이 식물체인 농산식품의 원료나 동물체인 축산식품 원료와 수산식품 원료에도 수많은 효소가 들어 있다.

사람들이 지금까지 식품으로 사용해온 대부분의 식물과 동물들은 미생물이 발육하여 크게 오염될 만큼의 수분을 가지고 있다. 미생물에 오염된 식품은 외관이 변하기도 하고, 식품에 유독성분을 남겨 먹을 수 없게 만들지만, 때로는 미생물로 오염된 식품의 맛이 더 좋아지기도 한다.

미생물은 단일 세포나 여러 개의 세포로 구성되어 있지만, 아주 작아서 눈으로는 보이지 않는 생물이다. 그러나 때로는 푸른곰팡이처럼 길게 자라서 눈으로 볼 수 없는 것들도 있다. 미생물은 모양이나 성질에 따라 효모(yeast), 곰팡이(fungi), 세균(bacteria)으로 크게 나눈다.

곰팡이는 실오라기와 같은 균사를 만들며 자라고, 여러 가지 빛깔을 가진 포자를 만들므로 눈으로 쉽게 볼 수 있지만, 효모나 세균은 하나의 세포로 되어 있기 때문에 많이 자라서 덩어리가 되지 않는 한 육안으로는 쉽게 볼 수 없다.

특히, 세균은 번식력이 빨라서 적당한 온도와 습도에서는 몇 시간 만에 하나의 세균이 수백만 개로 불어난다. 또 어떤 미생물은 10℃ 정도의 서늘한 곳에서 자라거나 50℃ 이상의 높은 온도에서 자라는 것들도 있는데, 대개는 여름철 기온인 25~35℃에서 잘 자란다. 많은 습기를 필요로 하지만 주변 환경의 pH나 호기적, 혐기적인 조건 등에 의해서도 영향을 받는다. 이런 미생물이 음식물에 작용할 때는 효소를 생성하여 작용한다. 미생물에는 녹말이나 단백질을 분해하는 곰팡이류, 당분을 분해하여 알코올을 생성하는 효모류, 당을 분해하여 젖산(lactic acid)을 생성하는 젖산균 등이 있고, 그 밖에 초산(acetic acid), 숙신산(succinic acid), 구연산(citric acid), 글루탐산(glutamic acid) 등을 생성하는 곰팡이류나 세균이 있다. 이들 미생물을 집중적으로 길러서 그 속에 생성된 효소를 추출하여 이용하거나, 효소 추출이 어려운 경우에는 미생물을 직접 적용시켜서 발효식품을 만든다.

발효식품에 이용하는 효소들로는 녹말을 분해하는 아밀라아제(amylase), 펙틴질이나 섬유질을 분해하는 펙티나아제(pectinase), 단백질을 분해하는 프로테아제(protease), 지방질을 분해하는 리파아제(lipase)등의 효소들이 있다. 구성하는 성분이나 구조는 각각 다르지만, 효소들의 공통적인 것은 단백질로 이루어져 있다는 것이며, 작용하는 온도나 pH 등이 각 다르다.

1) 곰팡이

곰팡이는 균사에 의해서 실과 같이 보이므로 사상균(絲狀菌, fungi)이라고도 한다. 영양세포의 증식은 균사가 자라면서 가지가 생기는데, 생식세포는 균사의 끝에 아포자를 생성하는 것, 포자낭포자를 생성하는 것, 접합포자를 생성하는 것 등이 있다. 증식 속도는 비교적 느리며, 산소요 구성은 유리산소가 필요로 하는 호기성으로서 증식온도 범위는 20~35℃ 정도이다. 영양소로서 좋아하는 천연물질로는 녹말 등의 탄수화물이 있고, 미량 영양소의 필요구성은 없다.

생육 pH는 4~6으로 산성이며, 대사적용의 형태는 가수분해형, 산화형이 있다. 탄수화물에서의 대사산물은 당과 유기산, 단백질에서의 대사산물은 펩티드·아미노산이다.

발효식품에서 곰팡이의 중요한 기능은 효소에 의한 분해 작용과 합성반응으로 식품의 구성성분으로부터 새로운 화합물을 합성할 수 있다. 이러한 곰팡이의 발효가 식품이 본래 가지고 있던 성질을 바꾸어 사람들이 더 좋아하는 제품으로 될 수 있다. 누룩곰팡이속(Aspergillus)은 된장, 간장, 주류의 제조에 이용되고, 푸른곰팡이속(Penicillium)은 치즈 제조, 페니실린과 같은 항생제 합성에 사용하며, 그 외에도 구연산을 비롯한 유기산의 생산, 비타민류의 생산, 아밀라아제, 프로테아제를 비롯한 효소류의 생산에 리조퍼스(Rhizopus), 트레모트시움(Tremotbcium)등이 이용되고 있다.

털곰팡이속(Mucor)은 발효공업에서 유용하게 이용되는 것은 별로 없으나 뮤코 루자이(Mucor rouxii)가 주정(酒酊) 발효에서 아밀로(amylo)균으로 이용되기도 한다. 메주의 표면에는 털곰팡이나 거미줄곰팡이속(Rhizopus)이 유난히 많이 자라서 백색이나 백회색을 띠는 것을 흔히 볼 수 있다.

2) 세균

호기성 균이 바실러스속(Bacillus)과 혐시성균인 클로스트리디움속(Clostridium)은 주변 환경에 영향을 받는데, 바실러스 서브틸러스(Bacillus subtilis, 고초균)는 강력한 프로테아제(protease)와 아밀라아제(amylase)를 내어 장류와 청국장 제조에 널리 이용된다.

생식세포의 어떤 세균(bacteria)은 세포 내에 한 개의 내생포자를 형성한다. 증식속도는 비교적 빠르나 산소 요구성은 다양하여 산소의 유무에 관계없이 성장하는 통성혐기성, 반드시 산소를 필요로 하는 절대호기성, 산소가 없는 혐기적 조건에서만 생성하는 편성혐기성 등 있다. 증식 온도범위는 10~50℃인데, 종류에 따라서 저온균, 중온균, 고온균이 있다.

영양소로는 단백질과 탄수화물, 미량 영양소로는 비타민 등을 필요로 하는 것이 있다. 생육 pH는 미산성 · 중성 · 알칼리성으로 다양하고, 대서적용의 형태는 가수분해형 · 산화형 · 환원형 · 산화환원형 등이 있다. 탄수화물에서의 대사산물은 알코올, 알데히드, 케톤, 유기산이며, 단백질에서 대사산물은 펩티드, 아미노산, 아민류 등이다. 발효식품에는 식초산균, 젖산균, 청국장균 등 다수의 세균이 관여한다.

3) 효모

효모(yeast)는 진핵세포의 구조를 가진 고등 미생물로 균류 중 자낭균류와 불완전균류에 속하는 것이 대부분이다. 효모란 알코올 발효 때 생기는 거품(foam)이라는 뜻의 네덜란드 말 'gast'에서 유래하였다. 자연계에서 원시적으로 술을 만들 때 관여했던 것이 효모였으며, 토양이나 공기, 물, 과실의 표면 등에 널리 분포한다. 자연계에서 분리된 효모를 야생효모(wild yeast)라 하고, 우수한 성질의 효모를 분리하여 목적에 알맞게 순수하게 계대배양한 것을 배양효모(culture yeast)라 한다.

영양세포는 모세포에서 낭세포가 출아하여 증식되며, 생식세포의 어떤 효모는 세포 내에 1~8개의 내생포자를 생성한다. 증식 속도는 보통이며, 통성호기성으로 유리산소 존재 시 증식에 좋다. 증식 온도범위는 20~30℃이고, 생육 pH는 5~6.5로 미산성이며, 대사적용의 형태는 환원형 · 산화환원형이 있다. 탄수화물에서 대사산물은 알코올과 알데히드이고, 단백질에서의 대사산물은 fujel oil(고급 알코올)로 발효식품에 관여하는 실용 종류는 사카로마이스속(Saccharomyces), 토루롭시스속(Torulopsis)등이다.

효모는 알코올 발효 능력이 강한 종류가 많아 예로부터 주류의 양조, 알코올 제조 제빵 등에 이용되어 왔다. 상업용 양조효모 또는 제빵효모는 비타민 $B_{1,2}$를 제외한 비타민 B군의 좋은 급원으로, 세포 내에 비타민 B_1(thiamine), 비타민 B_2(riboflavin), 판토텐산, 니아신, 비타민 B_6, 엽산, 비오틴, ρ-아미노 벤조익산(ρ-amino benzoic acid(PABA)), 이노시롤, 콜론 등이 저축된다. 흡수와 합성은 효모의 종류와 배지의 종류에 따라 큰 영향을 받는다. 티아민, 니아신, 비오틴 등은 효모에 의하여 배지에서 쉽게 흡수한 반면에, 피리독신이나 이노시롤은 비교적 적게 흡수한다.

사카로마이스속(Saccharomyces)은 각종 주류를 만들 때 관여하며, 맥주 발효의 상면효모인 사카로마이스 사케(Sacch . sake)와 빵 효모인 사카로마이스 세르비사에(Sacch . cerevisiae)가 여기에 속한다. 맥주의 효모로는 사카로마이스 포모젠시스(Sacch . formosensis No. 396)가 있고, 칸디다 유틸러스(Candida utilis), 토루롭시스 유틸러스(Torulopsis utilis)는 배지에 있는 질소물이나 탄소를 동화시키는 능력을 가지고 있다. 이 효소를 토룰라 이스트(Torula yeast)라고 한다.

효모는 세균보다 고삼투압성에 저항성이 있으므로 당의 농도가 높은 과즙, 벌꿀, 시럽, 건조과일 또는 염의 농도가 높은 식품에 생육하여 변패를 일으키기도 한다.

2. 발효 방식에 따른 분류

발효는 발효 방식에 따라 알코올 발효, 산 발효, 기타(당 발효, 아미노산 발효) 등으로 구분 할 수 있다.

1) 알코올 발효

알코올 발효(alcohol fermentation)는 당을 에탄올(ethanol)과 이산화탄소로 분해하는 것으로 게이-뤼삭(Gay-Lussac, 1814)에 의하여 분해식이 제안되었다. 발효 기질로서는 포도당이 가장 많이 사용되고 과장, 만노즈(mannose), 갈락토즈(galactose) 등도 사용된다.

미생물이 대사산물로서 다량으로 생성하는 알코올로서 에틸 알코올(ethyl alcohol), n-부틸알코올(n-butyl alcohol), 이소프로필 알코올(isopropyl alcohol), 글리세린(glycerin) 등이 있다. 특히, 에틸 알코올은 합성주, 위스키 등의 양조용 화학 합성 재료로 널리 사용되며, 그 가운에 음료용의 알코올은 발효법에 의해서 만들어진 것만이 허가되어 있다.

주로 당질을 원료로 한 비당화법과 전분질 및 섬유질에 의한 당화발효법으로 대별할 수 있다. 당밀발효용의 효모로는 사카로마이스 포모센시스(Saccharomyces formosensis) 등을 사용하며, 별도로 주모(moto, seed mash)를 만들어서 첨가하는 경우도 있다.

전분질 및 섬유소 원료는 한 번 가수분해해서 당으로 전환(당화)한 후 알코올 발효를 행한다. 식물 및 미생물 기원의 전분분해효소인 아밀라아제를 사용하는 방법으로 효소당화법과 산을 사용하는 산당화법(비효소법)이 있다.

효소당화법은 다시 맥아법, 국법(koji법), amylo법, amylo 절충법, 액체 koji법 등으로 구별된다. 전분분해효소에 의해 전분이 분해되는 경우 액화, 덱스트린화, 당화 현상이 일어난다.

당화제로서 보리의 맥아나 밀기울의 누룩(koji)를 사용하는 맥아법은 사람의 손으로 만들기 때문에 누룩 제조를 무균적으로 행할 수 없는 결점이 있다. 또한 종균 배양액(주모)을 다량으로 필요로 하며, 알코올의 수율도 낮은 단점이 있다. 누룩곰팡이로서 아스퍼질러스 아와모리(Aspergillus awamori) 또는 아스퍼질러스 오리제(Asp. oryzae)를 사용하며, 밀기울에 발육시킨 것을 사용한다. 맥아법에서는 원료를 분쇄 후, 증자하여 이것에 분쇄된 맥아를 첨가하여 약 60℃에서 당화를 한다.

또 다른 효소당화법으로 리조퍼스 자바니커스(Rhizopus javanicus)의 포자 현탁액을 무균적으로 접종해서 호기적으로 배양하여 당화와 발효를 행하는 amylo 법도 있다. amylo균도 뮤코속(Mucor)보다 리조퍼스속(Rhizopus)이 우수하여 곡류에는 리조퍼스 델레마(Rhizopus delemar), 고구마에는 리조퍼스 자바니커스(Rhizopus javaromyces cerevisiae)가 발효속도가 빠르고, 내당성 · 내알코올성이 우수하며, 10% 이상의 고농도 알코올을 축적하고 알코올 생산에 가장 잘 이용한다. 리조퍼스속(Rhizopus)은 당화력은 뛰어나지만, 액화력이 약하기 때문에 원료의 전분 농도를 높이면 점도가 높아져 곰팡이의 발육이 저해되기 때문에 농도를 높게 할 수가 없다. 따라서 알코올 농도가 낮은 발효액이 얻어지는 단점이 있다.

액체 코지법은 액화 및 당화형 아밀라아제를 함께 생산하는 균주로서 아스퍼질러스 아와모리(Asp. awamori), 아스퍼질러스 유사미(Asp. usami)가 주로 이용되며 아스퍼질러스 니저(Asp . niger) 등이 사용된다. 배양원료로는 고구마, 감자, 옥수수 등의 전분질 원료를 사용하며, 질소원으로 황산암모늄, 쌀겨, 대두박, 질산나트륨 등을 첨가한다. 접종하는 국균은 감자, 쌀, 빵, 밀기울 등을 사용해서 33~35℃에서 일주일 전후 배양해서 포자를 착생시켜 포자의 현탁액 또는 진탕배양법으로 포자를 약간 발아시킨 상태의 것을 무균적으로 담금액에 첨가하여 30~35℃에서 통기 배양한다.

현재 가장 진보된 알코올 발효법으로 국법이 소규모 생산에 적합한 데 비해서 절충법은 규모가 큰 생산에 적합한 방법이다. 이 방법은 국법에서 술밑을 아밀로(amylo)법으로 배양하고, 이것을 발효조에 옮겨 국법으로 당화한 술덧을 수 회에 나누어 첨가하여 발효시키는 방법이다.

효소를 이용하지 않고 무기산(염산, 황산)이나 유기산을 사용해서 전분, 섬유소를 가수분해하여 당으로 전환하여, 여기에 황산암모늄, 쌀겨 등의 질소원 및 인산염 등을 첨가하여 당화 담금액을 만들고, 이것에 효모를 접종해서 발효시키는 산당화의 방법도 있다.

2) 유기산 발효

유기산 발효 중의 초산 발효는 알코올이 함유된 액을 공기 중에 방치했을 때 공기 중의 초산균의 작용에 의해 초산으로 변화하는 현상으로 알려져 있으며, 식초의 제조에 이용되어 왔다. 초산의 제조는 반드시 미생물이 작용에 의존하지 않고 목재의 건류, 석유제품으로부터의 합성에 의해 행해지고 있는데, 조미료인 식초는 발효법에 의해서 제조되는 경우가 많다. 대표적인 균주로는 아세토박터 아케리(Acetobacter aceri), 아세토박터 아케토수스(Acetobacter aceto년), 아세토박터 파스츄리어너서스(Acetobacter pasteurianus)이다.

우유를 자연방치하면 산패하는 현상은 옛날부터 인정되었지만, 이것이 유산균의 작용에 의한 유산 발효에 기인하는 것이라는 것이 판명된 것은 1857년 파스퇴르(Pasteur)에 의한 유산균의 발견 이후의 일이다.

오늘날 유산균과 유산 발효는 치즈 등의 유제품, 유산음료, 청주, 절임식품 등 널리 발효식품 제조에 중요한 역할을 하고 있으며, 김치의 신맛을 내는 것도 젖산균에 의한 것이다. 스트럽토코쿠스(Streptococcus)속, 페디오코쿠스속(Pediococcus), 레우코노스톡속(Leuconostoc), 락토바실러스속(Lactobacillus) 등이 젖산균인데, 포도당의 발효형식에 따라 정상형 젖산 발효(homo lactic acid fermentation)와 젖산 이외의 초산 또는 알코올 등의 다른 물질도 함께 생성하는 이상형 젖산 발효(hetero lactic acid fermentation)로 나뉜다.

공업적인 젖산의 제조에는 호모형 발효균이 이용되지만, 발효식품의 제조에는 풍미의 형성에 기여하는 바가 크기 때문에 헤테로형의 발효균이 이용된다.
락토바실러스 델브룩키(Lactobacillus delbrueckii), 락토바실러스 케이시(Lact . casei) 등은 호모형 젖산발효균이며, 헤테로형 유산균은 포도당 이외의 만노즈(mannoes)라든지 갈락토즈(galactose) 등도 분해한다.
젖산발효의 원료로는 우유, 유청, 전분질, 당밀이 이용된다. 유산균은 영양 요구가 복잡한 균이기 때문에 밀기울, 쌀겨, 맥아뿌리, CSL(corn steep liquor) 등의 질소원 및 비타민류를 포함한 천연물을 부원료로 하여 1%이하로 첨가한다.
전분질, 포도당 당밀원료의 경우는 포도당 발효성의 락토바실러스 델브룩키(Lact . delbrueckii)를 우유 유청의 경우는 락토즈 발효성의 락토바실러스 케이시(Lact . casei) 혹은 락토바실러스 불가리쿠스(Lact . bulgaricus)를 사용한다. 세균 이외의 리조퍼스속(Rhizopus) 곰팡이가 사용되기도 한다.
누룩곰팡이, 푸른곰팡이, 거미줄곰팡이, 초산균, 슈도모나스속(Pseudomonas)의 균, 글루코닉산(gluconic acid), 2-케토글루코닉산(2-ketogluconic acid) 또는 5-케토글루코닉산(5-ketogluconic acid)를 생산하는 능력이 있다.

3. 발효식품별 관련 미생물

자연발효에 의해서 발효식품을 만들 경우 주위 환경에 따라서 품질이 좌우되어 어떤 때는 아주 좋은 제품이 되지만, 때로는 좋지 못하거나 발효가 진행되지 않는 경우도 있다. 미생물에 대한 지식이 알려지면서부터 식품 재료를 살균하여 잡균을 없애고 필요한 미생물이나 효소를 작용시켜 현대화된 발효식품을 만들고 있지만, 아직도 농가에서는 전통적인 방법으로 자연 발효시켜 식품을 만들고 있다.

1) 장류 관련 미생물

장류의 발효과정에 관여하는 미생물은 재래적인 방법으로 가정에서 자연 접종시켜 왔다. 19세기 후반부터 곰팡이 아스퍼질러스 오리제(Aspergillus oryzae) 또는 아스퍼질러스 소제(Aspergillus sojae)의 순수 배양물인 종국(種麴)을 이용하게 됨으로써 장류의 공업적인 생산을 가능하게 만들었다. 곰팡이가 분비한 효소와 아울러 내염성인 사카로마이스(Saccoharomyces)와 토루롭시스속(Torulopsis) 효모, 페디오코쿠스속(Pediococcus), 스트렙토코쿠스속(Streptococcus) 세균들의 복합적인 생화학 반응에 의하여 고유한 향미를 가지는 제품이 만들어진다.

메주

메주발효 관련 미생물 중 곰팡이는 주로 메주덩어리의 표면에서만 존재하고 세균은 메주 전체에 골고루 조밀하게 분포되어 있으며, 세균의 종류는 바실러스 서브틸러스(Bacillus subtilis), 바실러스 프밀러스(Bacillus pumilus) 등이 있다.

메주의 품질은 표면이 잘 말라서 곰팡이가 많은데, 그 중에서도 털곰팡이의 뮤코(Mucor)와 거미줄곰팡이의 리조퍼스(Rhizopus)가 주류를 이룬다. 내부에서 주로 고초균인 바실러스 서브틸러스(Bacillus subtilis)가 증식하면서 독특한 메주를 만드는 이유는 파리와 같은 곤충의 해를 피하기 위함이며, 메주덩어리를 짚으로 묶어 매다는 것은 볏짚에 부착되어 있는 고초균, 거미줄곰팡이, 털곰팡이, 효모들을 서식시켜 이들의 분비효소에 의해 콩 단백질을 분해하여 아미노산을 만들기 위함이다.

간장

장류 양조는 장류에 필요한 종국, 제국 및 숙성과정이 가장 중요하다. 종국에 사용되는 가장 대표적인 균이 아스퍼질러스 오리제(Aspergillus oryzae), 아스퍼질러스 소제(Aspergillus sojae) 계통이다. 중요한 작용을 하는 알칼리성 프로테아제를 생산하는 이러한 코지균 이외도 1g중에 수천만의 바실러스속(Bacillus)세균과 $10^8 \sim 10^{10}$

의 내염성이 없는 젖산균인 마이크로코쿠스속(Micrococcus), 락토바실러스속 (Lactobacillus)이 존재하고 있다. 호기성 세균의 오염은 제국 시 여러 가지 발효 를 일으켜 장류의 맛을 나쁘게 한다. 간장의 담금 기간 동안 효모의 분포는 초기 에 칸디다 페르마타(Candida fermata), 칸디다 폴리모르파(Candida polymorpha)등을 볼 수 있으나, pH 5 정도로 떨어지면 자이고사카로마이스 룩 시(Zygosaccharomyces rouxii)가 증식하여 왕성한 알코올 발효를 하게 된다. 담금 후 90일을 경과하면 자이고사카로마이스 룩시(Zygosaccharomyces rouxii)는 소멸되는 반면, 칸디다(Candida) 효모는 후숙에 관여하여 간장 향의 특징이 되는 4-에틸 구아야콜(4-ethyl guaiacol) 등의 페놀(phenol)류를 생성 하고 좋은 향미를 부여하게 된다.

효모 균수는 담금 초기에서 성숙기까지 상승하다가 후숙기에 감소한다. 젖산균, 호기 성세균, 효모는 숙성 중에 증가했다가 감소하는 경향이 있는데, 호기성균은 숙성 3주 째, 젖산균은 숙성 4주째, 효모는 7주째에 미생물 수가 최고치를 나타낸다.

콩코지 중 효모는 무염 또는 100% 소금배지에서 잘 생육하며, 15~18% 소금배지에 서는 오히려 생육이 억제된다. 간장덧 중의 효모는 발효기간이 경과됨에 따라 내염성 효모수가 증가한다. 교반을 하면서 일정 기간 방치하면 효소 분해작용으로 성분변화 와 미생물 번식에 의해 좋은 맛을 지니게 된다. 내염성(호렴성)의 유용 호모는 간장 의 풍미를 상승시킨다.

된장

곰팡이, 효모, 세균의 세 가지 미생물이 작용하여 제조된 발효식품은 대두 발효 식품 또는 장류가 대표적이다. 된장 중에 증식할 수 있는 주된 효모는 자이코사 카로미세스 룩시(Zygosaccharomyces rouxii)이고, 내염성 토루롭시스 (Torulopsis)가 향미성분을 형성한다. 된장의 향기는 질소원이 되는 아미노산의 종류에 따라 발효 후의 향기가 달라지는데, 특히 루신이 우수한 방향을 낸다. 간장과 된장에서 단백질 분해력이 강한 세균으로 바실러스 서브릴리스(Bacillus sub rilis)가 관여하나, 페디오코쿠스 하로필러스(Pediococcus halophilus), 락토바실러스 플렌타럼(Lactobacillus plantarum), 레우코노스톡 메센트로이드(Leuconostoc mesenteroides) 등도 관여하고, 곰팡이로는 아스퍼실러스속(Aspergillus), 페니실리엄속(Penicillium), 무코속(Mucor), 리조퍼스속(Rhizopus) 등이 있다. 특히 호렴성인 펜디오코쿠스 할로필러스(Pediococcus halophilus)는 증식을 개시하여 젖산을 생성한다. 이 균종은 된장의 pH가 5 정도로 떨어지면 증식을 중지하고 점차 감소되며, 내염성 효모인 자이고사카로마이스 룩시(Zygosaccharomyces rouxii)가 증식하여 발효한다.

청국장

청국장은 콩을 삶아 바실러스 서브틸러스(Bacillus subtilis)를 번식시켜서 콩 단백질을 분해하고 마늘, 파, 고춧가루, 소금 등을 가미한 것으로 소화가 잘 되고, 특수한 풍미를 가진 영양식품이다. 청국장에는 각 가정에서 가을부터 이듬해 봄까지 만들어 먹는 식품으로서 콩과 볏짚에 붙어 있는 바실러스 서브틸러스(Bacillus subtilis)를 이용하여 만들며, 독특한 향기와 감칠맛을 낸다. 특히 바실러스 서브틸러스는 내열성이 강한 호기성균으로서, 최적 생육온도는 40~42℃이고, 최적 pH는 6.7~7.5이다. 발효되는 동안 강력한 프로타아제(protease), 치마아제(zymase), 옥시다아제(oxidase) 등을 분비한다. 청국장에서 분리되는 아미노산으로는 루신, 티로신, 페닐알라닌, 발린, 글루타믹산, 히스티딘, 알라닌 등이 있다. 청국장은 각 지방 및 가정마다 제조방법이 일정하지 않은데, 이는 스타터(starter)격인 볏짚에 부착된 고초균의 종류에 따라 달라짐을 알 수 있다. 즉, 프로테아제 활성이 강한 고초균이 많은 볏짚으로 담글 때는 청국장 맛이 좋고, 강하지 못한 균이 많으면 맛이 저하될 뿐만 아니라 부패·변질되기도 쉽다. 청국장균은 종두에 잘 생육하는데, 그 외에도 여러 가지 곡물이나 육류, 어패류, 우유류 등에서도 잘 생육한다. 영양분으로는 탄소원으로서 포도당, 서당, 파당 등을 잘 이용하며, 특히 설탕은 생육에도 필요할 뿐만 아니라 청국장의 점질물(dextran)생성에도 관여한다.

고추장

고추장은 주원료가 단백질과 전분질이므로 1차적으로 이에 관여하는 미생물은 프로테아제와 아밀라아제를 많이 분비하는 것들이다. 우리의 전통적인 재래 고추장은 뮤코속(Mucor), 리조퍼스속(Rhizopus), 아스퍼질러스속(Aspergillus) 등의 야생곰팡이와 고초균(Bacillus subtilis) 등의 야생 세균이 발효에 관여하는 반면에, 코지 고추장은 아스퍼질러스 오리제(Aspergillus oryzae)의 순수 배양을 이용하여 만든다.

2) 김치 관련 미생물

김치를 담그면 그 순간부터 미생물의 작용은 시작된다. 김치의 숙성은 순수 발효균에 의해서 진행되는 것이 아니고 원래의 주재료와 부재료의 오염균으로 존재했던 야생균들 중에서 환경에 적응할 수 있는 것들이 관여하게 된다. 김치의 발효과정에서 중요한 것은 젖산의 생명이다. 젖산은 방부작용을 비롯하여 염분을 부드럽게 해주는 작용이 있다. 김치발효와 관련된 균은 세균 200주, 효모 2주인데 그 중에 50주는 호기성 세균, 150주는 혐기성 젖산균이다. 김치 발효 가운데 레우코노스톡 메센트로이드(Leuconostoc mesenteroides)는 초기에 많이 번식하는 이상젖산발효균으로 젖산과 탄산가스를 생성하여 김치를 산성화 및 혐기상태로 만들어 호기성 잡균의 번식을 억제하여 준다. 스트렙토코쿠스(Streptococcus)는 발효 초기에, 페디오코쿠스(Pediococcus)는 중기에 활발히 번식하고, 락토바실러스(Lactobacillus plantarum)는 후기에 생육한다. 김치의 주발효균인 레우코노스톡 메센트로이드, 락토바실러스 블렌트럼, 락토바실러스 브리비스, 페디오코쿠스 세레비시아 등의 혐기성 세균들은 50일까지 급격한 증가를 한다.

3) 주류 관련 미생물

탁주는 입국 미생물로 아스퍼질러스 카와치를 사용하고, 청주나 약주는 종국균으로 아스퍼질러스 오리제를 사용한다. 누룩에는 아스퍼질러스속, 페니실럼속, 모나스쿠스속 등의 곰팡이의 사카로마이스 코리너스와 같은 효모가 증식되어 있어 당화와 발효력을 가진다. 또 분국은 아스퍼질러스 시루사민과 리조퍼스속 등을 증식시키는 당화제이다. 탁주와 약주의 발효제로 곡자(누룩)미생물은 아스퍼질러스속, 리조퍼스속, 아드시디아속, 무코속, 등의 곰팡이와 효모 등이 번식하고 있어 당화와 발효를 시킬 수 있다. 입국은 찐 쌀 및 찐 밀가루 등에 종국을 넣어 제국한 코지를 말하며, 탁주의 입국제조에는 백국균이 사용된다. 분국은 입국에 해당하는 것으로, 밀기울에 약간의 밀가루와 수분을 조절하여 가열 살균하거나, 생것을 pH 조절하여 아스버질러스 시루사민를 접종 배양하여 건조한 것이다.

소주의 코지균으로 처음에는 아스퍼질러스 오리제가 사용되었으나, 1920년경부터 아스퍼질러스 니저가 사용되어 현재 완전히 흑국균만을 사용한다. 소주에는 희석식 소주와 재래식의 증류식 소주가 있으며, 희석식 소주는 보통 주정 제조방법과 같이 발효하여 연속 증류기로 증류한 다음 소정의 주정 농도로 희석한 것이고, 재래식 소주는 전분질 원료를 코지로 당화시키고 알코올 발효시켜 단식 증류기로 증류한 것이다. 미생물 중에서 효모는 당분을 취하고 알코올과 탄산가스를 생성한다. 또한 이때 생성된 알코올 성분을 음료로 이용하게 되면 이것을 주류 또는 알코올 음료라 부른다. 전분질 원료에 미생물을 접종하여 25~30℃에서 2~3일간 배양하면 단맛, 신맛과 알코올 향기 생성에 나는 발효식품이 만들어진다. 이때 미생물의 접종원으로 사용되는 것을 동양에서는 여러 가지 이름으로 부르고 있다. 우리나라는 탁주 · 약주에 이용되는 누룩이 이에 해당된다. 곰팡이로서는 무코속과 리조퍼스속이 중요하며, 이들은 전분질, 지방질, 단백질을 가수분해하는 능력을 가지는데 무코 룩스(아밀로미스 룩스)또는 칼라미도무코 오리제가 가장 중요한 역할을 한다. 효모로서는 칸디다, 엔도미코프시가 전분에서 생성시킨 당분으로부터 알코올을 생성한다. 우리나라의 재래식 소주, 만주의 고량주, 소련의 보드카, 유럽의 진 등이 대표적이다.

4) 식초 관련 미생물

수천 년 동안 식초는 야생식초산균들에 의해서 자연적으로 제조되어 왔다. 1837년 F.T. Kützing이 처음으로 에탄올을 미생물에 의해서 식초산균으로 전환된다는 이론을 발표했다. 그 당시에는 초덧 중에 있는 활성적인 균을 순수 분리할 수 있는 기술이 없었기 때문에, '아세토박터'에 대한 연구가 있었음에도 불구하고 초산균을 이용하지 못하였다. 초산균은 오버록시다이저인 아세토박터속과 언더록시다이저인 글루코노박터속으로 크게 나뉘는데, 그 후에 100여 종의 아세토박터가 분류되었고, 이 중에서 점성물질을 심하게 생성하는 아세토박터 시리넘과 생성된 식초산을 다시 이산화탄소로 산화하는 몇 가지 종을 제외하고는 대부분이 식초 양조에 쓰일 수 있는 것들이라고 보고되었다. 냉동 건조된 균주는 2~5년간 보존이 가능하며, 특히 완벽하게 냉동 건조된 아세토박터 옥시던스는 20년간 견딜 수 있다고 한다.

식초 생산균으로는 아세토박터 아세티, 아세토박터 메소시던스, 아세토박터 마세티제넘, 아세토박터 오리넨스, 아세토박터 마세토섬, 글루코노박터 옥시던스 등이 이용된다. 이 중에서 아세토박터 오리넨스, 아시토박터 아세토섬 등은 초산 생성능력이 강하고, 생성된 초산을 과산화하지 않는다. 또 속초법에는 아세토박터 스쿠츠젠바치, 아세토박터 아세티가 적합하다. 포도주나 맥주를 공기 중에 노출시키면 종종 신맛이 나는데, 이것은 절대 호기성초산세균에 의해 알코올이 산화되어 초산으로 되기 때문이다. 이러한 현상을 이용하여 재래적으로 만든 것이 식초이다. 아직도 식초 제조는 거의 경험에 의해 만들어지고 있는 실정이다. 그 한 예가 프랑스에서 이용되고 있는 오린스 프로세스인데, 큰 나무통에 포도주를 적당히 채우면 표면에 초산균이 젤라틴과 같은 얇은 막을 형성한다. 몇 주가 지나면 에탄올이 초산으로 바뀌어 액체로의 공기 확산이 느리게 일어나기 때문에 질이 좋은 제품으로 된다. 에탄올에서 초산으로의 산화는 초산균에 의해 일어나는 불완전 산화인데, 이들에 의한 몇몇 불완전산화는 상업적으로 중요한 역할을 나타낸다.

5) 기타

세계 각 지역에서 섭취되고 있는 발효식품은 유 발효식품, 채소 발효식품, 곡류 발효식품, 콩류, 주류 등의 많은 것들이 있다. 발효유제품은 고대 중국, 바빌론, 로마인들이 제조한 기록이 있으며, 고기를 소금과 양념으로 혼합시켜 건조시킬 때 미생물에 의하여 발효되는 것이다. 그러나 현재는 육류에 유산균을 발효시켜 부패하지 않고 향기를 더하는 소지지 같은 제품을 만든다. 발효콩식품은 중국의 쑤푸, 일본의 간장, 미소, 인도네시아의 템페 등이 있다.

젖산균은 설탕에서 많은 양의 젖산을 생성시킨다. 이에 따른 pH 감소는 대부분의 다른 미생물을 자라지 못하게 한다. 따라서 젖산균의 생육은 식품 보장수단이 될 뿐만 아니라, 향미성분을 생성하게 한다. 우유류는 세균의 젖산발효에 의하여 향미가 달라지고 용액 상태도 달라지는 데 치즈와 발효유가 대표적이다. 세계의 많은 지역에서는 우유화 젖산균, 효모를 혼합시켜 케파이어와 쿠미스 등 시큼하고 부드러운 알코올 음료를 만들고 있다.

곡류 발효식품은 그 대표적인 것이 빵이며, BC 3500년 전 이집트에서 빵을 굽기 시작했다. 물론 옛날에는 배양된 효모를 이용하는 방법이 아닌, 밀가루 반죽을 상온에 둘 때 각종 미생물이 성장하여 가스를 생산하고 구울 때 스폰지조직이 되었던 것이다. 효모로 부풀린 빵 제조제 있어서 발효가 아주 중요한 과정인데, 이 과정을 '제빵 발효'라고 한다. 효모는 빵의 조직감과 향미에 영향을 주는 밀가루 반죽의 물리·화학적 성질에 변화를 일으키게 되며, 제빵 산업에 사용되는 효모는 모두 사카로마이스 세레비시아(Saccharomyces cerevisiae)로서, 양조에 이용되는 상면효모에서 유래되었다. 빵은 밀가루에 효모, 설탕, 식염 등을 넣어 물로 반죽하고 발효에 의해 생성된 탄산가스가 반죽 내에 분산되어 밀가루 반죽(dough)이 팽창하는 것을 이용한 제조방법이다. 효모 대신에 화학팽창제를 사용하기도 하지만 풍미가 좋지 못하다. 우리나라의 '증편'은 쌀가루 반죽에 탁주를 넣어 발효시킨 다음, 수증기 찜을 한 대표적인 효모 발효식품이다. 이것은 부풀게 했을 뿐 아니라 탁주의 향미성분을 더해 주었다고 본다. 빵이나 증편 제조 시 발효의 부산물로 생성된 알코올, 알데히드, 유기산 등이 빵의 풍미를 좋게 한다.

쌀을 이용한 발효식품으로는 인도의 이들리, 도사, 아팜과 필리핀의 푸토가 있다. 이들리는쌀과 검정 녹두를 섞은 다음, 하룻밤 방치하여 자연발효를 시킨 후에 증기로 쪄서 만든 스폰지 모양의 부드러운 빵이다. Idli의 자연발효에서 산과 가스를 생성하는데, 주로 관여하는 세균은 녹두에 들어 있는 레우코노스톡 메센트로이드이다. 발효 후기에는 스트렙토코쿠스 파에셀리스와 페디오코쿠스 세레비시아가 관여하는 것으로 보인다. 필리핀의 푸토는 찹쌀가루를 자연 발효시킨 후 증기에 찐 빵으로 젖산균에 의한 것이다. 아프리카의 여러나라에서는 20중류 이상의 옥수수 발효식품이 알려져 있다. 주로 곰팡이의 작용에 의하여 만들어진 발효식품으로 템페, 온쯤, 안카 등이 있다. 템페는 콩을 리조퍼스 오리코스퍼루스로 발효시킨 것이고, 온쯤은 땅콩깻묵을 네우로스포라로 발효시킨 제품이다. 안카는 쌀에 모나스쿠스 펄프리어스를 발육시킨 것이다. 두류에 세균만을 발육시켜 만든 발효식품으로는 일본의 낫토, 태국의 트어나오, 인도네시아의 데이지, 우리나라의 청국장이 있다. 이때 관여하는 세균으로 레우코노스톡속과 스트렙토코쿠스 페이시움이 관여한다.

생선을 이용하여 발효시킨 제품은 그 특이한 맛과 냄새 때문에 전 세계적으로 보편화되어 있지는 않으나 우리나라, 스칸디나비아, 동남아 등지에서는 고대로부터 내려오는 저장음식의 하나로 애용되고 있다. 스칸디나비아에서는 주로 청어를 원료로 하여 앤초비라는 발효식품을 만드는데, 앤초비는 우리나라 멸치젓처럼 액화될 때까지 발효시키지 않고 적당히 발효되면 그대로 팔기도 하고, 살만을 발라 거기에 올리브유를 채워 통조림해서 팔기도 하는데 그 맛은 멸치젓과 흡사하나 간이 순하다.

3. 산야초 효소발효액

「산야초 효소발효액이란 사람이 약용할 수 있는 약용식품의 전초, 뿌리, 잎, 열매등 약효가 있는 부위와 설탕, 과당, 꿀 등을 섞어 효모, 미생물이 증식하여 발효시킨 액을 말한다. 겨우살이, 어성초, 쇠비름, 유근피, 유백피, 토마토, 금은화, 관동화, 까마중 등은 항염, 항암효과에 좋으며 민들레, 금은화, 황련, 가자는 열을 내리고 해독작용에 좋은 재료가 된다. 」

❖ 개요

효소는 모든 생명현상에 있어 화학반응의 촉매역할을 하는 물질. 단백질 부분의 주효소와 비타민B군, 미네랄, 미량원소의 조효소로 만들어지는 복합영양소이다. 효소는 우리가 섭취한 각종 음식물을 소화, 분해, 흡수하며 혈액을 정화시키고 흐름을 좋게 한다. 세포를 생성하고 강화시키며 체내의 노폐물과 유해물질을 배설하고 신진대사를 왕성하게 하며 장을 좋게 한다. 산야초 효소발효액이란 사람이 약용할 수 있는 약용식품의 전초, 뿌리, 잎, 열매 등 약효가 있는 부위와 설탕, 과당, 꿀 등을 섞어 효모, 미생물이 증식하여 발효시킨 액을 말한다.

❖ 유용한 재료

항염, 항암효과에 좋은 재료 : 겨우살이, 어성초, 쇠비름, 유근피, 유백피, 토마토, 금은화, 관동화, 까마중 등

감기등 해표작용에 좋은 재료 : 배, 도라지, 자소엽, 생강, 갈근, 박하

피흐름을 좋게하는 재료 : 메밀, 엉겅퀴, 당귀, 천궁, 홍화, 작약, 야콘, 지황, 익모초, 울금, 강황, 아출

피곤 할 때 좋은 재료 : 다래, 으름열매, 개복숭아, 오디, 복분자

열을 내리고 해독작용에 좋은 재료 : 민들레, 금은화, 황련, 가자

이뇨작용에 좋은 재료 : 목통, 차전자, 택사, 옥수수수염, 율무, 적소두

관절, 허리에 좋은 재료 : 우슬, 모과, 두충, 홍화씨

소화에 좋은 재료 : 산사, 맥아, 신곡, 라복자, 오동자

근육, 통증에 좋은 재료 : 오가피, 엄나무, 위령선

❖ 재료

한가지의 보건식품으로 효소발효액을 만든 것이 좋으나 증상에 따라 여러 가지를 합

방 할 수 있다.

발효액을 만들고자하는 재료에 따라 약간의 방법이 달라진다.

1) 즙액이 많은 재료 (과일류. 채소류 등)

2) 즙액이 별로없는 재료 (들풀. 산야초의 잎과 줄기,뿌리 그리고 수목의 수피, 뿌리 등)

3) 즙액이 전혀 없는 재료 (1,2항의 재료들을 건조시킨 것)

❖ 첨가액

재료의 종류에 따라 물의 양을 가감 하여야 하는데 첨가액은 이렇게 만든다.

1) 생강, 감초, 대추 각20g과 물 800g을 200g이 될때까지 달여 사용한다 ; (이같은
   비율을 적용)

재료의 향을 중요하게 생각하지 않을 때는 이 방법을 사용한다.

2) 물(생수)을 사용한다 ; 수돗물은 염소가 많이 포함 될때가 있어서 발효에 지장을
   준다. 재료의 향을 중요시 할 때 사용한다.

3) 재료를 달여 사용한다; 재료의 약효가 달일 때 많이 추출되는 경우 또는 재료가
   건조되었거나 딱딱한 경우. 이때는 달여낸 물에 엿기름과 설탕을 넣고 발효시킨다.
   엿기름을 넣을 경우는 발효가 조금 빠르고 소화기능 이 약한 사람에게 도움이 된다

❖ 설탕

설탕은 삼투압작용에 의해 식물의 성분을 추출할 수있으며 동시에 효소의 먹이
감이 된다.

재료와 설탕의 비율중에 설탕의 양이 많으면 안정적인 발효를 할수 있다. 발효되는

시간은 길어지나 재료의 유효성분을 많이 추출시킬 수 가 있고 심하게 곰팡이가 핀다거나 급격하게 식초로 변한다거나 하는 경우는 많이 줄어든다. 딱딱한 재료일수록 설탕의 양을 늘릴 필요가 있다.

올리고당, 꿀, 조청 등을 사용 할 수 있다.

❖ 방법

1. 재료는 먼지와 이물질을 제거하는 정도의 세척 과정을 거쳐 빠른 시간에 물기를 제거한다. 식초를 몇 방울 넣으면 효과적이다.

2. 재료는 될 수 있는 한 잘게 자른다.

   설탕과 닿는 면적이 많을수록 재료의 유효성분을 빠른 시간에 많이 추출해 낼 수가 있다. 재료에 따라 갈아 쓸 수 있다.즙액이 많은 재료는 2~3Cm도 괜찮지만 뿌리나 나무줄기 등은 최대한 얇게 자른다.

3. 항아리를 깨끗이 씻어 물기가 없게 한다. 항아리가 좋지만 유리병도 좋다. 항아리를 재차 사용할 때에는 한달 가량 물로 우려낸 다음에 사용한다.

4. 보통 재료와 보충액과 설탕의 량은 [**재료+보충액의 무게 = 설탕의 무게**]를 기본으로 하면서 재료에 따라 가감을 한다. 설탕의 양이 많으면 발효되는 시간이 길어지는 대신에 실패 확률이 적고 설탕의 양이 적으면 **빨리 발효**가 일어나고 시거나 식초가 될 확률이 높다.

1) 푸성귀 종류와 들풀과 약초의 잎과 같이 무게는 가볍고 부피가 큰 것 들은 먼저 항아리에서 1차적으로 설탕으로 절임을 한다. 잘게 썬 재료와 설탕 1:1정도의 양을 골고루 버무려 섞는다. 그 위를 돌로 눌러 놓는다.2~5일 사이면 숨이 죽으면서 약간의 즙액이 생기면 설탕과 보충액을 1:1로 첨가한다음 위 아래를 골고루 섞어준다. 첨가량은 재료를 눌렀을 때 재료가 완전히 잠길 수 있는 양을 보충한다. 재료가 위로 들뜨지 않도록 비닐(두겹)에 물을 넣어 눌러준다. 혹은 비닐

에 돌을 넣어 눌러준다. 이렇게 하면 발효가 빨리 된다.

며칠간은 가끔씩 내용물을 섞어준다.

2) 즙액이 적으면서 부피도 적거나 즙액이 전혀 없는(건조된)재료는 절임 과정 없이 재료와 보충액 설탕을 재료가 완전히 잠길 정도로 하여 담근다. 이때도 "재료+보충액의 무게 = 설탕의 무게" 로 한다. 이것도 재료가 들뜨지 않도록 물 혹은 돌로 눌러준다. 며칠간은 가끔씩 내용물을 섞어준다.

3) 재료가 딱딱하거나 다릴 때 약효의 유효성분이 더 많이 추출될 경우는 일반 약재를 달이는 경우처럼 달여 낸 물에 엿기름과 설탕을 첨가한다. 이때도 위와 같은 방법을 사용한다.

5. 완성된 항아리는 그늘지고 서늘한 곳에 보관한다.

보관온도가 높으면 발효되는 시간이 짧고 낮으면 발효시간이 길어진다.

6. 6~12개월 동안 발효를 시킨다. 보관 장소에 따라 큰 차이가 있다. 가끔씩 위 아래를 섞어주는 수고를 아끼지 말아야 한다. 산소공급이 원활이 이루어져야 발효가 잘된다.

7. 발효액을 거를 때는 자루를 이용하면 좋다.

즙액을 다 거르고 난 찌꺼기는 약성이 좋은 약초라면 버리지 말고 잘 말려서 가루 내어 복용하는 것도 좋다고 생각한다. 짜낸 즙액은 적은 항아리에 넣고 6~12개월 을 숙성시킨다. 이때 각각 다른 종류의 발효액을 서로(용도에 맞게) 섞어 숙성시켜 도 좋다. 이때도 산소와의 접촉을 위해 자주 섞어 주어야한다.

8. 발효액을 복용할 때는 생수와 발효액의 비율을 3~10 : 1로 섞어서 복용하는데 3~7일후에 마시면 좋다. 바로 마실 때 보다 톡 쏘는 맛이 있기 때문이다. 물과 원 액을 섞으면 급속히 발효가 증가하므로 가스가 많이 발생한다.

9. 적당한 온도의 물에 타서 음용한다. 효소는 섭씨48도로 장기 가열하게 되면 파괴 되고 70도에서는 조금만 가열해도 효소가 파괴된다.

제3장 | 발효식품

1. 발표식품의 사회문화적 · 역사적 의미

『발효식품(醱酵食品, fermented food)은 자연이 우리에게 내린 하나의 선물이다. 사람이 생명현상을 유지하는 데 있어 중요한 요소가 식품이며, 우리는 이 식품을 섭취함으로써 건강한 삶을 영위하게 된다. 식품을 어떻게 섭취하는가에 따라 각 민족의 독특한 식문화가 형성되고, 식문화는 자연환경 및 종교, 여러 사회문화적 환경의 영향을 받는다. 발효식품은 특히 그 지역의 기후, 토양 등의 자연환경에 크게 영향을 받는다.』

세계 여러 나라에서 각각 그 지역 고유한 방식으로 제조되는 발효식품은 그 나라 식문화의 뿌리가 되기도 하고, 그 민족의 정서와 슬기를 담아내는 소중한 전통 음식으로 발달하였다. 사람들은 아주 옛날부터 미생물을 이용하여 자연발효에 의한 발효식품을 가공하는 방법을 터득하였다. 발효식품을 만들 경우 주위의 자연 환경에 의해 품질이 좌우되어 어떤 때는 좋은 제품을 얻을 수 있지만 때로는 그렇지 못한 때도 있다. 미생물에 대한 연구가 활발해진 현대에는 발효식품에 유익한 미생물이나 효소를 작용시켜 과학적으로 발효식품을 제조하지만, 옛날에는 사람에게 유익한 미생물의 작용에 대한 지식이 없이 발효가 진행되는 과정을 경험을 통해 터득하였다. 따라서 좋은 맛의 발효미를 얻기 위해 많은 정성과 노력을 기울여야 했다. 우리나라의 경우, 옛날 가정에서 장 담기를 할 때나 초나 술을 빚을 때 여러 금기사항을 지켜야 하는 풍속을 낳기도 하였다. 이러한 발효식품이 이미 오래 전부터 식용되기 시작하여 오늘날까지 애용된다는 것은 장기간의 세월을 걸쳐 그 제조법이 전수되는 과정에서 전통 발효식품의 참된 가치가 이미 검증이 된 식품이라는 의미이며, 그 진가가 인정되지 않았다면 현재 존재할 수도 없을 것이다. 실제 발효식품인 장류나 김치의 단순한 식품 재료인 콩이나 배추 등이 '발효'라는 숙성과정을 거치면서 영양학적인 가치뿐만 아니라 독특한 풍미와 함께 새로운 생리활성 물질을 생성하여 건강 기능성 식품으로서의 기대 효과 및 성인병 예방과 치료 기능까지 있다는 사실이 밝혀지고 있다. 세계 많은 나라와 지역의 사람들에게 유용하게 이용되고 식문화의 중요한 부분을 차지하는 발효식품의 유래는 인간의 역사와 함께 해 왔다고 볼 수 있으며, 미생물학의 연구 발전과 깊은 관련성을 지닌다. 미생물은 자연환경에서 유기물의 분해와 재이용이라는 중요한 역할을 수행하면서 우리에게 유익하게 이용된다. 식품은 미생물에 의해 독성을 지니기도 하고, 곰팡이에 의해 오염될 경우 부패식품이 되어 식중독을 일으키는 위험한 요소가 되지만 미생물작용에 의해 식품의 좋은 맛과 풍미, 소화성 증진 등 사람에게 갖가지 이로움을 주기도 한다.

발효와 부패는 모두 미생물에 의한 유기물의 분해현상이지만 사람에게 있어 유용한 경우에 한하여 발효(醱酵)라고 부르고, 미생물이 유기물을 분해할 때 악취를 내거나 유독물질을 생성하여 유용하지 못한 경우에 한하여 부패(腐敗)라고 한다. 다시 말해, 발효란 넓은 의미로는 미생물이나 균류 등을 이용해 사람에게 유용한 물질을 얻어내는 과정을, 좁은 의미로는 산소를 사용하지 않고 에너지를 얻는 당 분해과정을 말한다. 젖산균이나 효모 등 미생물의 발효작용을 이용하여 만든 식품으로 미생물의 종류, 식품의 재료에 따라 발효식품의 종류는 다양하며, 각기 독특한 특징과 풍미를 지닌다. 농산물·축산물·수산물 등 다양한 식품들이 발효식품의 재료로 쓰이는데, 그 특유의 성분들이 미생물의 작용으로 분해가 되고 새로운 성분이 합성되어 영양가가 향상될 뿐 아니라 저장성 부여와 식품의 향·풍미·조직감 향상, 기호성 등이 우수해진다. 발효식품은 한 가지, 또는 둘 이상의 미생물이 관여하여 만들어지며, 모든 발효식품은 세계 여러 지역에서 그 자연환경의 특성에 맞게 이미 오래 전부터 이용되어 왔다.

대표적인 발효식품으로는 콩 발효식품인 간장·된장·청국장·고추장 등과 채소 발효식품인 김치류와 장아찌, 젓갈류, 식초류, 주류 및 유 발효식품인 치즈·버터 · 요거트 · 빵 제품 등이 있다. 그 밖에 차(茶)도 발효식품으로 볼 수 있는데, 차는 일반적인 미생물에 의한 발효가 아니라 차 잎에 함유된 산화 효소에 의해 황색으로 산화되는 것이며, 산화정도에 의해 완전발효차인 홍차, 보이차와 반 발효차인 우롱차 등 여러 가지로 나뉜다.

2. 한국의 전통발효식품과 발효식품의 연구

「우리나라의 발효식품에는 된장과 고추장, 간장 등의 장류는 물론 김치, 식초, 젓갈류 등 그 수를 헤아릴 수 없을 정도로 많다. 발효식품에는 유산균이 많이 들어있어 장운동을 활발하게 해주어 신진대사를 촉진시킨다. 우리 조상들은 오래 전부터 자연환경에 맞게 전통발효식품을 만들어 왔으며, 이런 발효 식품들은 현재 우리의 식생활에 중요한 몫을 차지하고 있다. 발효식품은 병원성 미생물과 유독 물질을 생성하는 생물체의 발육을 억제하는 병원성 유해 생물의 오염을 막아 음식의 맛과 향을 증진시킬 수 있다. 」

발효식품 (醱酵食品 , fermented food)이란 젖산균이나 효모 등 미생물의 발효 작용을 이용하여 만든 식품이다. 미생물의 종류, 식품의 재료에 따라 발효식품의 종류는 다양하며, 각기 독특한 특징과 풍미를 지닌다. 농산물·수산물·축산물·임산물 식품들이 재료로 쓰이는데 그 특유의 성분들이 미생물의 작용으로 분해되고 새로운 성분이 합성되어 영양가가 향상되고 기호성·저장성이 우수해진다. 주류, 빵류, 식초, 콩 발효식품(간장·된장·고추장 등), 발효유제품(치즈·버터·요구르트 등), 소금 절임류(김치·젓갈)가 모두 발효식품으로 오래 전부터 애용된다. 발효식품은 한 가지, 또는 둘 이상의 미생물을 사용하여 만든다.

한국 고유의 발효식품 (indigenous fermented foods)인 전통발효식품(traditional fermented foods)은 분류의 기준에 따라 여러 가지 형태로 구분할 수 있으나, 사용원료를 기준으로 했을 때 김치류(沈菜類), 장류(醬類), 주류(酒類), 젓갈류(水産醱酵食品) 및 식초류 (食醋類) 등으로 구분 할 수가 있다.

이들 한국의 전통발효식품들은 주류와 장류의 일부 기업적 생산의 경우를 제외하고는 대부분의 경우 접종균(接種菌, starter culture)을 사용하지 않은, 원료나 공기 중에서 유입된 천연미생물에 의한 자연발효공정에 의하여 생산되고 있다. 그렇지만 고품질 발효식품의 생산, 또는 표준화 제조공정을 위하여서는 접종균 스타터의 이용이 바람직하다 할 수 있는데, 앞으로 농산물 수입개방에 대비한 국내 농수산 발효식품의 품질고급화와 표준화 생산 공정을 위해서는 우수한 접종균 스타터 개발 연구가 선 행되어야 한다. 따라서 이들 접종균 스타터 특히 전통발효식품에 우수성을 입증할 수 있는 접종균 스타터의 전통발효식품에의 응용연구는 앞으로 중요한 연구분야가 될 것으로 예상되고 있다. 우수한 접종균 스타터의 개발을 위해서는 많은 우수균주의 탐색연구는 물론 탐색균주를 수집, 보존하고, 보존균주의 분류학적 혹은 유용성질의 조사를 할 수 있는 식품미생물 유전자은행이 필요하다.

1. 국내 · 외 주요 식품 유전자은행

한국에는 현재 연세대학교의 미생물 보존센터(KCCM, Korean Culture Center of Microorganisms)와 KIST 생명공학연구소 유전자원센터 유전자은행(KCTC, Korean Collection for Type Cultures)의 두 균주은행이 있어 미생물의 기탁, 보존, 분양업무는 물론 특허균주의 기탁업무를 맡고 있는데, 이들 두 균주은행이 식품미생물에 대한 균주은행 역할을 일부 담당하고 있으나 이들 두 균주은행은 주로 산업적으로 유용한 미생물들을 취급하고 있기 때문에 식품미생물만을 전문적으로 취급할 수 있는 균주은행의 필요성이 대두 되어 왔었다. 한국식품개발연구원에서는 이러한 역할을 담당할 수 있는 균주은행을 만들고자 하는 계획을 가지고 1

992년부터 1996년까지 식품미생물보존사업을 실시하였는데 현재 약 1,000 균주의 식품미생물을 보유하고 있는 상태이다. 한국 식품개발연구원에서는 또한 농림수산기술개발사업의 첨단과제로 전통발효식품의 미생물자원 발굴 및 보존연구를 1996년부터 4년 계획의 연구에 현재 2년차 연구를 수행하고 있는데, 연구의 최종목표는 한국의 우수 전통발효식품을 수집하고, 수집된 우수 전통발효식품의 미생물균 총조사 및 우수 전통발효식품으로부터 미생물을 분리하여 보존함으로서 최종적으로 한국식품개발연구원에 식품미생물 보존센터를 구축함에 있다. 이를 위하여 매 년 180종의 전통발효식품의 수집 및 보존은 물론 이들 수집 식품으로부터 매년 2,000개씩의 식품미생물이 분리, 보존되어, 이 연구가 끝이 나게 되는 1999년에는 모두 8,000개의 식품미생물이 전통발효식품으로부터 분리되어 한국식품개발연구원에 보존될 예정이다. 국내의 기업체 중 발효식품을 주로 취급하고 있는 (주)미원 및 (주)한국야쿠르트와 같은 회사들은 발효 관련 식품미생물을 상당 수 보유하고 있는 것으로 알려져 있으나 그 규모와 내용에 대해서는 외부로 알려지지 않고 있다.

국외의 식품미생물을 전문적으로 취급하고 있는 대표적인 식품유전자은행은 영국의 AFRC (Agricultural and Food Research Council) 식품연구소(Institute of Food Research)에서 운영하고 있는 낙농미생물을 주로 소장하고 있는 NCFB (National Collection of Food Bacteria)와 효모 균주들을 주로 소장하고 있는 NCYC (National Collection of Yeast Cultures)이다. 이들 두 균주 은행들은 식품미생물만 전문적으로 취급하고 있는 균주은행들로서, 균주의 기탁, 보관, 분양업무 이외에도 Budapest 협정에 의한 특허균주의 기탁업무를 수행하고 있으며, 현재 두 균주은행들 이 소장하고 있는 2,500개씩의 균주에 대해서는 철저한 균주특성 조사연구가 진행되고 있고 대외적으로 공신력 있는 균주관리를 하고 있다.

2. 발효식품의 연구개발 방향
한국의 발효식품산업 특히 농산물 수입개방에 대비한 전통발효식품산업의 육성을 위해서는 지금까지의 자연발효공정에 의한 전통발효식품 생산체제를 탈피하여 우수한 접종균 스타터를 이용한 고품질 발효식품이 생산되어야 하고 표준화된 생산공정이 확립 되어야 한다. 이를 위하여 우수한 접종균 스타터 개발이 선행되어야 하고 또한 접종균 스타터 개발을 지원할 수 있는 식품 유전자은행의 육성이 있어야 하는데, 우선 아래와 같은 사항들이 고려되어야 한다.

첫째, 식품미생물 유전자원의 확보를 위한 노력이 필요하다. 현재 한국의 발효식품 중에 존재하는 식품 미생물들은 10년 전 혹은 10년 후의 발효식품에 존재하는 식품미생물과 같은 미생물일 수가 없다. 유전자원 확보라는 측면에서 현재 우수 전통발효식품 중에 존재하는 미생물 자원은 수집되고 보존되어야 한다. 따라서 이러한 우수한 미생물의 수집, 보존을 담당할 수 있는 식품 미생물 보존센터의 구축이 바람직하다고 여겨진다.

둘째, 식품미생물 동정체계 확립을 위한 많은 연구가 있어야 한다. 미생물 동정체계 확립은 한 두 사람 에 의하여 이루어 질 수 있는 것이 아니다. 많은 분류학자들의 공동적인 연구 노력이 있어야 한다. 현재 분류학의 경향은 현상학적인 고전적 인 분류 방법에서 환경을 중요시하는 쪽으로 흘러가고 있다. 즉, 식품에 존재하는 미생물을 분류, 동정하고자 할 때, 병원성 미생물이나 토양 미생물의 분류, 동정방법을 그대로 적용하게 되면 오류를 범하기 쉬운 것이다. 실제로 식품미생물을 동정하고자 하는 많은 경우에 병원미생물을 동정하기 위하여 제조된 동정 킷트를 사용하면서 미생물동정이 잘 되지 않는다고 불평하는 경우가 많이 있다.

셋째, 전통발효식품의 품질개선을 위한 우수한 접종균이 개발되어야 한다. 이러한 우수한 접종균 스타터는 단기간에 얻어질 수 없고, 오랜 기간의 응용연구와 생산공정 확립을 위한 많은 시행착오를 통하여 얻어질 수 있는 것이다.

넷째, 우수 접종균의 보급시스템이 확립되어야 한다. 아무리 좋은 우수한 접종균이 개발되었다 하더라도 이용하는 사람이 없으면 무의미하다. 외국의 경우, 스위스 및 네덜란드에서는 치즈, 요구르트와 같은 발효유제품의 생산을 위한 접종균들이 오 랜 기간의 연구결과에 의하여 개발되어져 농민들에게 매일 매일 공급할 수 있는 공급시스템을 갖추고 있는데, 스위스의 연방우유연구소에서 개발되어진 스타터는 연방우유연구소에서 직접 생산되어 스위스 전국에 있는 낙농가에게 매일 매일 보급되고 있으며, 네덜란드의 경우 낙농가협회에 서 만든 NIZO 연구소에서 오랜 기간에 걸쳐 개발된 균주가 생산되어 네덜란드 전국의 낙농가들에게 공급 되고 있다. 이러한 생산균주들은 철저 하게 외국으로의 반출이 금지되고 있다. 국내에서도 전통발효식품 생산업자가 어렵지 않게 이용할 수 있는 접종균 스타 터의 사용방법에 대한 연구 와 접종균 보급 시스템의 확립이 이루어져야 한다.

3. 전통발효식품 국내 연구개발현황

세계 각국의 발효식품들은 각 나라의 고유한 식습관에 따라 매우 다양한 종류가 있 고, 이들 세계 각국 의 여러 가지 발효식품들에 관한 많은 연구보고가 세계적으 로 발표되고 있으나, 한국 고유의 발효식품이라 할 수 있는 김치류, 장류, 주류, 젓갈류와 같은 전통발효식품에 관한 외국에서의 연구보고는 거의 없기 때문에, 전통발효식품의 국내에서의 연구개발 현황을 살펴보기로 한다. 한국식품과학회 에서 발간한 한국식품연구문헌총람9, 10, 11, 12, 13에 의한 한국의 전통발효식 품에 관한 연구보고 문헌 건수는 표 1에 정리한 바와 같다. 1977년 이후의 통계 자료는 5년에 한 번씩 발간된 일관된 통계 자료이고 발효식품에 관한 항목을 별 도로 만든 자료이지만, 1976년 이전의 통계자료는 발효식품에 관한 항목이 별도 로 만들어지지 않은 상태이기 때문에 이곳저곳의 항목에서 자료를 따로 뽑아 정 리하였다. 일반적으로 발효식품에 관한 전체적인 연구발표 건수는 계속 증가추 세임을 알 수 있고, 특히 김치류에 관한 연구보고가 지난 15년간(1977-1991) 급속도로 증가하였음을 표에서 알 수 있다. 김치류의 발표문헌 수에서 한국식품 과학회의 식품연구문헌총람과 조 재 선(1994)의 발표논문 집계 수에 있어 차이 가 있고, 1976년 이전의 통계자료에서는 발효식품에 관한 항목이 별도로 만들어 지지 않은 상태이기 때문에 전체 발표문헌 수의 총계는 집계되지 않았다. 정부에 서 전통발효식품 연구의 중요성을 인식하여 장기적이고 체계적인 연구가 시작된 것은 과학기술처 선도기술개발사업(G-7 Project)으로 1994년부터 시작되어 20 01년까지 계속되는 전통발효식품의 과학화 연구 사업이라 할 수 있다. 237명의 국내 연구진에 의하여 시작되어진 이 연구사업은 전통발효식품 중 김치류, 장류, 주류와 같은 세 분야에 대하여 유용미생물의 탐색, 발효특성의 과학적 규명, 품질개선 연구, 제품의 자동화 제조공정 등 광범위한 범위의 연구가 진행되고 있고, 연구사업의 최종목표는 전통발효식품의 새로운 제조기법 개발, 제품의 품질 고급화, 제품의 규격화를 위한 과학적 연구를 통한 전통발효식품의 국제경쟁력 제고와 국제 식품화하는 데에 있다. 정부에서는 최근의 수입 농수산물 및 식품의 급증에 적절히 대응하고 생산자와 소비자의 이익을 동시에 증진시키고자 순수한 국산 농수산물을 주원료로 사용하여 전통적인 방법 또는 이에 준하는 방법으로 제조·가공되고, 고래로부터 전승되어온 우리 고유의 맛과 향을 내는 우수전통식품에 대한 품질인증제도, 즉 전통식품 품질인증제도(Korean Traditional Food System)를 운영하고 있다. 이 제도를 위하여 매년 농림부장관은 품질인증 대상품목을 별도 지정하여 고시하고, 고시된 전통식품의 품질인증을 받고자 하는 생산자는 공장 소재지를 관할하는 시장, 군수 또는 구청장에게 구비서류를 첨부하여 신청할 수가 있다. 농림부장관은 신청서류를 심사하고, 공장심사 및 품질시험은 한국식품개발연구원장에게 위탁을 하여 최종적으로 농림부장관이 품질인증 여부를 판정하게 되어있다. 앞의 표2는 1997년 5 월말 현재 전체의 전통식품 중 전통발효식품 8개 지정품목의 품질인증 대상품목 지정 및 품질인증 현황을 보여주고 있다. 1996. 8. 8. 해양수산부의 신설에 따라 젓갈류의 모든 심사업무 및 품질인증 업무는 농림부에서 해양수산부로 이관된 상태이다. 고추장 및 김치류의 품질인증업체 수가 가장 많은 것을 자료에서 알 수 있다.

3. 각종 전통 발효식품

「발효식품의 연구는 국가 정책적으로 추진되어야 할 중대한 과제로 부상하고 있다. 한국 식품개발연구원에서는 또한 농림수산기술개발사업의 첨단과제로 전통발효식품의 미생물자원 발굴 및 보존연구를 수행한 바 있다. 한국의 우수 전통발효식품을 수집하고, 수집된 우수 전통발효식품의 미생물균 총조사 및 우수 전통발효식품으로부터 미생물을 분리하여 보존함으로서 최종적으로 한국식품개발연구원에 식품미생물 보존센터를 구축하고 있다. 국내의 기업체 중에서도 발효식품을 주로 취급하고 있는 (주)미원 및 (주)한국야쿠르트와 같은 회사들은 발효 관련 식품미생물을 상당 수 보유하고 있는 것으로 알려져 있으며 많은 기업들이 연구개발에 몰두하고 있는 실정이다. 」

장류 (콩 발효식품)   ✳ ✳ ✳

콩 발효식품은 동물성 단백질 섭취가 비교적 쉬운 육식 식습관과 목축문화권보다 동물성 단백질식품의 먹잇감 획득이 어려운 농경 문화권에서 발달하였다. 예부터 곡물 및 채소 위주의 식습관을 지닌 우리나라는 일상 식생활에서 부족하기 쉬운 단백질의 보완을 위해 콩을 적극 활용하였으며, 그 과정 중에 자연의 힘을 이용하여 개발된 것이 콩 발효식품이다. 우리나라의 대표적인 콩 발효식품에는 간장, 된장, 청국장, 즙장, 고추장 등의 장류가 있다.

   장류는 우리만이 가지고 있는 것이 아닌 동양의 고유한 발효식품이다. 식물성 단백질을 많이 함유한 콩에 적당한 소금 농도를 가해서 미생물의 작용으로 분해하여 육류와 같은 구수한 향미를 내게 하였기 때문에 조미료가 되는 동시에 저장성이 좋은 기본 상비식품이다. 이와 같은 가공 발효식품인 장은 일본의 낫토, 인도네시아의 템페 등 중국의 동반부, 말레이시아 등에도 분포되어 콩 발효식품의 장류 문화권을 이루고 있지만, 우리나라만큼 장의 역사가 깊거나 독특하지 않고 가짓수도 많지 않다. 그러므로 우리나라는 단연 장류 문화권의 종주국이라고 자부할 수 있다. 우리 민족만이 느낄 수 있는 장은 곧 우리 식문화의 뿌리요, 우리 민족의 정서와 사고방식의 원천이 되어왔다. 또한 우리 고유의 맛을 규정하는 가장 기본적은 발효식품으로서 우리 민족의 창의성이 집약된 산물이라 할 수 있다.

장의 역사는 주재료인 콩의 원산지부터 추정할 수 있다. 콩의 원산지는 우리나라를 비롯하여 한반도 북쪽의 만주를 포함한 동북아시아 지역으로 보고 있다. 우리나라의 콩 재배 흔적은 청동기 시대 유적에서 찾아볼 수 있는데, 콩의 유물인 식물 유체가 회령 오동 주거지, 평양 남경 36호 주거지, 합천 봉계리 유적 등에서 발견되었다. 지금도 우리나라 도처에서 콩의 야생종이 발견되고 있어 콩의 원산지임을 보여 주며, 동시에 콩의 식용 기원이 상당히 앞서 있었다는 것을 짐작하게 한다. 문헌상에 등장하는 장은 콩의 역사에 비해 그다지 길지 않다. 그러나 《삼국지》〈위지〉 동이전의 고구려편에 '자희선장양' 이라고 기록되어 있는 것으로 보아 이미 3세기경에 우리나라에서 장담기가 행해지고 있었음을 짐작할 수 있다. 선장양이란 장담기, 술빚기, 젓갈담기 등 발효식품의 기술을 총칭하는 의미이다. 또 《삼국사기》의 기록에 의하면 신문왕 3년(683)에 왕비의 폐백품목에 장과 시가 포함되어 있다.

장의 초기 모습을 미루어 짐작해 볼 때 오늘날의 청국장과 비슷한 형태라고 생각된다. 콩의 식용을 위해 삶거나 쪄 두었던 콩을 미처 다 소비하지 못하고 방치하였을 경우 공기 중에 존재하는 미생물에 의해 삶아 둔 콩에 끈적거리는 진이 생기고, 여기에 독특한 감칠맛이 있음을 발견하여 '시' 를 만들게 되었을 것으로 추정할 수 있다. 또 저장성을 높이려고 소금을 첨가하였더니 별난 맛의 액체를 얻게 되었으며, 이것으로 즙액인 간장이 제조되었을 것이다. 우리의 간장, 된장, 청국장, 고추장 등의 콩 발효식품은 콩 자체보다 소화율에서도 우수하고 영양 효율성도 높아 우리 조상들의 걸작품이라고 할 수 있다.

1) 메주

장의 기본은 콩을 푹 삶아 메주를 제조하는 데 있다. 메주는 볏짚이나 공기로부터 여러 미생물이 자연적으로 들어가 발육하게 되고, 이들 미생물은 콩의 성분을 분해할 수 있는 단백질분해효소(protease)와 전분분해효소(amylase)를 분비하여 장의 고유한 맛과 향을 내는 미생물이 더 번식하게 된다. 메주의 색은 붉은 빛이 도는 황색, 즉

밝은 갈색이 나게 뜬 것이 좋다. 메주를 꼭꼭 밟아서 만드는 것은 콩 단백질의 결속력을 높여 주어서 미생물의 발효 증식이 잘 되도록 하기 위해서이다.

메주의 숙성 및 발효에 관여하는 주 미생물은 누룩곰팡이속(Aspergillus) 고초균(Bacillus subtilis)이다. 이들 미생물은 물 맑고, 햇빛 좋고, 공기가 깨끗한 기후조건을 지닌 우리나라에서 활발한 작용을 하는 것으로 알려져 있다. 특히 짚은 좋아하는 성질을 지녀 짚에서 잘 자라므로 메주를 볏짚으로 묶어 말리는 것은 볏짚을 이용해 메주를 잘 발효시키게 하기 위한 우리 조상들의 지혜가 돋보이는 방법이라고 할 수 있다. 장독대에 짚으로 왼새끼를 꼬아 금줄을 치는 이유도 잡스러운 것이 접근하지 못하게 하는 주술적인 의미와 함께 바실러스 서브틸리스의 배양을 위한 것이다.

2) 고추장

고추장은 전통 장류 중 가장 늦게 개발된 것이지만 독창성이 돋보이는 특수 장이다. 고추장은 장류의 대표적인 짠맛 외에 단맛, 고소한 맛과 함께 매혹적인 매운맛이 더해져 맛의 조화를 이룬 것으로 세계 어느 나라에서도 그 유래를 찾아보기 힘든 독특한 우리 고유의 전통 발효식품이다. 고추장은 조선 시대에 고추가 우리나라에 전래된 이후 만들어지기 시작했다. 예로부터 우리민족에게 있어 널리 이용, 개발되어 온 콩 발효가공기술이 있었기 때문에 고추가 도입되자 곧 우리의 창의성이 발휘된 독자적인 고추장이 탄생한 것이다. 따라서 고추장의 제조 기원은 고추의 유입과 연관되어 있다.

고추는 조선 시대 임진왜란 후에 들어와 만초, 남만초, 번초, 왜초, 왜개자, 랄가, 당초 등 여러 이름으로 불리면서 조미료로서의 역할뿐만 아니라 고추 위주의 새로운 식품 개발을 선도함으로써 우리 고유의 독창적인 음식문화를 형성하는 촉진제가 되었다. 고추의 전래 시기 및 경로에 관한 최초의 기록은 《지봉유설》(1614)이며, 고추장 만들이게 관한 최초의 문헌상 기록은 《증보산림경제》(1767)에 만초장으로 수록되어 있다. 여기에는 오늘날의 고추장과 다름없이 콩의 구수한 맛 찹쌀의 단맛, 고추의 매운맛, 청장에서 오는 짠맛의 조화미를 갖춘 고추장을 선보이고 있으며, 맛을 더

하기 위해 참깨를 첨가하고 있다. 또 〈별법〉에는 건어, 다시마를 넣어 더운 구수한 맛을 내는 방법까지 기술하고 있다. 이 책에는 고추장 외에도 급히 고추장 만드는 법과 두부고추장 제조법이 덧붙여 있어 한층 발달된 고추장 제조기술의 모습을 엿볼 수 있으며, 이러한 것이 바로 고추장의 시초라고 할 수 있다.

3) 청국장

청국장은 신비의 장으로 일컬어질 만큼 그 다양한 약리학적 효능으로 인해 높이 평가되고 있는 장류이다. 청국장의 끈적끈적한 점성물질인 진은 고초균(Bacillus subtilis)에 의해 콩 성분으로부터 생합성 되는 글루탐산의 중합체와 과당의 중합체인 푸락탄(fructan)의 혼합물로 알려져 있다. 콩을 가장 지혜롭게 먹는 방법 중의 하나인 청국장은 콩의 주요 성분인 양질의 단백질을 비롯하여 레시틴, 이소플라본, 사포닌, 트립신 저해제 등의 다양한 성분들이 뇌를 건강하게 하고 혈전증의 치료제로 유용하며, 특히 암세포의 분열을 억제하는 데 우수한 효과가 있음이 여러 연구에 의해 밝혀졌다. 청국장의 경우 간장, 된장과는 달리 장기간의 숙성 · 발효과정을 거치는 식품이 아니라 단기 발효에 의해 제조되는 특성을 지니고 있으며, 특히 소금의 첨가 없이 발효가 이루어짐으로써 날(生)청국장 자체로 이용할 수 있고, 조리 시에도 자유롭게 염도 조절이 가능하여 과다 염분 섭취의 중압감에서 벗어날 수 있는 장점이 있다. 따라서 콩을 가장 효과적으로 먹는 방법이 곧 청국장 형태인 것이다.

채소 발효식품　　　　　　　　＊＊＊

채소류는 일반적으로 건조하기는 쉬우나 건조된 상태에서 조리했을 때 채소 특유의 신선미를 유지하기는 어렵다. 또한 수분이 많아 냉장시설이 없던 상고 시대에는 저장 · 보관이 매우 어려워 건조 처리나 소금 절임이 필요하였다. 소금에 절이면 채소가 연해지며, 씹을 때 신선미가 있고 오랫동안 저장이 가능하다. 채소와 어패류를 묽은 농도의 소금에 절이게 되면 자가효소작용과 호염성 세균의 발효작용으로 각기 아미노산과 젖산을 생산하는 숙성과정을 볼 수 있다. 즉, 소금은 일종의 탈수작용 또는 삼투압작용으로 대부분의 미생물 생육을 억제하고 유익한 발효가공을 하도록 도와준다. 아미노산 발효나 젖산 발효가 식품을 보존하고 저장하는 효과도 있지만 미각적으로 우수한 발효 가공식품을 이루어 주는 것이다. 이것이 김치와 젓갈의 시초가 되는데, 이 절이는 방법은 모든 인류에 있어 자연 발생적이었다고 할 수 있다. 이 단순한 절임의 과정이 발효과정으로 발전된 것은 식품가공 역사에서 획기적인 변화인 것이다. 우리나라에서 독특한 채소 발효식품인 김치가 개발된 배경은 자연환경과 조상의 슬기로운 음식솜씨에서 비롯되었다. 우리 민족은 농경민족으로서 곡물 위주의 식생활을 영위하면서 채소를 즐겨 먹는 식습관이 있었는데 추운 겨울 3~4개월을 지내야 하는 자연환경에서 김치는 한겨울 동안에 부족하기 쉬운 비타민C의 결핍을 예방해준 귀중한 음식이었다.

김치의 기원과 변천과정

김치의 기원은 상고 시대의 문헌적인 뒷받침이 빈약해 그 제조시기를 정확히 알 수는 없다. 다만 우리 민족이 고대부터 채소를 즐겨 식용하였고 소금을 만들어 사용하였다는 사실과 젓갈, 장류 등의 발효식품이 만들어진 시기 등을 고려해 볼 때 이미 삼국 시대 초기부터 또는 그 이전부터 채소 · 단순절임형 김치무리가 제조되었으리라고 추정할 수 있다. 이 시기의 김치무리는 삼국시대의 재배 채소로 추정되는 순무, 외, 가지, 박, 부추, 고비, 죽순, 더덕, 도라지 등의 채소류가 그 주종을 이루었을 것이다. 그 당시의 김치 제조법은 매우 단순해서 채소를 소금에만 절인 형태, 소금과 곡물죽에 절인 형태, 식초에 절인 장아찌(짠지) 형태가 김치의 원형으로 보인다. 고려 시대의 김치무리는 장아찌형과 함께 새롭게 개발된 국물이 있는 김치무리, 즉 나박지나 동치미류가 등장하여 분화 개발된 김치 형태를 보여 주고 있다. 또한 김치무리에 천초, 생강, 파, 귤피 등의 향신료가 가미되는 담금 형태의 김치무리가 선보이기 시작하였다. 김치에 양념이 사용된다는 것은 매우 의미 있는 일이다. 기존의 짜디 짠 장아찌형의 김치에서 짠맛을 감소시키기 위해 퇴렴을 하면서 싱겁고 순한 맛의 나박지형과 싱건지형의 김치가 등장하게 되고, 이러한 싱거운 맛의 김치무리에 맛을 더하기 위한 방편으로 양념 사용의 필요성이 대두되었을 것이다.

한편 무를 절여 겨우내 양식을 한다는 기록이 있어 김장의 풍습도 이 시대에 이미 시작되었다고 볼 수 있다. 조선 시대 초기의 김치는 인쇄술의 발달에 따른 농서의 폭넓은 보급에 의해 채소 재배 기술이 늘어나고, 또 외래로부터 유입된 채소도 많아져 김치 재료도 다양해짐에 따라 김치가 지역의 명물로 등장하는 향토성을 나타내 주기도 하며, 꿩(생치:生稚)이나 닭 등도 김치의 재료로 이용되고 있어 채소에 육류가 가미된 김치 형태를 보여 주고 있다. 김치 제조법은 단순 절임의 장아찌형과 싱건지 형태의 김치가 있으며, 나박지, 동치미형 물김치까지 등장하고 있다. 김치 국물을 낼 때 맨드라미나 잇꽃, 연지 등 붉은 색을 곱게 우려내기도 하며, 또 김치에 양념 사용이 현저해 김치의 주재료와 부재료의 구분이 뚜렷해진다.

조선 중기 이후의 김치는 17세기 초에 유입된 고추의 영향을 받아 우리 식생활에 큰 변화를 가져다주었다. 고추가 김치 양념의 하나로 자리 잡기 시작하면서 이전의 담백한 맛의 김치무리가 조화미로 바뀌게 되었고, 주재료와 양념재료가 각각 확대되었다. 특히 김치에 고추가 혼입되면서 젓갈도 다양하게 쓰이게 되었다. 식물성 식품에 동물성 식품을 첨가하여 맛과 영양의 조화를 지니게 되었으며 김치의 감칠맛을 향상시켜 주었다. 김치의 주종도 배추와 무가 차지하게 된다. 특히 김치의 대명사인 배추통김치는 배추의 품종 개량이 이루어져 반결구형, 결구형 배추가 등장하기 시작한 19세기부터 오늘날의 대표적인 김치가 되었다. 김치의 담금법도 장아찌형, 물김치형, 소박이형, 섞박지형 등으로 다양하게 발달하였고, 제조방법도 김치를 소금에 절여서 퇴렴하여 담는 2단계 담금법으로 발전하였다. 이러한 발달과정에서 상고 시대에 있었던 절임형 김치는 조선시대 중기 이후로 우리나라 일상식 반찬 종류의 하나인 장아찌로 독립되어 밑반찬으로 이용되고 있다. 배추나 무 등에 각종 부 재료를 넣어서 만드는 김치류는 숙성되는 동안 채소류에 함유되어 있는 당류가 젖산균에 의해서 젖산과 기타 유기산으로 변하여 신선한 맛을 주고, 여기에 각종 향신료가 가미되어 독특한 향미를 부여하게 된다. 그러나 일정기간 지나게 되면 과도한 산이 생성되고, 펙틴질일 분해가 되며 호기성 세균의 번식으로 불쾌취가 생성되어 품질이 손상된다. 김치의 이러한 변화 과정은 특히 소금 농도와 발효 온도에 따라서 양상이 달라진다. 김치는 채로의 신선미와 발효에 의하여 생긴 젖산균의 청량미와 정장작용이라고 하는 여러 가지 효과가 있다. 특히 고추가 유입된 후 김치에 고추를 넣는 지혜는 맛을 맵게 하고 고운 색을 유지하기 위한 것도 있지만 그보다 김치의 산패를 방지하여 발효에서 우러나는 김치의 맛깔스런 삭은 맛과 날 채소를 씹는 듯한 사각사각한 신선미(조직감)를 유지하는 데 더 큰 의미가 있다.

어패류 발효식품　　　＊＊＊

어패류 발효식품인 젓갈은 동물성 식품을 이용한 염장식품으로서 어패류에 다량의 소금을 넣어 일정 기간 숙성하면서 발효시킨 수산 가공 발효식품이다. 우리나라는 삼면이 바다인 천혜의 조건을 두루 갖추고 있어 일찍이 수산물의 이용이 원활하였다. 젓갈의 기원은 소금이 제조된 시기와 관련이 있다. 소금을 사용하여 풍부한 수산자원인 생선의 저장성을 높이기 위한 방법인 젓갈은 《삼국사기》의 '해(醢)'에서 찾아 볼 수 있으나 기록에 의한 이용보다 훨씬 이전부터 이미 제조되었을 것으로 추정하고 있다. 어패류에 소금을 가하여 저장함으로써 어패류 자체의 효소작용으로 자가소화 작용을 일으켜 독특한 풍미를 가지는 고유의 발효식품이며 젓갈과 식해(食醢)류가 있다.

전통 젓갈인 해는 생선, 연체류, 전복, 조개 등의 패류나 생선의 아가미, 알 등 내장에 소금을 대개 10~20% 내외로 첨가하여 일정한 온도에서 짧게는 약 2~3개월, 길게는 6~12개월간의 숙성 발효과정을 거치는데, 이때 내염성 세균과 효소의 작용으로 단백질이 분해가 되면서 특유의 풍미가 형성된다. 저장성이 좋은 발효식품인 젓갈은 김치에 이용되는 액젓, 반찬으로 먹을 수 있는 육젓, 조미식품으로 사용되는 어간장 등 다양한 용도로 이용되고 있다.

식해류는 생선이나 조개류에 익힌 곡류와 엿기름, 소금 또는 누룩을 혼합하여 단기간 발효시킨 것으로 김치형 젓갈이라고 할 수 있다. 반드시 내장을 제거한 명태, 가자미, 조개 등에 6~8%의 소금을 첨가하여 하루 정도 절인 다음, 조밥 또는 쌀밥, 엿기름, 고춧가루, 마늘 등을 혼합하여 2~3주 정도 숙성 · 발효됨으로써 젖산이 생성되어 신맛에 의한 비린내 제거 효과와 함께 특유의 맛과 향이 부여된다.

식해는 소금이 귀한 지역에서 발달하였으며, 함경도의 가자미식해, 강원도의 명태식해, 오징어식해 등은 향토색이 짙은 발효식품이다. 젓갈은 높은 염도에서도 생육할 수 있는 내염성 세균이 주종을 이루며, 식해는 젓갈류 숙성에 관여하는 미생물 이외에 산과 알코올을 생성하는 세균이나 효로 등이 복합적으로 관여하며, 숙성 · 발효되는 저장 기간 동안 단백질이 아미노산으로 분해가 되어 고유의 맛과 향기를 낸다. 또한 생선의 뼈는 분해가 되어 흡수되기 쉬운 칼슘 상태로 변한다. 그리고 지방은 저급지방산으로 변해 젓갈 특유의 맛과 향기를 내게 되고, 양질의 단백질과 칼슘을 공급한다. 또 지방질의 공급원이기도 하는 젓갈은 칼슘 함량이 높은 알칼리성 식품으로 체액을 중화시키는 데에도 중요한 몫을 하고 있다. 젓갈 중 새우젓은 필수아미노산의 함량이 매우 풍부하다. 특히 발효과정에서 리신의 함량이 증가하여 그 옛날 곡물 위주의 식습관에서 부족하기 쉬운 아미노산을 보충할 수 있었던 이점이 있으며, 오늘날에도 영양적인 가치가 높은 발효식품이다. 또한, 비교적 지방이 적어 담백한 맛을 지니고 있다. 멸치젓은 젓갈류 중 열량과 지방 함량이 가장 많으며, 필수아미노산의 함량도 높다.

발효주(술)　　　　　　＊＊＊

술은 익힌 곡물이나 과일 등을 발효시켜 만든 것으로 알코올이 함유되어 있어 마시면 취하게 되는 음료의 총칭이며, 세계 여러 사람들이 즐기는 기호음료이다. 각 민족의 특성을 가장 잘 드러나는 지표가 바로 음식문화이며, 그 중에서도 술을 나라마다 그 민족 고유의 멋과 맛을 지니며 특색 있는 전통주 문화로 정착 발전된 발효식품이다. 따라서 술의 원료는 그 나라의 주식과 대략 일치한다. 일례로 에스키모인들의 경우 술로 만들 수 없는 어패류나 해수를 주식으로 하기 때문에 옛날엔 술이 없었다고 한다. 술의 기원은 인류의 역사와 함께 한다고 생각할 수 있다. 깊은 산이나 숲 속의 과일 나무에서 떨어진 과실이나 꿀이 자연 발효과정을 거쳐 술이 된 것으로 추정하여 원숭이가 빚은 술이 최초일 것으로 전해지고 있다.

실제 과실이나 벌꿀과 같은 당분을 함유하는 액체는 공기 중에서 효모가 들어가 자연적으로 발효하여 알코올을 함유하는 액체가 되므로 술의 역사는 상당히 깊다. 인류 발달사의 측면에서 보면 처음의 술을 수렵 시대의 과실주가 먼저이며, 이후 유목 시대에는 가축의 젖으로 만든 젖술, 농경시대에는 누룩의 이용과 함께 곡류를 원료로 한 곡주가 빚어지기 시작하였다.

우리나라의 술 빚기는 삼국 시대 이전으로 보고 있다. 부족국가 시대인 예, 부여, 진한, 마한을 비롯하여 고구려 등에서 무천, 영고, 동맹 등의 의식에서 '음식가무' 하였다는 기록이 있으며, 《삼국지》〈위지〉동이전에 고구려 사람들은 "자회선장양"의 기록, 고구려 건국 초기(AD 28년)에는 지주를 빚어 한 나라의 요동태수를 물리친 사실 및 일본의 《고사기》에는 응신천황(270~312)때 백제사람 인번(수수보리)이 누룩으로 빚은 술을 전수하여 주신으로 모신다는 기록으로 보아 이미 삼국시대에는 술의 제조기술이 상당하였음을 짐작할 수 있다.

고려 시대에는 전통주의 양조기술과 종류가 더욱 발달되었다. 고려시대 궁중의 양온서에서는 국가의 의식용 술을 빚었으며, 《고려도경》, 《동국이상국집》에 의하면 농후주, 청주, 약주 등이 선보이고, 특히 원나라의 영향으로 증류기법을 이용한 새로운 술인 소주가 등장하여 안동소주, 개성소주의 유래가 되었다. 조선시대는 양조기술 면에서 고급화 추세를 보여 주었다. 양조 원료도 멥쌀 위주에서 찹쌀오의 전환이 두드러졌고 양조기법도 단양법에서 중양법으로 이어져 다양하고 품질의 고급화 및 다양화가 실현되고, 또 각 지역의 특성을 살린 향토 민속주가 전성기를 이룬다. 그러다가 일제하의 조선총독부에 의한 '조세령' 공포(1907년)는 민속주와 가양주의 전래의 맥이 끊어지는 계기가 되고, 양조장에서만 제조하는 술은 막걸리, 약주, 소주로 획일화되는 결과를 초래하게 된다. 해방 이후 근대에는 쌀 등 식량 부족의 상황에서 술의 원료가 비곡주로 이루어져 술의 품질 저하와 함께 우리 고유의 전통주는 점차 잊혀졌다. 쌀, 찹쌀의 곡주가 다시 등장한 시기는 1985년 전통 민속주를 무형문화재로 선정하면서부터이며, 1990년대에 쌀 막걸리가 활발히 제조되면서 우리 고유의 민속주 및 술 문화가 다시 활성화되기 시작하였다.

술은 제법에 따라 발효주(양조주), 증류주, 혼성주 등으로 분류한다. 발효주는 단발효식과 복발효식이 있으며, 단발효식은 처음부터 당분을 포함한 과즙을 발효시켜 음료용으로 하는 포도주 등의 과실주가 있다. 복발효식은 곡류를 원료로 하여 누룩을 이용하여 당화(糖化)시켜 발효시킨 막걸리, 청주 등과 보리와 홉(hop)을 발효시켜 만든 맥주 등이 있다. 증류주는 발효된 술 또는 액즙을 증류하여 얻는 술이며, 소주, 위스키, 브랜디, 럼, 보드카, 진 등이 있다. 혼성주는 알코올에 향기·맛·빛깔에 관계있는 약제를 혼합하여 만들거나 주류끼리 혼합하여 만든 것으로 합성청주, 감미과실주, 리큐어 등이 있다.

발효식초   ✻✻✻

식초는 우리나라뿐 아니라 세계적으로 역사가 깊은 발효식품이다. 용도는 조미료로서의 역할 외에 약재로도 사용되며, 또 방부제로서 식품의 저장 및 장기 보존에 널리 이용되는 신맛을 지닌 조미 발효식품이다. 서양의 식초는 대부분 과실초이며 이미 기원전부터 이용된 것으로 추정된다. 인위적이 아닌 자연 발생적으로 얻어지는 식초의 기원은 과실주와 밀접한 관계가 있다. 초기 식초는 땅에 떨어진 과실의 열매가 야생효모에 의한 발효에 의해 과실주가 만들어지고, 이것이 초산균의 영향으로 다시 발효되면서 식초가 된 것으로 생각할 수 있다.

우리의 초(醋)는 주로 곡물초이다. 술에 의해 제조되는 초의 특성상 우리나라의 곡물초의 기원은 곡주의 발효원인 누룩이 만들어져 술빚기가 이루어진 삼국시대 이전으로 추정할 수 있다. 고려 후반기의 《향약구급방》에서 식초가 부스럼이나 중풍의 치료에 이용된 모습이 보이고, 조선시대의 문헌인 《음식디미방》(1670년경)에 쌀초, 밀초, 매실초 등 초 만드는 법을 위시하여 《증보산림경제》, 《규합총서》 등에 곡초를 비롯한 과실초, 채소로 만든 초 등 다양한 초 제조법이 수록되어 있어 초의 발달과 쓰임새를 짐작할 수 있다.

4. 세계의 발효식품

최근 전 세계적으로 발효식품에 대한 관심이 높아지고 있다. 서양의 치즈나 요쿠르트, 우리나라의 김치, 된장 일본의 낫토(우리나라의 청국장과 유사한 개념)등이 건강에 좋다는 연구 결과 등이 밝혀지면서 발효식품의 인기는 점점 높아지고 있다. 발효식품에는 유산균이 많이 들어있어 장운동을 활발하게 해주어 신진대사를 촉진시킨다. 또한 일본의 낫토가 유방암 예방에 좋다는 연구결과가 나옴에 따라 발효식품에 대한 관심은 점점 더 해질 것이라 생각된다.

우리 조상들은 오래 전부터 자연환경에 맞게 전통발효식품을 만들어 왔으며, 이런 발효 식품들은 현재 우리의 식생활에 중요한 몫을 차지하고 있다. 발효식품은 병원성 미생물과 유독 물질을 생성하는 생물체의 발육을 억제하는 병원성 유해

생물의 오염을 막아 음식의 맛과 향을 증진시킬 수 있다. 우리나라의 발효식품에는 된장과 고추장, 간장 등의 장류는 물론 김치, 식초, 젓갈류 등 그 수를 헤아릴 수 없을 정도로 많다. '발효와 부패는 동일한 현상이다.' 발효란 미생물이 각종 효소를 분비하여 유기화합물을 산화, 환원 또는 분해, 합성시키는 반응을 일컫는다. 부패도 발효와 마찬가지로 미생물이 유기물에 작용해서 일으키는 현상이라는 점에서는 같으나 보통 우리가 이용하려는 물질이 만들어지면 발효라 하고 유해하거나 원하지 않는 물질이 되면 부패라 한다.

발효에 관여하는 미생물인 세균, 효모, 곰팡이의 종류는 매우 다양하고 재료와 계절에 따라서도 분포가 다양하기 때문에 민족, 지역에 따른 특성이 있게 마련이다. 한국인의 식단에서 김치와 장류는 빼놓을 수 없는 전통적인 발효 식품이고 최근 건강식품으로서 점차 국제적으로 크게 주목을 받고 있다. 다음은 각국의 대표적인 발효식품들에 대한 설명이다.

한국 - 김치, 간장, 된장, 식혜 등
일본 - 낫또, 미림(술 종류), 쓰게모노(절임 종류), 나래즈시(초밥 종류)
중국 - 두시(콩발효 식품), 루푸(콩 발효), 앙칵(쌀을 발효해서 색소 원료로 쓰임)
베트남 - 늑맘(생선류)
태국-토아나오(콩 발효)
인도 - 스자체(콩 발효), 난(빵 종류)
아프리카 -다와다와(로커스트 빈이라는 콩 발효)
독일 - 사우이크라우드(양배추 절임)
불가리아 - 요거트(우유발효)
프랑스 - 크루아상(밀가루, 이스트 등을 반죽해서 발효시킨다.)

발효식품은 인류 문명이 발달하기 이전부터 자연 발효되어 이용하게 되었다. 나라마다 지역에서 생산되는 재료를 이용한 식품이 옛날부터 개발되고 식용되어 왔으며, 그 지방이나 그 나라의 대표적 전통식품으로 자리를 지켜왔다. 세계의 식문화는 크게 농경문화권과 목축문화권으로 구분하여 생각할 수 있는데, 농경문화권에서는 주요 작물의 재배에 따라 쌀문화권, 잡곡문화권, 밀문화권, 근채류

문화권 등으로 식문화권의 분류가 가능하며, 이는 기후 · 토양 · 강수량 등의 자연환경의 영향으로 형성된다. 발효식품은 어느 식문화권에 속하는가에 따라 각 독특한 특색을 지니며 발달하였다. 육식 섭취가 활발하지 못하고 곡물 중심의 농경문화권에서는 자연 발생적으로 콩 발효식품과 곡물을 이용한 누룩으로 만든 술과 식초가 발달하고, 목축문화권에서는 착유문화가 발달하여 치즈, 요거트 등의 유 발효식품과 술도 곡주가 아닌 과일주, 식초도 과일을 이용하여 만드는 과실초가 주를 이룬다. 세계 각 지역에서 섭취되고 있는 발효식품은 유 발효식품, 채소 발효식품, 곡류 발효식품, 콩류, 주류 등 많은 것들이 있다. 또한, 미생물 발효에 의해 생긴 식품으로는 알코올음료인 주류와 토속 발효식품이 있다.

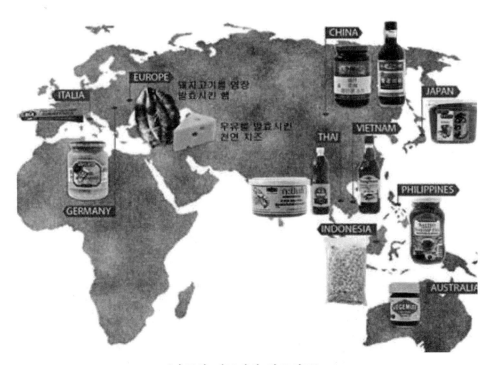

[각국의 대표적인 발효식품]

중국 ✻✻✻

다음은 중국의 전통발효식품으로 주로 중국의 동남부지역에서 발달한 발효식품이다.

1) 두시

두시는 대두를 사용하여 발효시킨 것으로 삶은 콩을 띄울 때 소금의 첨가여부에 따라서 함두시와 담두시로 구별되며, 함두시는 된장이나 간장에 해당되고, 담두시는 청국장과 유사한 방식으로 만들어진다.

2) 쑤푸

쑤푸는 중국이나 대만에서 오래 전부터 제조되어 온 일종의 콩 발효식품이다. 먼저 콩으로 두부를 만들고 그 표면에 곰팡이를 번식시킨 후 이것을 술이나 된장 또는 간장 덧에 담가서 숙성시킨다. 숙성이 진행됨에 따라 두부의 조직이 부드럽게 되어 치즈와 같은 감촉이 있고 풍미도 치즈와 비슷하다. 서양에서는 Soybean cheese, Vegetable cheese 또는 중국 치즈라 부르기도 하며, 중국 내에서도 초-우떠우푸, 쑤푸, 푸루 등의 여러 가지 이름으로 부른다.

3) 안카

안카는 쌀에 홍국곰팡이(monacus anka)를 번식시켜 만든 홍국으로 적색 색소를 생산하며, 적색 색소는 여러 가지 식품, 즉 쑤푸, 적포도주, 어묵, 어간장 등에 천연 색소로 이용되고 있다.

일본 ✻✻✻

일본의 대표적인 전통발효식품은 낫또이며 김치, 요거트와 함께 이미 세계적인 건강식품의 하나로 잘 알려져 있다.

1) 낫또

일본 북부 지역에서 만들기 시작하여 남부지역으로 이동한 낫또류는 하마낫또, 시오까라낫또, 이또비끼낫또가 있다. 달걀, 간장, 겨자 등과 함께 먹는데, 주로 아침이나 저녁에 쌀밥과 함께 나온다. 낫또는 삶은 콩을 발효시켜 만든 일본 전통음식으로 한국의 생(生) 청국장과 비슷하다. 우리의 청국장은 Bacillus subtilis균을 주로 이용하며, 일본의 낫또는 Bacillus natto를 순수하게 배양한 것을 이용한다.

하마낫또 ; 일본의 하마마쓰지방에서 증자대두에 Aspergillus oryzae를 발효시킨 곰팡이 콩 발효식품이다. 콩을 삶아 밀가루를 묻혀서 발효시킨 부식류로서 밥반찬으로 식용하거나 고기, 해산물 및 채소를 조리할 때의 양념용으로 사용한다.

시오까라낫또 ; 곰팡이로 발효시킨 콩을 소금에 버무려서 몇 달 동안 숙성시킨 것으로, 말려서 술안주나 구운 음식으로 이용한다. 누룩곰팡이라고 하는 곰팡이류가 작용하여 신맛이 강한 특징이 있는 콩 발효식품이다.

이또비끼낫또 ; 약 1,000년 전에 일본 북부지방에서 시작되어, 보통 '낫또'라고 하면 일반적으로는 청국장에 해당하는 이또비끼낫또를 뜻하고 있다. 낫또균이라는 세균이 작용하여 끈적거리는 실이 많이 생기는 콩 발효식품이다.

2) 미소
미소는 달짝지근한 맛의 일본식 된장으로 한국의 전통된장은 콩과 Bacillus subtilis균에 의하여 만들어지나 미소된장은 콩과 코지(쌀, 밀, 보리)의 혼합물에 코지곰팡이인 Aspergillus oryzae에 의존하여 만들어진다.

3) 나레스시
나레스시는 소금을 뿌린 어육을 쌀밥에 버무려 자연 발효시킨 것을 말한다. 가장 오래된 스시는 후나스시(붕어초밥)로 붕어를 5월 초순경에 잡아서 모양이 변하지 않게 입으로 내장을 꺼내고 잘 씻어서 소금으로 절인 다음 눌림돌로 눌러 1개월 정도 두었다가 밥과 함께 먹는다.

4) 쓰게모노
쓰게모노는 채소를 소금, 간장, 된장, 식초, 술지게미 등에 절여 장기간 숙성하고 다양한 조미방법을 이용하여 먹는 절임식품의 총칭으로 우메보시(매실장아찌), 다꾸앙(단무지) 등이 있다.

5) 시오카라

일본식 젓갈로 주로 오징어젓갈을 말한다. 한국과 달리 고춧가루는 넣지 않고 유자껍데기를 잘게 썰어서 썰을 오징어와 함께 버무리고 오징어 창자를 짓이겨 넣기도 한다.

인도네시아 ✳✳✳ ₃

다음은 인도네시아지역의 전통발효식품들이다.

1) 템페

인도네시아를 대표하는 콩 발효식품인데 템페는 옛날에는 자바 사람들이 먹었다고 한다. 만드는 과정은 먼저 콩을 물에 불려 밟아서 껍질을 벗겨 익힌다. 껍질을 벗겨야만 템페의 발효균인 라이조프스 곰팡이(Rbizopus oligosporus)가 잘 자라기 때문이다. 껍질 벗긴 콩을 1회 2회 이상 물을 갈아주면서 2~3일간 불린다. 불린 콩을 1시간 정도 무르게 삶은 후 식혀 템페의 종균에 해당하는 라기 템페(Ragi tempeh) 분말을 접종하고 바나나잎으로 싼다.

여러 층으로 포갠 다음 30℃정도에서 2일간 발효시킨다. 발효된 템페는 우리나라의 콩떡에 비유할 수 있을 만큼 콩 사이사이에 백색 곰팡이가 꽉 들어차서 단단한 상태가 된다. 템페는 그대로 먹지는 않고 간장을 발라서 굽거나 얇게 썰어서 기름에 튀기거나 스프에 넣어서 먹는다. 청국장류는 세균에 의해서 끈적끈적하게 만들어진 반면, 템페는 곰팡이에 의해서 단단하게 만들어진 점이 다르다.

2) 온쫌

인도네시아에서 유명한 발효식품인 템페 못지 않게 인도네이사 고유의 발효식품이다. 온쫌은 땅콩이나 기름을 짜고 남은 박(粕)을 뉴로스포라 시토필라(Neurospora sitopila)로 발효시킨 식품이다. 온쫌의 생산량은 템페에 비해서는 적은 편이나 역사적으로는 템페와 마찬가지로 오래되었고, 현재에도 각 가정에서 만들어 먹는다. 온쫌의 원료는 땅콩박에 한다고 하나 실제로는 삶은 콩에 뉴로스포라를 배양한 것도 온쫌이라 부르고 있으므로 원료의 구별은 확실하지 않다.

인도　　　　　❋❋❋

다음은 인도지역의 전통발효식품들이다.

1) 이들리
쌀가루를 이용해 만든 찐빵이다.

2) 도사
남인도의 스낵으로, 하루 정도 발효시킨 쌀가루를 반죽하여 기름에 두는 철판에 얇게 구운 것이다.

3) 랏시
걸쭉한 인도식 요거트이다.

4) 난
정제한 하얀 밀가루를 발효시켜 구운 빵이다.

5) 스자체
주로 앗사무 지방에서 만들어 먹는 것으로 냄새가 심하며, 바나나 잎으로 안쪽을 두른 대바구니에 삶은 콩을 넣고 띄운 후 절구에서 대강 찧고 둥글게 뭉쳐서 바나나 잎으로 싼 다음 선반에 올려놓고 건조시킨다. 스자체는 건조되어 있기 때문에 반 년 이상 보존이 된다.

6) 아차르
피클의 일종으로 고추, 라임, 망고 등의 채소나 과일을 소금에 절여 발효한 음식으로 시거나 매운맛이 난다.

기타 아시아지역의 전통발효식품　　❋❋❋

다음은 아시아 각 지역의 전통발효식품들이다.

1) 태국

토-아나오

태국 북부 산악지대에서 만든 것으로, 삶은 콩을 대바구니에 넣고 바나나 또는 산마의 잎으로 싸서 실온에서 3~4일 동안 띄운 후 소금과 향신료를 넣고 찧은 다음, 찧은 것을 다시 바나나 잎으로 싸서 시루에 찌면 양갱과 같은 페이스트 모양의 토-아나오가 된다. 또 다른 방법으로 찧은 것을 납작하게 만들어 햇볕에 말리면 칩 모양의 토-아나오가 되는데 이것은 몇 달씩 보존이 가능하다. 토-아나오의 원뜻은 '썩은 콩'을 의미하고 대단히 심한 냄새를 풍기고 있다. 토-아나오는 북부 산악 지대 소수민족들의 고유 식품이다.

2) 부탄

리비 잇빠

삶은 콩을 대광주리에 담고 천으로 덮어 습기 찬 방에서 실온으로 띄운다. 냄새가 나면 절구로 찧어서 단지에 넣고 다시 따뜻한 곳에서 숙성시킨다. 숙성시간은 1~3년이 걸리고 기간이 길수록 좋은 제품이 된다.

소금도 넣지 않는 상태에서 오랫동안 두기 때문에 냄새가 대단하여 싫어하는 소수민족들이 있으므로 극히 일부지방에서만 만든다. 리미 잇빠의 뜻은 '콩이 썩는다'이고, 조미료로 쓰이고 있다.

3) 네팔

키네마

네팔의 동부 산악지대에 사는 기라토족들이 즐겨 먹는 키네마는 청국장의 일종으로 볼 수 있는데 주로 겨울에 만들어 먹는다. 콩을 하룻밤 물에 불린 후 삶아 두들겨서 으깬 다음 소량의 재를 넣고 손으로 잘 섞은 후 대바구니에 담아 바나나 잎으로 덮어 실온에서 하룻밤 띄우고 햇볕에 말리면 키네마가 완성된다. 키네마는 기름과 스파이스, 소금 및 채소와 함께 끓여서 이틀에 한 번 정도로 자주 먹는다. 우리나라의 청국장찌개와 비슷하지만 키네마는 청국장보다 더 강한 냄새가 난다.

4) 필리핀

푸토
찹쌀을 발효시켜 만든 찐빵이다.

타푸이
쌀 양조주로 최초의 독 밑에 모인 액체를 퍼내어 마시고, 다 마신 다음에는 대나무 산더미로 여과하여 마신다.

아차라
과일이 산 발효식품으로 미숙과 파파야절임이다.

5) 베트남

너억맘
신선한 정어리나 멸치 등 소형 생선을 몇 달 동안 소금에 삭혀서 만든 어간장으로 베트남의 거의 모든 요리에 들어간다.

6) 티벳

추라
낙타 젖에서 만든 발효유에 소맥분을 섞어 건조한 고형의 유제품으로 보통은 차에 넣어 마신다.

챵
우리나라의 막걸리와 같은 전통 술로 곡류를 발효시켜서 만든다.

유럽의 전통발효식품 ＊＊＊

1) 덴마크

호밀빵

통 호밀 자체를 발효시켜 약간의 호밀가루와 섞어 구워 낸 것으로 덴마크인들의 주식이다.

2) 프랑스

크루아상

헝가리에서 유래한 것으로 겹겹이 층이 있는 초승달 모양의 패스트리이다. 밀가루, 이스트, 소금으로 반죽하고 사이사이에 지방층을 형성, 발효시켜 만든다.

치즈

유럽 전역에서 널리 만들어져 애용되는 식재료도 프랑스의 치즈 종류는 400여종 이상으로 각 지방마다 매우 다양하다. 대표적으로 카망베르 치즈와 브리 치즈가 유명하다.

포도주

프랑스의 포도주 산지는 크게 보르도(Bordeaux), 부르고뉴(Bourgogne), 론느(Rhone), 루와르(Loire), 알자스(Alsace), 상파뉴(Champagne) 등으로 볼 수 있는데, 지역에 따라서 맛, 향기, 색 등이 다르다.

3) 독일 · 폴란드 외

사우어크라우트

우리나라의 김치와 비슷한 형태로서 양배추를 신맛이 나게 발효시킨 김치이며, 피클과 더불어 서양의 대표적인 채소절임이다. 독일과 폴란드 등 근처 여러 나라에서 많이 만들어 먹는다. 제품의 빛깔이 황금색을 띠는 것이 좋은 것이며, 씹으면 아삭아삭한 질감이 있다. 그대로 먹는 경우는 적고 육류를 가공할 때 또는 스튜나 샌드위치에 넣기도 하고, 소시지 · 햄 등과 함께 기름에 볶기도 한다. 잘 키운 양배추를 바람이 잘 통하는 곳에 얼마간 두어 수분이 줄어들어 시들게 하거나 살짝 소금에 절인 다음 2~3cm 너비로 썰고, 2% 정도의 소금을 뿌리면서 차곡차곡 통에 쟁여 넣고, 월계수, 회향, 통후추 등의 향료도 함께 넣어 발효시킨다.

발효 과정에서 양배추가 공기 중에 노출되거나 너무 짜면 효모나 부패균이 작용하여 흑갈색이나 분홍색으로 변하여 품질이 저하되므로 절일 때 양배추가 뜨지 않도록 돌로 잘 눌러 주어야 한다. 또 너무 저온에서 발효 숙성시키면 쉽게 물러지므로 주의해야 한다. 주로 기름기 많은 고기요리와 함께 먹는다.

맥주
독일의 대표적인 술로 보리와 호프, 물만 사용하여 제조한다.

4) 이탈리아

살라미
마늘 양념을 하여 발효, 건조시킨 이탈리아의 소세지이다.

치아바따
이스트를 넣고 반죽하여 올리브 오일을 발라 발효시킨 후 얇고 넓게 성형해 구워 내는 빵이다.

발사믹 식초
중세부터 만들기 시작한 이탈리아 전통식초이다. '향기가 좋다' 는 이름 그대로 향이 좋고 깊은 맛을 지니며, 5년 이상 숙성시킨 최고급 포도식초이다.

5) 네덜란드

고다 치즈
수분 함량이 적은 하드 치즈로 담황색 또는 버터 빛깔을 띄며, 비교적 부드러운 맛이 고다치즈의 특징이다.

6) 스위스

에멘탈 치즈
에멘탈 지방에서 유래되었으며 스위스의 대표적인 치즈로, 흔히 스위스 치즈라고 불린다.

7) 영국

체다 치즈

서머싯주 남서부 체더 마을의 이름을 따서 만든 수분 함량이 적은 천연치즈로 크림색의 온화한 산미가 있고 독특한 단맛과 향을 낸다.

우스터소스

1850년대에 우스터 시에서 판매되었기 때문에 붙여진 이름이라고 한다. 육류 · 생선요리에 사용하는 소스로 채소 · 향신료 등을 삶은 국물에 감미료, 식초, 소금 등으로 맛을 낸 식탁용 조미료이다.

8) 불가리아

요거트

소나 산양의 젖을 초벌구이 항아리에서 저온 발효시켜 만든 것이 특징으로 코카스 지방에서 오래 전부터 제조하고 있는 발효유이다.

버터 밀크

버터 제조 시에 나오는 부산물로서 지방 함량은 약 0.5%로 레시틴을 많이 함유하고 있으며, 신맛이 나는 음료이다.

9) 그리스

우조

포도주의 포도껍질을 다시 압축해 향료를 첨가하는 소주와 같은 전통적인 술로 진한 향기가 난다.

페타 치즈

그리스의 대표적인 치즈로 조직에 작은 구멍이 있다.

트라하나스

밀가루를 발효시키거나 양젖을 발효시켜 끓여 비스킷 모양으로 건조, 저장시켜 저장성을 높인 것으로 뜨거운 물이나 육즙을 넣어 수프의 형태로 먹는다.

10) 러시아

케피어
카프카스의 산악지대에서 응용되는 발포성 발효유이다.

쿠미스
말젖으로 만든 발효유로 케피어와 비슷하나 알코올 성분이 많다.

11) 스페인

하몽
전통적으로 공기가 맑고 수분이 적절하며 바람이 찬 스페인 산악지방에서 생산되는 대표적인 저장육류제품으로 돼지 뒷다리를 소금에 절여 6개월가량 발효시켜 만든 훈제하지 않은 생 햄이다.

12) 터키

라키
아니스(향신료)향이 나는 터키의 토속주로, 물을 타면 우윳빛으로 변하기 때문에 '사자의 젖' 이라고도 불린다.

아이란
양젖을 발효시켜 물과 소금을 섞어 만든 신맛이 강한 음료이다.

호주지역의 전통발효식품 　　　✳✳✳

1) 뉴질랜드

와인
품종이 좋은 포도주를 많이 생산하는데, 특히 화이트 와인인 샤르도네(chardonnay)

와 소비뇽 블랑(sauvignon blanc)은 국제적으로 명성이 높다.

치즈
세계적인 낙농업 국가인 뉴질랜드의 우유를 발효시켜 만든 치즈와 요거트 등 유제품이 다양하다.

2) 오스트레일리아

베지마이트
채소에서 추출한 것을 이스트 발효시켜 페이스트 모양으로 만들어 빵이나 비스킷에 발라 먹는 검은색의 잼 같은 음식으로 호주의 대중적인 빵 스프레드이다.

아메리카의 전통발효식품   ✳✳✳

1) 미국

브릭
젖산균으로 숙성시킨 벽돌 모양의 독창적인 방법으로 만들어낸 자극적인 맛이 나는 최초의 미국 치즈이다.

핫 소스
멕시코 타바스코 지방의 고추를 참나무통에 보관하여 소금과 식초를 넣고 3년 이상 발효시켜 만든다. 톡 쏘는 향과 매운맛이 나며, 멕시코의 타바스코 소스가 대표적이다.

캘리포니아 와인
캘리포니아의 긴 시간 지속되는 낮의 강한 햇살과 고온건조한 날씨와 저녁의 차가운 온도가 균일하게 포도를 숙성하게 하는 최적의 조건을 제공하여 독특한 맛을 지닌 와인이다.

2) 멕시코

뿔게
선인장으로 만든 우리나라 막걸리 같은 술로 막걸리와 같은 색을 띠며 맛도 비슷하고 단맛이 난다.

떼스끼노

발아한 옥수수 알갱이와 물을 혼합하여 끓인 뒤 효소를 첨가하여 알코올 발효시켜 만든 음료이다.

포졸

옥수수가루를 반죽하여 둥글게 빚어서 8일 동안 발효시킨 후 바나나 잎으로 싼 것이다.

3) 페루

치차

막걸리와 비슷하나 알코올 도수가 낮은 옥수수 발효주이다.

아프리카의 전통발효식품　　　***

1) 서아프리카

서아프리카 일대의 사반나에는 로커스트 빈을 발효시킨 '다와다와' 또는 '이루'라 불리는 전통 발효식품이 있다. 지금은 로커스트 빈이 모자란 상태이기 때문에 콩이 대체원료로 이용되고 있다. 다와다와는 띄운 후에 단자 모양으로 뭉친 것을 손으로 눌러서 납작하게 만들고 햇볕에 건조시킨 보존성이 있는 식품이다. 로커스트 빈이 원래 검은색이기 때문에 제품도 검은빛을 띠고 있고, 냄새는 강한 편이다. 다와다와는 '다로감자' 등을 주식으로 할 때 소스나 스튜의 베이스로서 필수적인 조미료이며, 채소를 넣어 수프 모양으로 해서 먹고 있다. 다와다와의 발효균은 우리나라의 청국장균과 매우 비슷한데, 낙산취의 강한 냄새가 현지인들에게는 아주 친밀하다고 한다.

2) 케냐

짱아

케냐의 캄바족의 술로 옥수수를 발효시킨 후 증류해서 만들며 맛은 중국의 고량주와 비슷하다.

우지

동부 아프리카 옥수수가루를 젖산발효시켜 만든 크림수프의 형태로, 호리병박 등으로 마시며 아카무(akamu)라고 불리기도 한다.

우르가와

바나나, 사탕수수, 수수 또는 옥수수를 이용해 만든 신맛의 알콜성 음료로, 갈색을 띠며 죽과 같은 모습이다.

부사

서부 케냐의 루오, 마라고리, 아부루히야족들의 전통 발효식품이다.

3) 에티오피아

인젤라

에디오피아의 전통 빵으로 팬 케이크처럼 길게 생겼다. tef라는 곡식을 반죽한 후 3일 정도 발효시켜 만든 식품이다.

테이

왕족이나 귀족들이 마시면 벌꿀로 만든 귀한 음료로 파티나 향연 때에만 만들었던 특별한 알코올음료이다.

4) 이집트

에이시

주식으로 먹는 빵으로 가장 보편적인 것은 정제된 밀가루(aysh shami)혹은 통밀(aysh balaya, whole wheat)로 만든 피타(pita) 형태로, 속에 여러 가지 재료를 넣으면 이집트 샌드위치가 된다.

키시크

밀과 우유를 섞어 젖산 발효 후에 지름 5~6cm의 동그란 모양으로 빚어 건조시킨 것으로 농업 지역에서 대중적인 음식이며, 시리아, 요르단, 이라크, 북아프리카 등지에서도 먹고, 그리스, 터키에서도 유사한 음식을 만들어 먹는다. 딱딱하며 갈색을 띤다.

5) 수단

키스라

당밀가루를 발효시켜 만든 빵으로 고기, 채소슈트와 함께 먹는다.

6) 가나

켄키

옥수수가루를 반죽하여 발효시켜 소금 등을 첨가해 둥글게 빚거나 원통형으로 만들어 옥수수껍질로 싸서 보관하며, 고기나 생선스튜 등과 함께 먹는 곡류 발효식품이다.

7) 나이지리아

오기

옥수수, 당밀, 밀로 만드는 젤리 같은 부드러운 질감과 신맛을 가진 곡류 발효식품이다.

라푼

카시바 덩이줄기를 발효시켜 조제한 미세한 분말 생산물로 물을 넣어 끓여서 죽의 형태로 먹는다.

제3과목

효소요법

Introduction to Enzyme Instructor

제1장 | 효소의 생명현상과 ATP

1. 효소의 생명현상

「효소(酵素)란 동식물, 미생물의 생물세포에서 생성되고 촉매작용을 하여 세포조직에서 분리되어도 작용을 잃지 않는 고분자의 유기화합물이며 생체촉매이다. 우리민족은 전통적으로 우수한 발효식품을 개발하여 건강한 식생활을 유지해왔으며 암을 예방 치료한다는 청국장이나 중증급성호흡기질환 사스(SARS)를 막아준다는 김치는 대표적인 효소(酵素)식품이다. 」

효소(酵素)는 우리가 생명을 유지하기 위해 매일 먹는 음식물을 몸 안에서 각 조직에 필요로 하는 영양소를 만들어 공급한다. 단백질의 소화는 먼저 위에서 시작되며 음식물이 위에 들어오면 위벽으로부터 단백질 분해 효소로 불활성 전구체[3]인 펩시노겐(Pepsinogen)과 염산이 분비된다.

펩시노겐(Pepsinogen)은 낮은 pH에서는 분자의 일부가 떨어져 나와 활성형 Pepsin으로 변한다. 펩신(Pepsin)은 pH2 정도의 산성 환경 하에서 가장 작용이 강하다. 위의 pH가 낮은 것은 이 이외에도 이유가 있다. 단백질이 완전한 입체구조를 취하고

---

3) 어떤 물질에 선행하는 물질로 예를 들어 카로틴(carotene)은 비타민 A의 전구체이다. 바륨의 전구체 물질로는 초산염, 질산염, 염화물 및 수산화물을 사용할 수 있고, 알루미늄 전구체 물질로는 질산염 및 염화물을 사용할 수 있다.

[출처] 전구체 [前驅體, precursor] | 네이버 백과사전

있을 때는 단백질 분해효소의 작용을 하기 어렵다. 낮은 pH단백질은 변성되고, 입체
구조가 개어져 무질서한 모습이 되기 때문에 펩신 (Pepsin)에 의해서 분해되기 쉽다.
펩신은 단백질을 아미노산으로 분해하지 못하고, 어느 정도 크기의 올리고펩티드(Oli
gopeptide)의 단편으로 분해하는 임무를 띠고 있다. 음식물은 십이지장에서 췌액과
섞어 소장에 도달하여 잘게 분해한다. 췌액에 함유된 Trypsin, Chymotrypsin, Ela
stase, Carboxypeptidase등의 효소가 각각의 특이성에 따라 정해진 방법으로 Pept
ide결합을 가수분해 한다.

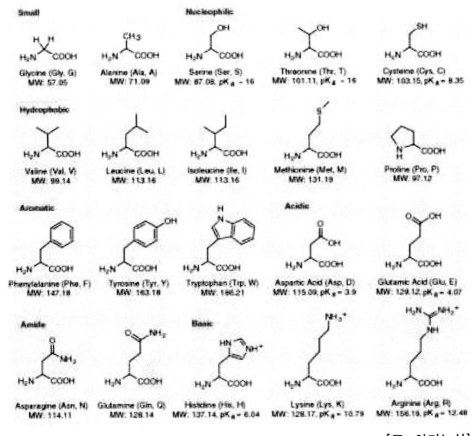

[표; 아미노산]

Trypsin, Chymotrypsin, Elastase는 분자 내부의 결합을 절단하는 효소이지만, 각각 염기성 아미노산, 방향족 아미노산, Alanine과 같은 작은 곁사슬을 가진 아미노산의 Carboxy쪽을 전달한다. Carboxypeptidase는 C말단으로부터 1개씩 아미노산을 절단한다. 이들 효소는 중성 pH가 아니면 작용하지 않기 때문에 위액의 염산은 췌액중의 탄산수소나트륨으로 중화된다.

소장에는 N말단에서부터 1개씩 아미노산을 절단하는 Aminopeptidase도 존재한다. 이렇게 하여 단백질은 구성단위인 아미노산 또는 작은 Peptide의 가수분해가 일어난다. 그리고 이들 분해물은 소장 내벽에 있는 '돌기' 라는 기관에서 흡수된다. 즉, 효소가 작용하지 않으면 음식물은 소화되지 않고 영양이 되지 않는다. 그러나 음식물의 소화는 효소가 하는 일 중의 극히 일부분에 지나지 않는다. 예로서 음식을 소화하여 얻은 영양분으로 필요한 에너지의 합성 또는 몸의 구성 재료를 만드는 것도 효소의 일이다.

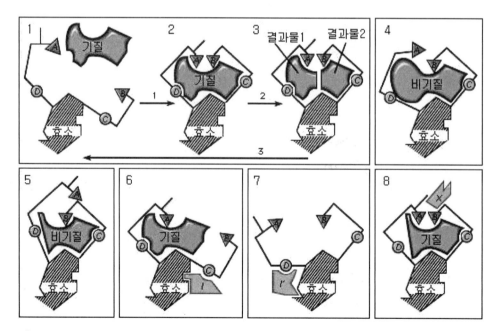

[그림; 다른자리 입체성 조절(allosteric effect) : 기질과 효소의 적응 결합]

2. ATP와 TCA사이클

『호흡으로 얻은 산소로 글루코오스를 완전히 연소하여 간단한 분자의 이산화탄소와 물로 바꾸면 상당히 큰 에너지가 생산된다. 이를 위한 시스템이 TCA 사이클이고, 이와 연결되어 있는 소위 ' 호흡 사슬 '이라는 시스템과의 협동 작업으로 한 개의 글루코오스 분자에서 36개의 ATP를 생산할 수 있다. 그 대신 ATP 사이클과 호흡 사슬은 해당계보다 더 복잡하고 정교한 짜임새를 갖고 있는데 이는 각기 입체적으로 배치되어 있기 때문이다.』

인체 내에서 인간사회의 돈과 같은 중요한 존재는 바로 'ATP'라는 물질이다. 손이나 발을 움직이고, 생각하는 데도, 몸의 재료가 되는 물질을 만드는 데도 에너지가 필요하다. 몸속에서 ATP를 만들어 내는 주요수단은 두 가지로서 'Pyruvicacid'라는 시스템과 ' TCA 사이클 ' 이라는 시스템이 있다. 양쪽 모두 기본적으로 음식물에서 얻은 글루코오스를 처리하여 ATP를 만드는 것으로 물론 모두 효소 무리의 작용에 의한다.

해당계는 글루코오스를 더 간단한 락트산(Lactic acid)이라는 물질로 바꾸는 시스템으로, 이 과정에서 글루코오스 분자가 가진 에너지를 이용하여 ATP를 생산한다. 여기에는 11종류의 효소가 관계하여 글루코오스 분자 하나에서 ATP 두 개를 만들어 낸다. 해당계에는 글루코오스를 락토산으로 바꾸며, 락트산은 상당히 복잡한 분자로 분자 중에 에너지가 남아 있다.

호흡으로 얻은 산소로 글루코오스를 완전히 연소하여 간단한 분자의 이산화탄소와 물로 바꾸면 상당히 큰 에너지가 생산된다. 이를 위한 시스템이 TCA 사이클이고, 이와 연결되어 있는' 호흡 사슬 '이라는 시스템과의 협동 작업으로 한 개의 글루코오스 분자에서 36개의 ATP를 생산할 수 있다. 그 대신 ATP 사이클과 호흡 사슬은 해당계보다 더 복잡하고 정교한 짜임새를 갖고 있다. 그것은 관계하고 있는 효소의 수가 많기 때문만은 아니다. 각기 입체적으로 발 배치되어 있기 때문이다. 즉, TCA 사이클과 호흡 사슬은 세포 중에 있는 미토콘드리아라는 상자 속에 있다. 〈미토콘드리아는 직경 1미크론(1미크론은 1000분의 1밀리미터), 길이 2미크론 정도 의 크기로 간장 세포에는 1000개 정도 존재하고 있다. 미토콘드리아는 이중 막으로 되어 있으며 안쪽 막에는 많은 주름 구조가 있다. TCA 사이클과 호흡 사슬에 관 여하는 효소 무리는 주름 위쪽이나 주름으로 싸인 공간에 배열하여 능률 좋게 작 업을 하고 있다.〉

GOT효소/ 간세포에 들어있는 GOT(glutamoc-oxaloacetic transa minase) 효소 는 간장세포가 파괴되거나 간세포의 세포막 투과성이 높아지면 혈액 속에 유출하여 증가하며 이 값이 높아지면 만성간염, 알코올성간염, 간경변 등의 만성화한 간장 장 해가 있는 것으로 간주된다. GPT라는 역시 간세포 속에 함유되어 있는 효소이며 효 소의 혈액에서의 활성을 조사함으로써 급성간염 혹은 만성간염, 간경변 등을 진단할 수 있다.

LDT효소/ LDH는 심근경색이나 폐질환이 있거나 백혈병, 악성빈혈, 간염, 악성종양 일 때 증가하고 APL[알칼리 포스파타아제(alkaline phosphatase)]은 간장 내에서 생성되어 담즙 속으로 유출되며 이 효소의 활성이 높아지면 담석이나 담관의 질병일 가능성이 있고 경우에 따라서는 악성종양(암)의 간장으로의 전이나, 간암일 때도 상 승한다. 면역기전은 바이러스 세균의 감염을 방지하고 세균 및 바이러스와 독성물질 로부터 인체를 보호하고 각종 물질로부터 인체를 정화하고 재생시키며 인체에 침입 한 각종 질병인자(항원)을 기억하여 재침입시 항체를 만든다는 과정이며 이런 과정에 서 효소는 지대한 역할을 담당하고 있다.

제2장 ┃ 효소요법

1. 효소요법의 개요

『인체는 내면의 의사인 자연치유력을 강화시킴으로서 건강상의 문제를 모두 해결 할 수 있으며 자연치유력을 높여주는 강력한 수단의 하나가 바로 효소를 이용한 효소요법이다. 효소요법이 자연치유력을 발휘케 하는 것은 ① 신체면에서 효소정화요법은 적당한 스트레스로 전신적인 반응을 쉽게 일으켜서 저항력을 증진시키며, ② 정신면으로는 효소정화법으로 본능적인 욕구불만이 해소되며 따라서 정신과 불안, 긴장의 악순환이 끊어지고 또 자아 통합력의 강화와 의지의 단련으로 치유력이 강화된다는 기전에서 알 수 있다.』

효소요법은 우선 병에 걸리거나 노화되어 쓸모없는 조직과 세포를 분해시켜 연소시킨다. 또 가장 불순하고 하급물질인 죽은 세포, 좋지 못한 축적물, 종기, 지방, 노폐물 등을 소화시킨다. 효소정화요법을 가리켜 "찌꺼기 연소" 라고 표현한 것도 위와 같은 이유에서이다. 그러나 중요한 조직이나 두뇌 등은 장 정화요법에 의해 손상되거나 노화되지 않는다.

1. 효소섭취 기간 중 노화된 세포와 병에 걸린 조직이 분해되어 연소되고 있는 동안에 새롭고 건강한 세포의 발육이 촉진된다. 장 속에 들어가 혈당치나 단백질 수준은 항상 일정하게 유지된다. 그 이유는 체내의 단백질은 항상 가변적인 상태에 있고, 늘 분해되고 또 재합성되어 체내의 필요에 따라 재사용 되는 까닭이다.
2. 효소섭취 기간 중 폐, 간장, 신장, 피부 등의 배설기간의 배출, 정화작업 능력은 증가되고 축적된 대사 폐기물과 독성물질은 신속하게 제거된다. 예를 들면 효소섭취

기간 중 오줌 속의 독소의 농도는 보통 때 보다 10배나 더 높다. 이것은 간장, 신장과 같은 기관과 소화기관이 음식을 소화시킬 때 생긴 폐기물을 제거해야하는 평상시의 일에서 해방되고 요산 푸린 등이 축적된 오래 된 폐기물과 독성물질의 정화작업에만 집중할 수 있기 때문이다. 이 배출작업은 다음과 같은 전형적인 효소가 활동하는 징후로서 알 수 있다. 즉 호흡이 가빠짐, 오줌색깔이 암갈색, 관장에 의한 결장에서의 대량의 배설물이 계속되는 상태, 분출물, 땀, 점액배출 등이다.

3. 효소의 섭취는 소화계통기관, 동화계통기관, 보호기관에 생리적인 휴식을 준다. 효소 섭취 후 음식물의 소화능력, 영양물의 흡수 능력은 많이 개선되고, 노폐물의 배설정체와 축적 등을 예방할 수 있다.

4. 효소섭취는 생리학상 가장 중요한 신경적, 정신적 기능을 정상상태로 안정시켜 젊게 만드는 효과를 준다. 즉 신경조직은 소생되고 정신력은 개선된다. 분비선 조직과 호르몬 분비는 자극되며 촉진된다. 조직의 생화학적인 미네랄의 균형도 평준화된다.

5. 생명이 가지는 신비한 힘이 작용하여 복잡한 생체반응을 일으켜서, 부러진 뼈를 붙게 하고, 끊어진 혈관에 피를 멈추게 하고, 상처 난 자국을 아물게 하며 외부에서 들어온 병원체나 이물을 식균 해독하는 작용 등을 우리는 자연치유력이라고 한다.

올바른 의미의 치료라 함은 이러한 자연치유력을 보조해 주는 것을 말한다. 우리가 알고 있는 일반상식으로는 질병으로 인해 체력의 소모나 조직의 결손이 생겼을 경우 이를 보충해줌으로써 빨리 회복되리라 생각하기 쉽지만 임파의 흐름을 탁하게 하고 백혈구의 활동을 저해하며 면역체의 형성과 동원을 방해함으로 질병으로부터의 회복은 더디게 된다는 것을 알아야 한다.

이것은 영양의 흡수와 동화를 위한 작업 자체의 신체의 방어나 해독 및 배설 기능에 과중한 부담이 될 뿐 아니라, 오히려 흡수된 영양이 경우에 따라서는 대사과정에서 인체에 유해하게 하고 반대로 질병의 세력에 유익하게 작용하는 수도 있다. 실제로 가벼운 감기 몸살이나 심한 과로로 심신의 위화감이 올 때 한 두끼 굶든지 저칼로리로 가벼운 식사를 하고, 많은 수분과 대사에 필요한 비타민만 섭취한다면 곧바로 몸은 회복될 것이다.

현대의학에서 효소요법을 생화학적으로 연구한 동물실험에서 수일 내지 10여 일 효소요법으로 체중의 감소는 있으나 영양실조로 생명현상이 감퇴되는 경우는 없었다고 한다. 효소요법이 자연치유력을 발휘케 한다는 또 다른 몇 가지 기전으로 일본 규수대학 이깨미 심료내과 교수의 발표에 의하면, ① 신체면에서 효소정화요법은 적당한 스트레스로 전신적인 반응을 쉽게 일으켜서 저항력을 증진시킨다. ② 정신면으로는 효소정화법으로 본능적인 욕구불만이 해소되며 따라서 정신과 불안, 긴장의 악순환이 끊어지고 또 자아 통합력의 강화와 의지의 단련으로 치유력이 강화된다고 한다.

피로는 몸에 노폐물이나 독소가 축적되었을 때 나타나는 현상이다. 우리의 몸은 정말 신비롭고 오묘한 소우주인 종합공장으로서 이화학적인 기계가 끊임없이 움직이고 그 결과로서 우리의 생명현상이 일어나고 있다. 이를 위해 음식을 섭취하고 남은 찌꺼기나, 이용될 때 생긴 찌꺼기는 노폐물로 몸 밖으로 내보내게 된다. 대사과정에서 인체에 해독을 끼치는 인자가 들어가게 마련이고 체외나 체내에 병독적인 물질에 항상 침범 당하고 있는 것이 인간의 운명이기도 하다. 이로 인해 체내에 축적된 독소나 노폐물은 마치 기계에 녹이 슨 것과 같이 생명현상을 저해하고 노화를 촉진하는 동시에 모든 만성질환이 원인이 되고 있다. 효소요법은 이처럼 쌓여진 몸 안의 찌꺼기를 몰아내는 유일한 자연적인 수단으로 이용될 수 있다. 음식을 끊으면 먼저 이화작용과 배설기능이 높아져서 체내에 노폐물이나 독소의 배설이 잘 되고 또 체내에 저장되어 있는 지방이나 단백질이 소모되어 생명유지의 에너지원으로 전환되기 때문에 이 때 조직 속에 끼여 있는 찌꺼기는 말끔히 청소된다.

효소요법 중에 있는 사람 곁에 가면 피부로부터 발산하는 역겨운 몸 냄새가 나며 또 효소요법 중 매일 관장을 해도 장으로부터 배설되는 많은 양의 변을 볼 수 있다. 사람이 효소요법을 해봄으로서 평소에 얼마나 많은 더러운 찌꺼기가 몸에 끼어 있는가를 비로소 알게 된다. 시카고의 킬슨 박사는 "효소요법은 체내의 노폐물을 몰아내고 젊어지는 비법"이라고 했던 말도 이런데서 연유된 것이라 하겠다. 몸에 독소와 노폐물이 제거되고 장이 깨끗해야 자연치유시스템이 회복되어 질병이 사라진다.

2. 효율적인 효소의 이용

「세포분열은 효소(酵素)로 이뤄지며 생명유지를 위해서 효소는 우리 몸의 각 조직에 필요로 하는 영양소를 만들고 공급 및 조절 기능을 하는 동시에 노폐물을 몸 밖으로 내보내는 모든 생화학반응을 조절한다. 따라서 효소는 건강의 근원이며 효소가 부족하면 자연치유력이 약화되므로 양질의 효소를 섭취하는 것의 중요성은 아무리 강조해도 지나치지 않으며 이렇게 중요한 효소가 체내에서 효율적으로 이용되어야 하고 나쁜 물질의 흡입 등으로 인해 낭비되지 않도록 유의하여야 한다.」

효소가 낭비되는 경우

효소의 쓰임새가 가장 많을 때는 체내에 나쁜 것이 들어와 해독하는 경우다. 술, 담배에 들어 있는 수십 종류의 화학물질, 커피나 홍차 등의 카페인, 녹차의 타닌, 여러 가지 화학약품(식품첨가물 포함)질병을 일으키는 바이러스나 병원균, 환경호르몬, 활성산소, 전자파, 스트레스 등이 우리 몸속에 들어오면 이를 해독하기 위해 대량의 효소가 사용된다.

우리 몸의 한 부분에서 어떤 종류의 효소가 대량으로 소비되면 다른 부분에서 효소가 부족해지는 현상이 일어나는 데, 이는 효소가 '우선순위'에 따라 사용되기 때문이다. 이때 우선순위의 기준이 되는 것은 생명유지에 따른 위험도이다. 즉 효소가 쓰이지 않으면 생명이 위험 해지는 곳부터 우선적으로 효소가 사용된다. 이는 기호품이나 사치품보다 생활비가 우선시되는 돈의 쓰임새와 비슷하다고 할 수 있다.

우리 몸이 가장 먼저 지키고자 하는 것은 심장의 기능이다. 심장이 멈추어 온몸에 신선한 혈액을 보내지 못하면 다른 장기도 전부 죽기 때문이다. 심장이 암이 생기지 않는 이유로는 온도가 높기도 하지만 효소가 최우선적으로 사용되는 것도 영향이 있다고 생각한다.

심장 다음으로 우선시되는 것이 바로 해독이다. 효소의 섭취에 관여하는 소화흡수보다 체내에 들어온 독소를 해독하는 것이 더 급선무다.

즉 해독에 다량의 효소를 소모하는 생활을 계속하면 해독을 위한 효소를 비롯해 몸에 흡수하기 위한 효소 역시 부족해지기 쉽다. 따라서 효소를 그냥 소모하는 것만이 아니라 동시에 섭취량까지 떨어뜨리게 되어 우리 몸에 이중으로 나쁜 결과를 초래한다. 현대인은 가뜩이나 효소를 소모하기 쉬운 환경에서 살고 있다. 특히 전자파 노출이 심각하다. 텔레비전, 휴대전화, 전기담요, 전자레인지등이 주범이다. 그리고 우리 몸에 해를 끼치는 병원균이나 바이러스, 환경호르몬, 자동차의 수은, 납 등의 배기가스는 우리 몸이 알게 모르게 독소가 효소의 낭비를 초래하게 만든다.

또한 담배와 술은 스스로 받아들이고 있는 대표적인 독소이다. 특히 담배는 자신뿐만 아니라 주위 사람들에게도 해를 끼치므로 반드시 끊도록 해야 한다. 이 두 가지를 해독하기 위해 효소의 소모를 요할 뿐 아니라 혈관을 수축시켜 체내의 순환을 나쁘게 하므로 효소의 활성화를 방해하기도 한다.

불규칙하고 나쁜 식생활로 인해 체내에서 만들어지는 독도 있다. 동물식의 과다섭취, 식이섬유나 수분 부족 등으로 인해 대변이 장내에서 부패해 발생하는 유독물이다. 변비로 고생하고 있거나 방귀가 잦다면 게다가 방귀나 대변의 냄새가 고약하다면 장내에서 부패가 일어나고 있다는 증거이므로 식생활을 개선하고 장내의 유독물은 대변과 함께 빨리 몸 밖으로 배출하는 것이 좋다.

하지만 위장약이나 변비약 등은 1,2주 이상 지속적으로 사용하지 않는 것이 좋다. 몸상태가 나쁠 때 사람들은 약을 먹는다. 그러나 약이 일시적으로 몸을 낫게 할 수는 있지만 모든 약은 기본적으로 독이다. 사실 약효라는 것도 알고 보면 독으로 독을 제압하는 것에 지나지 않는다. 증상이 약한 위장의 통증, 소화불량, 설사나 변비, 감기 정도라면 약을 먹기 보다는 몸이나 위장을 쉬게 하고 효소와 비타민 등의 서플리먼트를 먹을 때 더 빨리 회복된다. 해독에 사용되는 효소가 적으면 적을수록 몸의 면역력은 높아진다.

제3장 | 효소발효원료〈약용식물〉

1. 효소발효원료 약용식물

인류가 오래 동안 사용해온 약용식물은 대부분 초원이라 벌판이 아닌 숲속에는 자생하는 식물이다. 고대로부터 우리 백의민족은 아주 먼 옛날부터 수천년 동안 삼림에서 약이 되는 풀과 나무들을 이용하여 질병을 치료하고 늙지 않고 건강하게 생명을 연장하는 데 좋은 작용을 하는 산야초들과 민간에서 전해져 내려와 손쉽게 만들어 먹을 수 있는 약용식물들도 보양식품을 만들어 사용해 왔다. 인체의 면역계가 튼튼하면 병에 걸리지 않는다는 것은 최근에 밝혀진 우리 몸의 보호기구인 면역학의 상식이다. 웰빙시대에 모두가 무병장수하고 노년기에 찾아오는 질병들을 미리 예방하며 면역계를 튼튼하게 하는 우수한 무병장수약으로 사용된 약용식물들을 압축시켜 요약 정리한 내용이다.

가시오가피(자오가피): 일반 오가피와는 종류가 다르다. 가시가 고슴도치처럼 촘촘히 박혀 있고 가지를 치지 않는다. 우리나라 중북부의 주로 북향 계곡 추운 고지대에서 잘 자란다. 러시아 시베리아가 주산지로 "시베리안진생"으로 세계시장의 70퍼센트를 공급하고 있다. 줄기껍질은 간경, 신경에 작용한다. 기를 보하고 정을 불려주며 간신을 보하며 힘줄과 뼈를 튼튼하게 하고 풍습을 없앤다. 약리실험에서 중추신경흥분작용, 피로회복촉진작용, 종양세포의 활착과 다른 조직으로의 전이 억제작용, 면역부활작용, 방사선막이작용, 혈당량감소작용, 백혈구늘림작용, 강장작용, 소염작용, 진해작용 거담작용 등이 밝혀졌다. 몸이 약하고 기운이 없는데, 피로, 당뇨병, 동맥경화증, 저혈압, 류마티스성 심근염, 관절염 및 류마티스성 관절염, 신경통 등에 쓴다. 가시오가피뿌리와 잎, 열매도 같은 목적에 쓴다. 잎, 줄기, 뿌리에 정유, 플라보노이드가 들어 있으며 쿠마린 반응이 있다. 뿌리와 줄기껍질에서는 8개의 배당체 성분, 즉 엘레우테로시드 A, B, C, D, E, F, G를 얻었다. A는 다우코스테롤, B는 시린긴, B1은 이소프락시딘과 포도당이 결합된 배당체(이소프락신), D와 E는 시림가레시놀의 포도당 배당체이다. 이밖에 시린긴 C17H24O9H2O이 있다. 나머지는 구조가 인삼 배당체와는 다른 디페닐-3, 78-디옥시비식틀로-(3, 3, 0)-옥탄 계열의 리그난 화합물이다. 총배당체의 약 80퍼센트는 엘레우테로시드 B, D, E이다. 줄기에서도 같은 배당체가 얻어졌다. 잎에서는 올레아놀산을 게닌으로 하는 배당체, 즉 엘레우테로시드 I, K, L, M 또는 센티코시드 A, B, C, D, E, F가 분리되었다. 하루 5~15g을 탕약, 환약, 산제, 약술 형태로 먹는다. 주의사항으로 열성 질병, 급성 전염병, 고혈압, 가슴 팔랑거림, 기외수축과 같은 심장병에는 쓰지 않는다.

감태나무: 감태나무는 풍을 제거하고 해독하며 어혈을 없애고 지혈하는 효능이 있다. 잎, 줄기, 열매, 뿌리 모두 약용할 수 있다. 감태나무는 독성이 없는 안전한 약나무로서 중풍을 낮게 하며 몸을 따뜻하게 하고 혈액순환을 시켜준다. 특히 뼈를 튼튼하게 하는데, 관절염 근육통 타박상 산후통 골다공증을 낮게 한다. 감태나무는 항암작용도 강하여 위암이나 폐암, 식도암, 자궁암 및 각종 암에 효과가 있다. 감태나무 잔가지를 썰어 잎과 열매도 같이 넣고 감초 두편과 대추 서너 개를 넣어 물 2리터를 붓고 약한 불로 은은하게 달여서 차처럼 수시로 마시면 좋다. 그 맛과 향이 대단히 좋아 기분이 상쾌해진다. 감기나 여름철 더위 먹은데 잎을 달여 먹을 수 있으며, 산을 타다 상처가 났을 때는 생잎을 짓찧어 환부에 붙이면 곪지 않고 상처가 잘 낫는다. 감태나무는 사시사철 언제든지 채취가 가능하다. 연한 잎은 봄철에 나물로 먹을 수 있다. 감기, 관절통과 근육통, 종독, 타박상을 치료한다. 잎을 임상보고에서 각종 염증 질병(급, 만성 편도염, 림프결

염, 인후염, 기관지염)의 치료: 말린 감태나무 잎 2근을 증유법으로 주사액을 만들어 5밀리리터(생약 5그램을 함유)씩 1일 2~3회 근육 주사한다. 279례를 치료한 결과 완치 183례, 호전이 51례로 유효율은 83.9퍼센트였다. 투약 중 부작용은 없었고 주사 부위의 국소 동통도 없었다. 감태나무의 줄기(산호초경), 열매(산호초), 뿌리(산호초근), 잎(산호초엽)도 약용한다. 감태나무 줄기 및 잎을 하루 12~40그램을 탕약, 환약, 산제 형태로 먹는다. 외용 시 짓찧어 바르거나 가루 내어 개어서 바른다.

감초: 감초는 의약품으로 널리 쓰이는 중요한 약초이다. 모든 약을 조화시키는 효과가 있어 국로(國老)라고 한다. 감초는 늦은 가을 또는 봄에 뿌리를 캐서 물에 씻고 잔뿌리를 버린 다음 햇볕에 말려 쓴다. 비를 보하고 기를 도우며 열을 내리고 독을 푼다. 폐를 눅여주어 기침을 멈추고 여러 가지 약들의 약성을 고르게 하며 비허설사, 폐허로 오는 기침, 심한 아픔, 옹저종독, 어린이 태독, 목구멍 아픔 등에 쓴다. 감초의 성분은 글리찌리진, 만니트, 포도당, 아스파라긴, 단백질, 오레아제, 수지, 사카로즈, 탄닌, 칼슘, 마그네슘, 펙틴, 녹말, 리쿠이리트시드, 리쿠이리티게닌, 에테르, 아스코르빈산, 황색색소, 아스파라긴산, 플라본배당체, 리쿠이리틴, 에스트로겐류물질, 안식향산, 약간의 정유와 알칼로이드가 들어 있다. 하루 2~9g을 산제, 환약, 탕약 형태로 먹는다. 외용약으로 쓸 때는 가루 내어 뿌리거나 달인 물로 씻는다.

개암풀씨(보골지, 파고지): 개암풀씨는 호두살과 배합하여 쓰는 것을 원칙으로 한다. 그것은 개암풀씨는 신양을 돕고 골수를 늘이며 수렴작용이 있고 호두는 마르는 것을 눅여주고 음혈을 자양하기 때문이다. 임상실험에서 보약, 성기능자극약으로 쓰고, 음위증, 유정, 몽설, 신경쇠약, 냉병, 신허성 요통, 빈뇨 등에 쓰며 눈, 귀를 밝게 하고 오랜 설사를 멈춘다. 그 밖에 사마귀, 피부각화증, 백반증, 심상성 백반증, 티눈 등에 쓴다. 개암풀씨에는 지방유, 알칼로이드, 배당체, 정유 등이 들어 있다. 약리실험에서 강심작용, 항암작용, 지혈작용, 여성 호르몬양 작용, 억균작용과 혈압을 높이는 작용이 있다. 개암풀열매에서 뽑아낸 프소랄렌, 이소프로랄렌은 빛감수활성을 가지며 백반증 치료 효과를 나타낸다. 개암풀씨를 쌀뜨물에 불리고 볶아서 말린 다음 보드랍게 가루 낸 것 400g, 호두씨살 속껍질을 버리고 보드랍게 가루낸 것 800g을 섞어서 꿀을 넣고 물엿처럼 만들어 사기그릇에 넣어 두고 따뜻한 물에 한 숟가락씩 풀어 먹는다. 오래 먹으면 눈을 밝게 하고 성기능을 좋게 하며 근골을 든든하게 하고 장수하게 한다. 이 약을 먹는 동안에는 근대와 양의 피를 먹지 말아야 한다. 위의 처방대로 알약을 만들어 한번에 8~12g씩 따뜻한 물에 먹기도 한다. 하루 4~12g을 탕약, 한약, 산제 형태로 먹는다. 외용약으로 쓸 때는 술에 우려 바르거나 가루 내어 바른다.

겨우살이: 겨우살이를 채취해 하루 30~60g을 달여 먹으면 동맥경화로 인한 중풍을 예방할 수 있다. 협심증에도 겨우살이를 먹으면 통증이 가라앉는데 이것은 겨우살이가 관상동맥을 확장하고 혈액의 흐름을 빠르게 하기 때문이다. 고혈압 치료약을 먹던 사람이 겨우살이를 복용하고는 약을 끊은 사례가 많을 만큼 뛰어난 고혈압 치료약이다. 겨우살이는 근육과 뼈를 튼튼하게 하고 간과 신장을 이롭게 하므로 류머티스성 관절염 등에도 효력이 크다. 성질이 차지도 덥지도 않으므로 체질에 상관없이 쓸 수 있으며 만성병으로 몸이 몹시 쇠약해졌을 때 오랫동안 먹으면 기운이 나며 부작용도 없다. 겨우살이만 한줌 넣고 약한 불로 오래 달여서 차처럼 수시로 마셔도 당뇨병에 효과를 볼 수 있다. 아이를 가진 여성의 유산을 막는 안태약으로도 겨우살이를 쓴다. 최근에 서양에서 겨우살이를 〈미슬토〉라고 하여 성분을 분석해본 결과 렉틴, 다당체, 폴리알코올, 플라보노이드, 트리테르펜, 시린진, 루페올 등 1,700종 이상의 성분들이 들어 있는 것이 확인되었다. 그 중에서도 〈렉틴〉이 항암작용이 가장 뛰어나고 그 다음으로 비스코톡신, 다당체, 폴리알코올, 플라보노이드, 알카로이드 등이 서로 협력하여 상승효과를 발휘하는 것으로 밝혀졌다. 하루 9~60g을 탕약, 환약, 산제, 약술, 고제 형태로 먹는다.

곰보배추(설견초): 곰보배추는 기관지염, 기침, 가래, 천식에 놀라우리 만큼 탁월한 효능이 있다. 그리고 여성의 각종 자궁질환을 낫게 한다. 곰보배추는 가래, 가래끓는 소리, 가려움증, 감기, 개에 물린데, 거담, 고름이 흘러나오는 암(膿漏水癌), 고혈압, 귀속이 아픈데, 급성유선염, 급성편도선염, 기관지염, 기생충구제, 기침, 냉 대하, 독사에 물린데, 만성 기관지염, 목구멍이 붓고 아픈데, 백탁, 복부팽만, 복수, 부스럼, 생리불순, 설사, 소변불리, 소아감적, 습진, 악성매독발진, 악창, 양혈, 옹종, 요혈, 위통, 음부습진, 이뇨, 이수, 이질, 인후 18가지 증상 치료, 인후종통, 입안염증, 자궁경관염, 자궁염, 자궁출혈, 적백리, 종기, 질염, 천식, 청혈, 치질, 치통, 타박상, 탈항, 토혈, 통증완화, 파상풍, 피부염, 해독, 해수, 해혈, 항균작용, 혈뇨, 혈소판 감소증 자반, 화농성 중이염 등에 쓴다. 곰보배추 전초에는 flavonoid 즉 homoplantagimin, hispidulin, eupafolin, eupafolin-7-glucoside가 들어 있다. 그밖에 phenol성 물질, 정유, 사포닌, 강심 배당체, 불포화 sterol, polyterpene이 들어 있다. 종자에는 지방유가 들어 있다. 그리고 4-hydroxy-phenyl lactic acid, protocatechuic acid도 들어 있다.

약리작용에서 곰보배추 달인액은 이산화 유황에 의한 마우스의 해수 잠복기를 연장시키지만 진해 작용은 없다. 그러나 히스타민에 의한 guinea pig의 전도 시간을 연장시키기 때문에 천식을 누르는 작용이 있다. 곰보배추의 알코올 추출액은 invitro에서 황색 포도상 구균, 팔련구균, 고초균을 억제한다. 달임액은 in vitro(직접 검경법 1.9mg/ml, 배양법 3.9mg/ml)에서 leptospira를 억제하거나 죽인다. 곰보배추는 가을과 겨울, 봄, 이른 여름철에 채취하여 하루 12~30그램을 탕약, 환약, 산제, 약술, 다린 물로 식혜를 담궈 먹거나 막걸리를 담궈 먹는다. 외용으로 쓸 때는 짓찧어 바른다. 주의사항으로 곰보배추는 명백한 부작용은 없지만, 일부 환자에게서 가벼운 두통, 현기증, 구갈, 오심, 상복부 불쾌감 등이 나타날 수 있다.

구기자: 구기자나무는 뿌리껍질, 줄기, 잎, 꽃, 열매 등을 다 보약에 쓴다. 열매는 신과 폐를 보하여 정을 나게 하고 기를 보하며 자양한다. 열매, 꽃, 잎, 줄기, 뿌리껍질을 함께 쓰면 노쇠를 막고 풍증을 없애며 오래 먹으면 몸이 가벼워지고 추위와

더위에 견디며 장수한다. 허로손상을 회복하고 정기를 보한다. 뿌리껍질은 심, 폐의 열 즉 상초의 열을 없앤다. 열매는 눈을 밝게 하고 흰 머리카락을 검게 하며 힘줄과 뼈를 든든하게 하고 대소변을 잘 나가게 한다. 그리고 오장 안의 사기와 속이 뜨거운 소갈증, 풍습으로 온몸이 아픈 비증, 가슴과 옆구리에 치미는 역기를 내리고 열성 두통, 당뇨병, 허약체질, 만성 소모성 질병, 신경쇠약, 폐결핵, 빈혈, 시력저하, 음위증, 변비 등에 쓴다. 열매는 베타인, 루틴, 리놀산, 다우코스테론 등이 있다. 나무에는 리진, 콜린, 프로테인, 다우코스테론이 들어 있으며, 열매는 혈압을 내리고 항생작용, 혈당을 낮추는 작용도 있다. 구기자나무 뿌리는 11~1월경에 캐고, 줄기는 2~3월, 잎은 4월, 꽃은 5~6월, 열매는 7~10월경에 거둔다. 모두 그늘에서 말려 보드랍게 가루 내어 한번에 8g씩 하루 3번 먹는다. 또는 하루 6~12그램을 탕약, 고제, 약술, 환약, 산제, 죽을 쑤어 먹는다.

남가새열매(백질려): 남가새는 우리나라 중부이남의 바닷가 모래땅에서 자란다. 남가새열매는 간, 신을 보하고 몸을 가볍게 하며 흰 머리카락을 검게 하고 이빨을 든든하게 한다. 음위증, 유정, 두통, 적취, 징가, 부종, 복수, 풍사로 몸이 가려운데, 간기가 몰려 옆구리가 아픈 데, 유즙이 부족한 데, 눈이 벌게지면서 눈물이 나는 데, 몽설, 조설, 아뇨증, 빈뇨 등에 쓴다. 약리실험에서 강압작용, 이뇨작용, 혈압을 내리는 작용이 밝혀졌다. 7~8월에 익은 열매를 따서 볕에 말려 가시는 절구에 쓸어버리고 보드랍게 가루내서 한번에 8g씩 하루 3번 먹는다. 하루 6~10g을 탕약, 환약, 산제 형태로 먹는다. 외용약으로 쓸 때는 짓찧어 붙인다.

대추: 대추는 비를 보하고 기를 도우며 진액을 나게 하고 여러 가지 약성을 고르게 한다. 심장과 폐장을 눅여주며 기침을 멈추고 장위의 적을 흩어지게 하며 오장을 보한다. 생강과 배합하여 쓰면 영위를 고르게 한다. 비허설사, 및 이질, 적리, 복통, 히스테리, 과민성 자반병, 고혈압, 영위가 고르지 못한 데, 심한 아픔, 가슴두근거림, 입과 혀가 마르는 데 쓴다. 대추에는 서당, 점액질, 사과산, 지방유, 정유 등이 있고 잎에는 스테로이드사포닌이 있다. 대추나무껍질은 위장병에, 잎은 고혈압병에 쓴다.

마른 대추가루와 생강가루를 2:1의 비율로 섞어서 한번에 4그램씩 오랫동안 먹으면 위기를 도와 소화가 잘 되게 한다. 하루 6~12그램을 탕약, 산제, 환약 형태로 먹는다.

당귀: 당귀뿌리를 3~4mm 두께로 썰어서 그대로 쓰거나 술에 씻어서 또는 술에 담그었다가 쓴다. 즉 상초의 병을 치료할 때에는 술로 씻고 혈병을 치료할 때에는 술과 함께 찌고 담이 성한 증세에 쓸 때에는 생강즙에 담그었다가 볶아서 쓴다. 혈을 보하고 피가 잘 돌아가게 하며 지혈작용이 있다. 속을 덥히고 진통작용과 오장을 보하고 새살이 잘 나오게 한다. 혈허증, 신경쇠약, 무월경, 산후복통, 징가, 타박상, 옹종, 혈허로 오는 배아픔, 혈허로 대변이 막힌 데, 비증 등에 쓴다. 뿌리에 정유, 비타민 B12가 들어 있다. 진정, 진통, 강압, 억균, 이담, 혈압낮춤작용, 이뇨작용, 자궁수축작용, 약한 설사 작용 등이 있다. 하루 6~12g을 탕약, 환약, 산제, 약술, 고제 형태로 먹는다.

더덕(양유근, 사삼, 산해라): 더덕뿌리는 주로 중기와 폐기를 보하고 열을 내리며 폐를 눅여주어 기침을 멈추고 위를 보하며 진액을 나게 한다. 폐허로 열이 있는 기침, 오랜 기침, 폐위, 급만성 기관지염, 기관지확장증, 폐결핵, 온열병을 앓은 뒤 진액이 상하여 입과 목구멍이 나른 데 쓴다. 가래삭임작용, 용혈작용, 항생작용이 있다. 더덕뿌리를 캐어 물에 씻고 생것으로 먹거나 볶아서 먹어도 좋다. 폐열이 있는 기침에 더덕뿌리 300그램을 물에 달여 먹는다. 여성들은 더덕뿌리를 가루 내어 한번에 8g씩 미음에 타서 먹으면 이슬이 멈춘다. 하루 6~12g을 탕약, 환약, 산제, 약술 형태로 먹는다. 외용약으로 쓸 때는 짓찧어 붙인다.

도라지(길경): 도라지를 길경, 방도, 백약, 경초, 고경, 이여라고도 부른다. 주로 뿌리를 약으로 사용하는데, 가을에 채취하여 껍질을 벗겨서 햇볕에 말린다. 꼭지를 따 버리고 사용한다. 뿌리에 사포닌의 일종인 플라티코딘, 플라티코디게닌이 함유되어 있다. 이 성분들은 거담작용과 진해작용을 한다. 도라지는 담을 삭이고 기침을 멈추며 폐기를 잘 통하게 하고 고름을 빼낸다. 도라지 사포닌이 기관지분비를 항진시켜 가래를 삭인다. 약리실험에서 진정작용, 진통작용, 해열작용, 강압작용, 소염작용, 위액분비억제작용, 항궤양작용, 항아나필락시아작용 등이 밝혀졌다. 가래가 있으면서 기침이 나며 숨이 찬데, 가슴이 그득하고 아픈데, 목이 쉰 데, 인후통, 옹종 등에 쓴다. 기관지염, 기관지확장증, 인후두염 등에도 쓸 수 있다. 하루 6~12 그램을 달이거나 환을 지어 또는 가루 내어 먹는다.

두충나무껍질(두충): 봄부터 여름 사이에 줄기껍질을 벗겨 겉껍질을 긁어 버리고 햇볕에 말린다. 두충나무의 겉껍질을 버린 것 600g에 소젖 40g, 꿀 120g을 섞어서 바른 다음 불에 구워 실이 없어질 때까지 볶아서 쓴다. 또한 겉껍질을 버리고 3~4mm 두께로 썰어 꿀물에 담그었다가 볶거나 혹은 생강즙, 소금물에 실이 없어질 때까지 볶아서 쓴다. 중기와 정기를 보하고 힘줄과 **뼈**를 든든하게 한다. 허리와 무릎이 아프며 음부가 축축하고 가려운 것, 신경통, 고혈압, 류마티스성 관절염, 근무력증, 음위증, 유정, 태동불안, 소변이 방울방울 떨어지는 데 쓴다. 약리실험에서 강압작용, 혈중콜레스테롤감소작용, 진정, 진통, 소염, 망상내피계통의 탐식기능을 높이는 작용, 이뇨작용 등이 밝혀졌다. 두충나무껍질은 혈압을 내리는 작용이 있다. 볶아 쓰거나 달임약으로 쓰는 경우에 생것이나 팅크제로 쓰는 것보다 혈압을 내리는 작용이 세다. 임상에서 허리아픔에 많이 쓰며 골다공증, 습관성 유산 치료에도 효과가 있다. 또한 두충나무뿌리 40g을 술과 물을 절반씩 넣고 달여서 먹는다. 하루 6~12g을 탕약, 환약, 산제, 약술 형태로 먹는다. 두충나무잎도 혈압과 혈중콜레스테롤을 낮추므로 고혈압에 쓴다. 주의사항으로 두충과 현삼은 배합금기이다.

둥굴레(옥죽): 둥글레뿌리는 혈맥을 잘 통하게 하고 힘줄과 **뼈**를 강장한다. 풍, 습독을 없애고 얼굴의 주름살과 검버섯을 없애며 오래 먹으면 장수한다. 둥글레뿌리는 폐를 윤택하게 하고 피부를 부드럽게 하며 얼굴색을 좋게 하고 윤기가 돌게 한다. 음을 보하고 조한 것을 눅여주며 진액이 생기게 하고 기침을 멈춘다. 강장, 강정, 폐, 위의 조열로 음이 상하여 열이나고 마른 기침을 하는 데, 구갈, 자한, 식은땀, 골증, 당뇨병, 심근쇠약, 고지혈증 등에 쓴다. 약으로 오래 쓸 때에는 여러 번 쪄서 당화시킨 다음에 써야 효과가 더 좋다. 둥굴레뿌리 6,000g에 물을 붓고 하루 종일 달인 다음 약천주머니에 넣어 짠다. 그것을 다시 약엿이 될 때까지 졸여서 찌꺼기는 볕에 말려 가루 낸 다음 약즙과 함께 알약을 만들어 한번에 12g씩 하루 3번 끓인물로 먹는다. 이 약은 풍습으로 뼈마디들이 아픈 데 쓰며 일찍 늙고 얼굴에 검버섯과 주름살이 많이 생기는 것을 없애며 장수하게 한다. 하루 6~12g을 탕약, 환약, 산제 형태로 먹는다. 주의사항으로 음이 성하고 양이 허한 데와 비장이 허하여 가슴이 답답하며 습담이 정체된 데는 쓰지 않는다.

마늘(대산): 마늘은 감기를 예방하는데도 좋고 항암제로도 쓰인다. 비, 위경에 작용하며 기를 잘 돌게 하고 비위를 덥혀주며 풍한을 없앤다. 또 온역을 예방하고 살충하며 해독하고 부스럼을 낫게 한다. 억균작용, 유행성감기바이러스에 대한 억제작용, 건위작용, 강압작용, 동맥경화예방작용, 항암작용, 면역부활작용, 이뇨작용, 자궁수축작용 등이 실험적으로 밝혀졌다. 스코르디닌 성분이 세포를 되살리고 항암작용을 한다. 급성 및 만성대장염, 급성 및 만성 세균성 이질, 아메바성 이질, 저산성 위염, 고혈압, 동맥경화, 백일해, 유행성감기, 피부화농성염증, 트리코모나스성질염 등에 쓴다. 하루 10~20g을 생것으로 먹거나 익혀서 먹거나 짓찧어 먹거나 탕약, 환약, 약술, 산제 형태로 먹는다. 외용시 짓찧어 붙이거나 좌약을 만들어 쓴다. 달인 물로 관장하기도 한다.

만삼: 만삼은 보약의 하나로 가을 또는 봄에 만삼뿌리를 캐서 물에 잘 씻고 햇볕에 말린다. 노두를 잘라버리고 3~4mm의 두께로 썰어서 쓴다. 중기를 보하고 폐기를 보하며 진액이 나게 한다. 비기가 허하여 팔다리가 나른하거나 폐기가 허하여 음성이 낮고 약한 데, 진액이 모자라는 데 쓴다. 만삼뿌리에는 수분, 알코올 엑기스, 리파노즈, 락토즈, 말토즈, 사카로즈, 글루코즈, 푸룩토즈 등이 들어 있어 혈당을 높이고 혈압을 내리며 혈액을 만드는 작용을 한다. 하루 10~20g을 탕약, 환약, 산제, 약엿 형태로 먹는다. 주의사항으로 기가 허하지 않고 실증 증세가

있는 데는 쓰지 않는다.

밤(건률): 밤은 중초를 보하고 기를 도우며 신기를 보한다. 비허설사, 신허로 오는 두통, 습비, 반신불수 등에 쓴다. 밤껍질을 버리고 가루내거나 또는 구워서 껍질을 버리고 가루 내어 쓴다. 달임약으로 쓸 때에는 껍질을 벗겨버리고 깨뜨려서 쓴다. 밤을 겉껍질째로 바람에 말리거나 건조실에서 말려 껍질을 버리고 가루낸 다음 죽을 쑤거나 쌀을 섞어 죽을 쑤어 하루 3번 먹는다. 밤죽은 기를 보하고 장위를 덥혀준다. 입맛이 없고 기운이 없으며 조잡증, 풍비, 반신불수 등이 있을 때 쓴다. 몸이 허약한 데, 신이 허하여 무릎이 시큰시큰하며 아프고 연약한 데, 영양상태가 좋지 못한 어린이들의 보약으로 써도 좋다. 하루 6~18g을 탕약, 환약, 산제 형태로 먹는다.

백복령: 백복령은 머리를 맑게하고 뇌력을 좋게 하며 힘살을 부드럽게 하고 장을 두텁게 하며 심, 비를 열어 영위의 기를 고르게 하며 소변이 잘 나가게 하고 붓는 것을 없앤다. 가래를 삭히고 기침을 멈추며 가슴두근거림과 명치 아래가 아픈 것을 낫게 하며 보음, 보기, 양심안신한다. 강심, 진정, 이뇨, 혈당을 낮추며, 심장성 붓기, 신경성 가슴두근거림 등에 쓴다. 오랫동안 복용하면 얼굴색이 좋아지고 살결이 부드러워지며 장수한다. 하루 6~20g을 탕약, 산제, 환약 형태로 먹는다.

복분자딸기(복분자): 복분자딸기는 정을 보하고 음위증을 없애며 피부를 윤택하게 하고 속을 따뜻하게 하며 오장을 편안히 하고 근력이 나게 하며 간을 보하고 눈을 밝게 한다. 복분자딸기를 보드랍게 가루 내어 아침마다 12g씩 먹으면 허손을 보하고 근력이 나며 간을 보하고 눈을 밝게 한다. 술에 담그었다가 타지 않을 정도로 말려 보드랍게 가루내서 한번에 12그램씩 먹으면 얼굴색이 좋아지고 음위증을 낮게 한다. 멍석딸기의 열매를 봉류, 능류 또는 음류라고 하는데 그의 성미와 작용은 복분자 딸기와 같다. 멍석딸기도 익을 때 거두어 보드랍게 가루내서 한번에 12g씩 물에 타서 먹으면 몸이 가벼워지고 오장을 편안하게 하며 정을 보하고 늙지 않게 한다. 복분자딸기의 성분은 유기산, 정유, 포도당, 비타민 C 등이 들어 있다. 임상에서 보약, 수렴약으로 쓰며 유정, 음위증, 해열작용, 강심작용, 야뇨증, 신경쇠약, 시력이 나쁜 데 쓴다. 하루 6~12g을 탕약, 환약, 산제, 약주, 고제 형태로 먹는다.

비파나무잎(비파엽): 오랜 옛날부터 〈비파나무가 자라고 있는 가정에는 아픈 사람이 없다〉는 속담이 전해져 내려오고 있다. 이 말은 그만큼 비파나무가 질병을 치료하는데 대단히 탁월하다는 것을 말없이 입증하고 있다는 대단히 중요한 근거가 된다. 비파나무의 효능을 우습게 생각해서는 절대로 안 된다. 비파의 성분은 열매에 수분이 90.26%, 총질소가 2.15퍼센트, 탄수화물이 67.30% 들어 있다. 탄수화물 중 환원당이 71.31%, pentosan이 3.74%, 굵은 섬유가 2.65% 들어 있다. 과육에는 지방, 당, 단백질, cellulose, pectin, 탄닌, 회분(나트륨, 칼륨, 철, 칼슘, 인) 비타민 B1, C등이 들어 있다. 과즙에는 glucose, fructose, sucrose, malic acid등이 들어 있다. 잎에는 정유가 들어 있다. 그 주성분은 nerolidol 과 farnesol이고 그밖에 α-pinene, camphene, myrcene, p-cymene, linalool, α-ylangene, α-farnesene, β-farnesene, camphol, nerol, geraniol, α-cadinol, elemol, cis-β . r-hexenol, oleanolic acid, tartaric acid, citric acid, malid acid, 탄닌, 비타민 B 및 C 등이 들어 있다. 그리고 sorbitol 등도 들어 있다. 종자에 amygdalin, ceryl alcohol, 아미노산, 4-methylene-DL-proline, trans-4-hydroxy methyl-D-proline, cis-4-hydroxymethylproline, 지방산(C12-20의 포화지방산과 C14-20의 불포화지방산이 있다.), sterol 등이 있다. 또 전분 및 유리된 hydrocyanic acid(靑酸:청산) 등이 들어 있다. 각종암에는 신선한 비파나무잎을 불에 쪼여서 환부에 붙인다. 전립선암에는 싱싱한 비파잎의 즙을 마시거나, 따뜻한 물에 타서 마시거나 비파잎을 불에 쬐어 식기전에 환부에 문질러 준다. 잎을 청량성 건위약, 기침가래약, 오줌내기약으로, 더위를 먹거나 만성 기관지염, 천식, 부기에 쓴다. 민간에서는 땀띠를 비롯한 피부질병에 욕탕료로 쓴다. 씨는 행인수과 같은 것을 만드는 데 쓴다. 맛은 맵고 성질은 따뜻하다. 약효는 벌레를 죽이고 적을 없애며 기를 내리고 오줌똥을 잘 나가게 한다. 또한 풍과 가래를 없앤다. 맞음증으로 모든 기생충에 다 쓸 수 있으나 특히 조충증에 좋다. 식체로 배가 불어나고 아픈 데, 이질로 뒤가 무직한 것 등에도 쓴다. 열매를 비파(枇杷), 뿌리를 비파근(枇杷根), 나무의 탄력있는 줄기의 껍질을 비파목백피(枇杷木白皮), 잎을 비파엽(枇杷葉), 꽃을 비파화(枇杷花), 종자를 비파핵(枇杷核), 잎에 맺힌 이슬을 비파엽로(枇杷葉露)라고 하여 모두 약용한다. 비파잎은 약리실험에서 거담작용, 전염성 감기바이러스억제작용을 나타낸다. 쓰는양은 하루 6~12그램을 탕약, 환약, 산제, 약엿 형태로 먹는다.

뽕잎(상엽): 4월경에 뽕잎이 한창 무성할 때 뜯어 쓴다. 또한 10월에 서리가 내린 다음 뽕나무에 잎이 3분의 1정도 남아 있을 때의 것을 뜯어서 쓴다. 봄, 가을에 딴 뽕잎을 각각 그늘에서 말려 가루약 또는 알약을 만들어 쓴다. 혹은 물에 달여 찻물 마시듯이 마시며 콩과 함께 가루 내어 먹기도 한다. 노년기에 오래 쓰면 걸음걸이를 가볍게 하고 눈을 밝게 하며 머리카락을 검게 하고 가래를 삭히며 진액을 나게 하고 정과 골수를 늘인다. 약리실험에서 혈당량감소작용, 강압작용, 이뇨작용, 억균작용 등이 밝혀졌다. 고혈압, 결막염, 혈열로 피가 나는데, 풍열 감모, 눈병 등에 쓴다. 신선한 뽕잎을 따서 깨끗이 씻은 다음 꼭지를 떼어버리고 햇볕에 말린 것과 검정참깨를 적당히 가루 내어 졸인 꿀로 알약을 만들어 한번에 8~12g씩 하루 2번 먹는다. 일반적으로 하루 6~12g을 탕약, 환약, 산제 형태로 먹는다. 뽕나무가지는 비증, 팔이 쑤시는 데, 사지경련, 각기, 부종, 고혈압, 사지마비, 류마티스성 관절염 등에 쓴다. 하루 10~15g을 물로 달여서 먹는다. 뽕나무뿌리 겉껍질을 긁어낸 속껍질(상백피)은 폐열을 내리고 기침을 멈추며 숨찬 증세를 낫게 하고 소변이 잘 나오게 한다. 약리실험에서 강압, 거담, 이뇨, 이소니지드의 혈중 유효농도를 장시간 유지하게 하는 작용, 억균작용 등이 밝혀졌다. 폐열로 기침이 나고 숨이 찬 데, 혈담, 부종, 소변불리, 고혈압, 기관지천식, 기관지염 등에 쓴다. 하루 6~12g을 탕약, 산제, 환약 형태로 먹는다. 외용약으로 쓸 때는 탕액으로 씻는다.

산국화(감국, 백국, 고국): 산국화에는 감국과 고국이 있다. 모두 두통, 이명, 어지럼증에 현저한 효과가 있으며 눈을 밝게 하고 혈압을 내리는 작용이 있다. 산국화의 싹은 늦은 봄이나 3월, 잎은 6월, 꽃은 9월에 따고 뿌리는 12월에 캐서 3달 정도 그늘에서 말려 쓴다. 싹, 잎, 꽃, 뿌리를 각각 같은 양으로 짓찧어 보드랍게 가루 내어 놓고 한번에 2~3그램씩 먹는다. 또한 가루를 꿀로 환을 지어 한번에 6~8그램씩 하루 3번 먹는다. 머리카락이 희어지고 이빨이 빠지며 일찍 늙는데 쓴다. 해열작용, 항균작용이 있다. 백국에는 비타민 A와 B가 들어 있으며 들국화는 혈압을 내리는 작용이 있다. 하루 4~15그램을 탕약, 환약, 산제, 약술 형태로 먹는다.

산마(산약): 야생에서 자라는 산마는 비위를 보하고 폐를 보하며 피부를 윤택하게 한다. 정기와 심신을 도와 양심안신하고 뇌력을 좋게 하며 정서적 불안과 기억력 감퇴를 낮게 한다. 오래 먹으면 눈, 귀가 밝아지고 몸이 가벼워지며 장수한다. 병후쇠약, 유정, 야뇨증, 요통, 빈뇨, 이명증, 대하, 식은땀, 건망증, 소갈, 해소천식, 유선염, 만성위염, 만성신염, 신경쇠약, 두통, 어지럼증을 없애고 역기를 내리며 번열을 없앤다. 힘줄과 뼈를 든든하게 하고 건망증을 없앤다. 마뿌리에는 많은 양의 무찐과 디아스타제가 있으며 수분, 단백질, 지방, 탄수화물, 섬유소, 회분, 녹말, 점액질 등도 있다. 영양 및 소화 작용이 있고 독성이 매우 약하며 실험동백경화증에 대한 치료작용이 있다. 또한 혈액 속 콜레스테롤 함량을 낮추며 혈압을 내리고 신경장애를 없애며 잠이 잘 오게 한다. 하루 10~20g을 탕약, 환약, 산제 형태로 먹는다. 외용약으로 쓸 때는 짓찧어 붙인다.

산수유나무열매(산수유): 가을에 익은 열매를 따서 씨를 뽑아버리고 햇볕에 말려 쓴다. 산수유나무열매는 정기를 보하고 오장을 고르게 하며 눈을 밝게 한다. 심하의 한사, 열사를 없애며 한습성 비증, 두통, 이농증, 음위증, 어지럼증, 유정, 빈뇨, 허리무릎이 시큰시큰하며 아픈 데, 이명증, 요통, 노인의 소변장애, 월경과다, 부스럼 등에 쓴다. 산수유나무열매에는 비타민 A가 들어 있다. 이뇨작용이 세며 혈압을 내리고 균을 억제하는 작용도 있다. 연구자료에 의하면 항산화효과가 매우 세다는 것이 인정되었다. 산수유나무열매를 술에 불려 씨를 버리고 살만 불에 말려 먹는다. 약리실험에서 뚜렷한 이뇨작용, 혈압잠시낮춤작용, 단백질소화돕는작용, 항암작용, 억균작용, 줄어든 백혈구수를 늘리는 작용 등이 밝혀졌다. 하루 6~12g을 탕약, 환약, 산제 형태로 먹는다.

삼지구엽초(음양곽): 신양을 보하고 정기를 돋우며 힘줄과 **뼈**를 든든하게 하고 풍습을 없앤다. 음위증, 불임증, 냉병, 풍병, 허약증, 불감증, 신경쇠약, 무력증, 월경장애, 이명증, 건방증, 어지럼증, 몸이 허약하고 기력이 없는데, 기억력감퇴, 소변이 잘 나오지 않고 방울방울 떨어지는 데, 팔다리가 가늘어지는 데, 마비 등에 쓴다. 삼지구엽초에서 약으로 쓰이는 것은 줄기와 잎인데 입하 전에 채취하는 것이 좋다. 여름부터 가을 사이에 전초를 베어 그늘이나 햇볕에 말려 썰어서 쓰거나 양기름에 볶아서 쓴다. 양기름에 볶을 때 음양곽 600g, 양기름 150g을 섞는다. 양기름에 볶으면 신양을 보하는 작용이 더 세진다. 또한 술에 씻어 말려 쓰기도 한다. 삼지구엽초에는 알칼로이드, 게닌, 스테아린산, 리놀레인산, 비타민 E 등이 들어 있다. 강정작용, 바이러스를 죽이는 작용이 있다. 삼지구엽초의 잎과 줄기를 오래 달여서 엿처럼 만든 다음 녹두알 크기의 알약을 만들어 한번에 15~20알씩 아침 식사 30분전에 먹는다. 먹은 후 2시간 후에 마른 수건으로 온몸을 마찰하면 좋다. 또는 하루 6~10g을 탕약, 환약, 산제, 약술 형태로 먹는다.

삽주(백출,창출): 삽주의 긴뿌리(창출)는 비, 위를 보하고 풍습을 없애며 건강하고 장수하게 한다. 소화장애, 팔다리 마디의 풍습성 비증, 위증, 붓기, 밤눈증 및 내장, 외장 등의 눈병, 담음, 어혈, 이슬, 장출혈, 설사, 치루, 두통에 등에 쓴다. 성분은 정유, 비타민 A류, 비타민 C가 들어 있다. 하루 6~12g을 탕약, 환약, 산제, 약엿 형태로 먹는다. 삽주의 덩이뿌리(백출)는 비를 보하고 기를 보하며 소변을 잘 나가게 하고 땀을 멈추며 안태하고 음식을 잘 소화시킨다. 입맛이 없고 소화가 안되며 배가 불어나고 설사하는 데, 얼굴 및 팔다리가 붓는 데, 땀이 저절로 나는

데, 태동불안, 음식에 체한 데, 풍습으로 팔다리가 쏘는 데 쓴다. 덩이뿌리는 이 뇨작용이 세고 나트륨의 배설을 빠르게 하고 위장의 운동, 분비 및 흡수 기능을 높여준다. 하루 6~9g을 탕약, 고제, 산제, 환약 형태로 먹는다.

새삼씨(토사자): 가을에 씨가 여문 다음 덩굴을 거두어 햇볕에 말려 씨를 털어 낸다. 새삼씨는 골수와 정을 충실하게 하며 힘줄과 뼈를 강장하고 눈을 밝게 하며 간, 신, 비의 기를 보한다. 음위증, 유정, 몽설, 허리와 무릎이 아픈 데, 소변혼탁, 설사 등 에 쓴다. 새삼씨에는 수지 비슷한 배당체와 많은 양의 아밀라제가 있다. 림프세포 의 유약화를 촉진시킨다는 것이 밝혀졌다. 임상에서는 수렴약으로 쓰며 신경쇠약, 오랜 설사, 귀앓이, 눈이 어두운 데, 어지럼증, 습관성 유산 등에 쓴다. 새삼씨 600 g을 술에 담그어 불리었다가 볕에 말리는 방법으로 술이 없어질 때까지 거듭한 다. 그 다음에 가루 내어 한번에 8g씩 하루 2번 먹는다. 이 약은 풍습으로 허리 와 무릎이 아픈 데 쓰며 오래 먹으면 눈을 밝게 하고 살결을 부드럽게 하며 늙는 것을 막는다. 일반적으로 토사자를 그대로 쓰거나 또는 술에 담가 불려 쪄서 하 루에 6~12g을 산제, 환약 형태로 먹는다.

석창포: 석창포는 산계곡 바위틈이나 개울가에 자란다. 연못이나 진펄에서 나는 뿌 리가 크고 마디가 길며 무른 수창포는 쓰지 않는다. 칼로 거친 마디와 껍질, 털 등을 버리고 연한 새로 자란 뽕나무가지와 함께 찌고 볕에 바싹 말린다. 풍, 한, 습에 의 한 비증과 역기가 거슬러 오르는 것을 내리고 심규를 통하게 하며 오장을 보하고 5관 을 비롯한 외계와 연계된 몸의 구멍들을 통하게 한다. 눈과 귀를 밝게 하고 목 소리가 잘 나게 한다. 여러 가지 풍증, 5로 7상, 가는귀먹은 데, 부스럼, 소변을 자주 보는 것을 낫게 한다. 오랫동안 먹으면 정혈을 보하고 골수를 늘이며 뇌력 을 좋게 하고 뼈를 든든하게 하며 기억력을 좋게 한다. 심신의 불안을 없애고 정력이 나게 하며 몸을 가볍게 하고 이빨을 든든하게 하며 혈맥을 부드럽게 하고 오장육부를 고르게 하며 늙지 않고 오래 살게 한다. 항암작용, 결핵균 억균작용, 소화액의 분비를 빠르게 하고 위장관 안에서의 이상 발효를 없애며 입맛을 돋우

고 장관활평근경련을 풀어 준다. 하루 2~6그램을 탕약, 산제, 환약, 약술 형태로 먹는다. 외용 시 달인 물로 씻거나 가루 내어 뿌린다.

연밥: 연밥을 8~9월에 검고 딴딴한 여문씨를 받아 햇볕에 말린다. 물에 불리어 양쪽 머리 부분과 꼬리 부분을 얇게 썬 다음 껍질을 버리고 쓰는데 이것을 연육이라고 한다. 이것을 다시 물에 불리어 붉은 속껍질을 벗기고 푸른 싹을 없앤다. 약에 넣을 때에는 쪄서 볕에 말리거나 불에 말려 가루 낸다. 중기를 보하고 신을 보하며 기운이 나게 하고 허열을 없애며 심을 자양하고 안신한다. 설사, 두통, 흐린소변, 이슬, 붕루 등에 쓴다. 가시연밥도 중기를 보하고 신을 보하며 눈, 귀를 밝게 한다. 습비, 허리, 잔등, 무릎아픔, 흐린소변, 유정, 이슬 등에 쓴다. 하루 8~16그램을 탕약, 환약, 산제 형태로 먹는다. 주의사항으로 뱃속이 그득하면서 답답하고 헛배가 부르며 변비가 있는 데는 쓰지 않는다.

오갈피나무(오가피): 오갈피나무껍질은 힘줄과 뼈를 든든하게 하고 풍습을 없애며 정과 수를 보한다. 풍, 한, 습, 비, 음위증, 팔다리를 잘 쓰지 못하는 데, 강심, 강장, 방사선병 예방 및 치료, 신경통, 관절염, 류마티스성 관절염, 어린이 걸음걸이가 늦어지는 데, 소아성장촉진, 허리아픔, 팔다리근육수축, 습진 등에 쓴다. 오갈피나무껍질에는 비타민 A와 B가 들어 있어 영양작용, 항바이러스작용이 있고 강심작용이 있다. 오갈피나무껍질을 씻은 다음 잡것을 버리고 달여서 짜낸 물에 누룩과 입쌀밥을 버무려 술을 만들거나 또는 잘게 썰어 술에 우려서 한번에 40~60ml씩 마신다. 이 약은 류마티스성 관절염에 좋다. 하루 6~9g을 탕약, 산제, 환약, 약술 형태로 먹는다.

오디(상심): 오디는 음을 자양하고 혈을 보하며 진액을 나게 하고 머리카락을 검게 하며 대변을 통하게 한다. 음허로 진액이 부족하여 목이 마르고 입과 혀가 마른 데, 이명증, 이뇨, 어지럼증, 불면증, 대변이 막힌 데 쓴다. 늦은 봄부터 여름 사이에 익기 시작하는 열매를 따서 햇볕이나 건조실에서 말려서 쓴다. 오디, 광나무열매, 한련초를 같은 양으로 섞어서 꿀로 환을 지어 한번에 6~8g씩 하루 1~2번 빈속에 먹는다. 이 약은 허열이 나고 머리와 눈이 어지러우며 잠을 이루지 못하는 데와 머리카락이 일찍 희어지는 데 쓴다. 하루 9~30그램을 탕약, 환약, 산제, 고제, 약술 형태로 먹는다.

오미자: 오미자는 오장을 보하고 원기를 보하며 피로를 없애며 허열을 없애고 신정을 보하며 진액을 나게 한다. 또한 눈을 밝게 하고 기침을 멈추며 영양을 좋게 한다. 심한기침, 숨가쁨, 음위증, 소갈과 번열, 곽란으로 힘줄이 켕기는 데, 심근쇠약, 유정, 야뇨, 눈이 잘 보이지 않는 데, 신경쇠약, 피부가려움증에 등에 쓴다. 호흡중추를 자극하고 중추신경계통의 반응성을 높여주며 심장 핏줄계통의 생리적 기능을 조절하고 피로회복, 정신집중, 시력증진, 억균작용, 혈액순환작용이 있다. 하루 3~9그램을 탕약, 시럽, 산제, 환약, 팅크제 형태로 먹는다. 주의사항으로 정신흥분상태, 위궤양, 전간, 뇌압이 높을 때, 혈압이 갑자기 변하는 고혈압에는 쓰지 않는다.

율무(의이인): 율무씨는 위장의 기를 고루 돌게 하고 입맛을 돋군다. 비, 위를 보하며 풍습을 없애고 소변을 잘 나가게 하며 폐의 열을 없앤다. 비증으로 힘줄이 당기고 쓰지 못하는 것과 위증으로 근육이 마비된 데, 피가래, 고름가래를 게우는 데, 소갈병, 위암, 건각기와 습각기 등에 쓴다. 율무씨를 깨뜨려서 그대로 쓰거나 누렇게 볶아서 쓴다. 찹쌀과 함께 볶아서 쓰기도 한다. 소변을 잘 나가게 하려 할 때에는 그대로 쓰고 비위를 보할 때에는 볶아서 쓴다. 율무씨에는 지방, 단백질, 녹말, 류신, 지린, 티로진, 히스티진, 글루타민 등이 들어 있다. 약리연구에서 혈당을 낮추고 소염작용, 항지간작용, 진정 및 진통작용, 항암작용 및 항히스타민 작용, 혈중콜레스테롤감소작용 등이 밝혀졌다. 임상에서 영양약, 염증약, 이뇨약으로 쓰며 피고름, 각기부종, 만성 위장병, 영양실조증 등에 쓴다. 하루 12~35g을 탕약, 산제 형태로 먹는다.

인삼: 우리나라 인삼은 다른 나라 인삼보다 효능 및 효과가 탁월하여 세계적으로 널리 알려져 있다. 원기를 크게 보하고 심혈을 도우며 비, 위, 폐기를 보하고 진액을 나게 하며 안신하고 기억력을 좋게 하며 질병을 예방한다. 인, 유황, 칼륨, 칼슘, 마그네슘, 비타민 B1, B2, 사포닌, 정유, 배당체, 지방유, 로이신, 글루탐산, 아스파르트산을 비롯한 여러 가지 아미노산들이 들어 있다. 물질대사를 빠르게 하고 몸을 따뜻하게 하며 대뇌피질에 대한 흥분작용, 호흡 및 핏줄 운동중추에서 적은양에서는 흥분작용 많은 양에서는 억제작용을 한다. 고혈당에 대한 억제작용도 한다. 노구는 최토제로 썼는데, 최근 연구 자료에 의하면 인삼 노두에 인산지드의 함량이 더 높다는 것이 밝혀졌다. 인삼 노두를 잘라 버리고 하루 2~10그램을 탕약, 산제, 환약, 고제, 약주, 인삼닭곰 형태로 먹는다. 주의사항으로 열증(熱症), 고혈압에는 쓰지 않는다.

잔대(남사삼, 딱주): 잔대는 독을 풀어 주는 힘이 강하기 때문에 갖가지 독으로 인하여 생기는 모든 질병에 효과가 있다고 말할 수 있다. 종류가 많아 잔대, 층층잔대, 가능층층잔대, 둥근잎잔대, 넓은잎잔대, 털잔대 등 모두 약용한다. 잔대의 성분은 사포닌, 피토스테롤, 전분 등이 함유되어 있다. 약리실험에서 거담작용, 항균작용, 용혈작용, 강심작용 등이 밝혀졌다. 임상실험에서 살갗이 벌겋게 되면서 화끈거리고 열이 나는 데, 결핵성 림프선염, 피부가려움증, 창절, 종기, 소아마진, 풍진 등의 외과 치료에 유효한 반응을 보였다. 잔대는 성질이 차고 맛은 달다. 더덕처럼 양념을 해서 구워 반찬으로 먹어도 맛이 있다. 폐경에 주로 작용하므로 가래를 삭히고 갈증을 멈춘다. 가래가 나오면서 기침을 하거나 열이 나면서 갈증이 있을 때 갖가지 중금속 중독과 약물 중독, 식중독, 독사 중독, 벌레 독, 종기 등을 치료하는 데 쓴다. 가을에 뿌리를 캐서 그늘에 말렸다가 쓰는데 하루 10~15그램을 달여서 먹거나 가루로 내어 먹는다.

잣(해송자): 잣은 오장을 보하고 흰 머리카락을 검게 하며 피부를 윤택하게 한다. 풍한성 비증, 관절통, 어지럼증, 지각마비, 여러 가지 풍증 등에 쓴다. 잣 껍질을 버리고 가루 낸 것 150그램, 쌀 150~300그램과 함께 죽을 쑤어 하루 3번씩 오래 먹으면 몸이 가벼워지고 무병장수한다. 잣의 굳은 껍질을 버리고 짓이겨 약엿처럼 만들어 한번에 12그램씩 하루 3번 먹으면 노인들의 변비에 효과가 있다. 오래 먹으면 몸이 가벼워지고 걸음걸이가 빨라지며 장수한다. 또한 잣1,200g과 감국 600g을 가루 내어 법제한 흰 송진과 섞어 오랫동안 짓찧은 다음 꿀로 환을 지서 한번에 6~8g씩 하루 3번 식전에 먹는다. 이 약은 정과 수를 보하며 오래 먹으면 얼굴색을 좋게 하고 살결을 부드럽게 하며 노화를 막는다. 하루 4~12g을 탕약, 고제, 환약 형태로 먹는다. 주의사항으로 설사하거나 담습(痰濕)이 몰린 데는 쓰지 않는다.

지황: 지황은 신정을 보하고 골수를 늘이며 기력이 나게 한다. 오랫동안 먹으면 몸이 가벼워지고 얼굴색이 좋아지며 흰 머리카락을 검게 하고 눈을 밝게 한다. 하루 20~30g을 탕약, 약술 형태로 먹는다. 외용약으로 쓸 때는 짓찧어 붙이거나 즙을 내어 바른다. 주의사항으로 비위가 차고 허약한 사람은 쓰지 않는다.

집함박꽃뿌리(백작약): 집함박꽃뿌리를 1~2mm 두께로 썰어서 쓴다. 만일 위가 허한 데는 볶아서 쓰고 찬 성질을 부드럽게 하기 위해서는 술에 볶아서 쓰며 꿀물에 담그었다가 쪄서 쓰기도 한다. 혈을 보하고 가다들이며 간을 보하고 오줌이 잘 나가게 한다. 혈이 허하여 배가 아픈 데, 자궁출혈, 이질로 배가 아픈 데, 잘 때 식은땀이 나는 데, 간기가 고르지 못하여 가슴과 배가 아픈 데, 팔다리가 아픈 데, 생리 장애, 붕루, 이슬, 머리아픔, 어지럼증 등에 쓴다. 억균작용과 열을 내리고 진정 진경작용과 혈압을 내리고 염증을 없애는 작용이 있다. 하루 6~12그램을 탕약, 환약, 산제 형태로 먹는다. 주의사항으로 허한증에는 백작약을 쓰지 않으며 여로와는 배합금기이다.

천문동: 천문동은 음을 자양하고 열을 없애며 진액을 나게 하고 누그럽게 한다. 힘줄과 **뼈**를 든든하게 하고 다리와 허리의 힘이 생기게 하고 골수를 늘이고 노화

를 막으며 기침과 각혈을 없앤다. 피부를 곱게 하고 젊어지게 한다. 오래먹으면 몸이 가볍고 원기가 난다. 천문동의 뿌리에는 아스파라긴산, 스테로이드사포닌이 들어 있어 강정작용, 억균작용, 자궁경관확장작용, 전해질에 대한 작용 등이 있다. 하루 6~12g을 탕약, 고제, 환약, 약술 형태로 먹는다. 주의사항으로 설사하는 데는 쓰지 않는다.

측백씨(백자인): 가을에 익은 열매를 따서 햇볕에 말린 다음 두드려 씨를 털어서 굳은 껍질을 없앤다. 측백씨를 먼저 술에 하룻밤 담그었다가 다음날에 말려 황정즙과 술에 천천히 달여서 약엿을 만드는데 측백씨와 술의 용량은 3:5로 한다. 또한 측백나무씨를 그냥 쪄서 말린 다음 짓찧어 껍질을 버리고 약간 볶아서 쓰기도 한다. 측백씨는 풍습을 없애고 기를 보하며 오장을 편안하게 한다. 가슴두근거림, 놀램증을 낫게 한다. 오래 먹으면 눈, 귀가 밝아지고 몸이 가벼워진다. 심을 보하고 정신을 안정시키며 대변을 잘 보게 한다. 풍습을 없애고 땀을 멈춘다. 주로 심혈부족으로 잘 놀라면서 가슴이 두근거리는 데, 불면증, 두풍증, 허리가 시린 데, 소변이 나오지 않는 데, 정신신경장애증세, 어린이 경간, 식은땀, 변비, 관절통 등에 쓴다. 측백씨는 진정안신하고 노인들의 기허로 오는 변비를 푸는 작용이 있다. 8월에 껍질채로 따서 바싹 말린 다음 속살을 법제하여 가루 낸다. 한번에 8g씩 하루 3번 따뜻한 물에 먹는다. 이 약은 살결을 부드럽게 하고 윤택하게 한다. 측백씨, 잣, 국화꽃을 같은 양으로 가루 내어 끓인 다음 알약을 만들어 먹는다. 이 약은 심기를 돕고 심신을 안정하며 뇌력을 좋게 한다. 일반적으로 측백씨를 약간 볶거나 기름을 짜버리고 하루 4~12g을 탕약, 산제, 환약 형태로 먹는다. 주의사항으로 설사하는 데는 반드시 기름을 짜버리고 써야 한다.

측백나무잎(측백엽): 봄과 가을에 잎이 붙은 어린가지를 잘라 쌀뜨물에 1주일 동안 담그어 물을 매일 갈아주면서 떫은맛을 우려내고 술에 버무려 1시간 이상 찐다. 측백나무잎 600g에 황정즙 480g을 넣어 담근 다음 불에 말리고 다시 황정즙에 담그었다가 불에 말려 황정즙이 없어질 때까지 거듭한다. 측백나무잎은 머리카락이 일찍 희어지는데, 머리카락을 검게 한다. 머리카락이 빠지는 데는 검게 볶아 가루 내어 역삼씨 기름에 개어 바른다. 습열을 없애고 지혈작용이 있으며 허열을 없앤다. 토혈, 코피, 혈변곱똥, 붕루 등에 쓴다. 약리연구에서 측백잎에서 무스크케톤을 추출하였는데 이것은 사향을 대신할 수 있다. 잎은 지혈작용, 항바이러스작용, 진해, 거담, 소염, 억균작용이 있고 위액분비를 빠르게 하는 것과 함께 지나친 발효를 억제한다. 장에서는 수렴작용을 하며 핏줄에 들어가면 혈관을 수축시키고 피를 빨리 엉기게 한다. 측백잎의 알코올 엑기스와 물 엑기스는 결핵균에 대한 억균작용이 있다. 측백나무의 새로 자란 잎, 3~4월에 새싹이 돋을 때의 솔잎과 꽃을 따서 그늘에서 말리고 가루 내어 알약을 만들어 한번에 10~20g씩 먹는다. 이 약은 원기가 나게 하고 눈과 귀를 밝게 하며 장수하게 한다. 또한 측백잎을 아무 때나 뜯어다 시루에 3시간 찐 다음 그 위에 물을 뿌려 쓴맛을 우려내고 그늘에서 말린다. 만약 우러나지 않을 때는 다시 찐 다음 바로 그늘에서 말린 후 보드랍게 가루 내어 한번에 12g씩 하루 2~3번 먹는다. 이 약은 기운이 나게 하며 건강하고 오래 살게 한다. 측백잎을 검게 볶아서 하루 6~12g을 탕약, 산제, 환약 형태로 먹는다.

하수오(적,백): 하소오에는 백하수오와 적하수오가 있다. 백하수오는 진정작용, 강장작용, 피로회복작용, 조혈기능강화작용이 있고 적하수오는 혈당량을 낮추며 레시틴 성분은 심장근육을 흥분시키고 신경조직 특히 뇌등골을 이루는 주요성분인 동시에 혈액과 세포막의 조성원료이며 강심작용이 있다. 장의 꿈틀작용을 빠르게 하는 동시에 누그림 작용 및 항생작용도 한다. 적하수오줄기는 심을 보하고 진정작용을 나타내어 불면증에 효험이 있다. 적백하수오 모두 신장의 기운을 세게 하여 머리를 검게 하고 얼굴색을 좋게 하며 노화를 막으며 오래 살게 한다. 오래먹으면 몸이 가벼워지고 뇌력을 좋게 한다. 강정, 강장, 음위증, 유정, 기침, 각종 산후병, 이슬, 변비, 노인동맥경화, 고혈압, 어리점증과 눈앞이 아찔한 것 등을 치료한다. 하루 9~18그램을 탕약, 환약, 산제 형태로 먹는다.

호두: 호두씨는 신장을 보하고 피부를 윤택하게 하며 머리카락을 검게 하고 폐를 보한 다. 신장이 허하여 허리가 아프거나 다리가 연약한 데, 폐, 신 허로 인한 천식, 허약체 질, 동맥경화예방, 목 임파절결핵, 오줌소태 등에 쓴다. 후두를 불에 구워 굳은 껍질 을 버리고 씨만 쓴다. 달임약으로 쓸 때에는 깨뜨려서 써도 된다. 한번에 80~85그램 정도씩 쓴다. 호두씨에는 지방, 단백질, 회분, 비타민 A, B, C, E 등이 들어 있다. 임상에서 보약, 약한 설사약, 수렴약으로 쓰며 습관성 변비에도 쓰고 촌백충약으로 쓸 때도 있다. 또한 거충약으로 옴, 버짐, 액취증 등에 바르기도 한다. 호두나무잎은 대하, 옴 등에 달여 쓰며, 호두껍질은 약성이 남게 태워서 자궁출혈, 유선염, 옴 등에 쓰고, 호두나무가지는 연주창, 옴에, 호두나무뿌리는 보기약, 노인 치통약으로, 호두 기름은 조충구제약으로 쓴다. 하루 9~18g을 탕약, 산제, 환약 형태로 먹는다.

황기: 황기는 가을 또는 봄에 뿌리를 캐서 물에 씻은 다음 노두부의 벌레 먹은 부분 을 잘라버리고 겉껍질을 벗겨 햇볕에 말린다. 그런 다음에 3~4mm 두께로 썰어 쓰며 꿀을 발라서 굽거나 소금물에 볶아서 쓰기도 한다. 체표를 충실하게 하고 헌데를 치료하려면 그대로 쓰고, 폐기를 보할 경우에는 꿀을 발라 구워서 쓰며, 하초를 보하려면 소금물에 볶아서 쓴다. 황기에는 유리아마노산들인 로이신, 왈 린, 티로진 등이 들어 있으며 서당, 포도당, 녹말, 점액질도 들어 있다. 혈관의 저항력과 넓히는 작용, 혈압을 내리는 작용, 아드레날린에 대한 길항 작용, 이뇨 작용, 항생작용 등이 있다. 이뇨, 허약체질, 병후 쇠약, 심장기능 저하, 고혈압, 위하수 및 내장하수, 위 및 십이지장궤양, 만성 위염 등에 쓴다. 하루 6~15g을 탕약, 환약, 산제 형태로 먹는다. 주의사항으로 황기에 별갑, 백선피를 섞어서 쓰면 약효가 떨어진다.

황정(낚시둥글레): 낚시둥글레는 비위를 보하고 속을 편안하게 하며 원기를 보 하고 골수를 보하며 힘줄과 뼈의 힘을 늘린다. 오래 먹으면 얼굴색이 맑아지고 흰 머리카락이 검어진다. 약리실험에서 강압작용, 혈당량감소작용, 동맥경화예 방작용, 간의 지방침착예방작용이 밝혀졌다. 몸이 허약하고 기운이 없는 데, 앓고 난 후, 비위가 허약한 데, 마른기침, 폐결핵, 당뇨병 등에 쓴다. 낚시둥글레 6,000g을 잘게 썰어서 물에 담그어 쓴맛을 없앤 다음 오랫동안 달인다. 그 다음에 낚시 둥글레를 건져서 약천주머니에 넣고 짜서 찌꺼기는 버리고 약 달인 물을 다시 졸여 약엿처럼 된 데다 콩가루를 알맞게 섞어 떡처럼 만든다. 또한 반죽한 것을 불에 말려 가루를 만들어 먹는다. 떡처럼 만든 것은 한번에 12g씩 먹기 시작하여 차츰 24g까지 먹을 수 있다. 이것을 오래 먹으면 몸이 가벼워지고 얼굴색을 좋게 하며 오래 살게 한다. 하루 9~15g을 탕약, 고제, 산제, 환약 형태로 먹는다.

회화나무열매: 회화나무열매는 괴실이라고 하는데, 기를 보하고 눈을 밝게 하며 풍열로 가슴이 답답하고 불안한 증세, 어지럼증, 눈앞이 아찔한 것, 장출혈, 치루출혈 등에 쓴다. 회화나무 열매는 일시적으로 혈당을 높이는 작용이 있고 꽃에는 루틴이 들어 있어 모세혈관의 투과성을 낮추고 혈압을 내리는 작용이 있다. 열매를 하루 5알씩 오랫동안 먹으면 일찍 늙는 것을 막아주고 치아가 튼튼해지며 머리카락이 검어지고 눈이 밝아지며 몸이 가벼워지고 기억력이 좋아진다. 열매깍지도 달여서 차처럼 마시면 두통을 없애고 눈을 밝게 한다. 하루 6~15g을 밤색이 나도록 볶아서 탕약, 산제, 환약 형태로 먹는다. 외용약으로 쓸 때는 약성이 남게 태워 가루 내어 기초제에 개어서 바른다. 주의사항으로 비위가 허한 데와 임신부에게는 쓰지 않는다.

흑백참깨: 검정참깨는 장을 보하고 기억력을 좋게 하며 골수를 늘이고 폐기를 보하며 힘줄과 뼈를 튼튼하게 하고 귀와 눈을 밝게 한다. 풍습을 몰아내고 머리카락이 잘 자라게 하며 갈증을 멈추고 영양을 좋게 한다. 몸이 쇠약하고 기억력이 나빠지며 일찍 늙는 데 쓰며 가슴두근거림, 두통, 산후피로, 어린이의 머리 헌데 등에 쓴다. 흰참깨는 장, 위를 윤활하게 하고 풍기를 몰아내며 혈맥을 잘 통하게 한다. 하루 10~30g을 탕약, 산제, 기름을 짜서 먹는다.

2. 각종 질환과 약용식물

당뇨치료와 약용식물 　　　　　　　 ✳ ✳ ✳

당뇨병 치료제로 사용하는 식물

당뇨병 치료제로 사용하는 식물은 두릅나무, 대황, 알로에 속, 자바심황, 쓴풀, 인삼
및 그 동속, 수리남 체리 등이 잘 알려져 있다.

인삼; 당뇨치료에 가장 대표적인 식물의 하나가 인삼이며 생약(고려인삼)은 두릅나무
과인 인삼을 건조한 것이다. 인삼은 우리나라와 중국 동북부 원산의 다년생초로 우리
나라, 중국, 일본, 러시아 등지에서 재배한다. 인삼은 처리법에 따라 백삼과 홍삼이 있
다. 백삼은 물에 씻은 뒤 그대로 건조한 것으로 백색이며, 홍삼은 물에 씻은 뒤 쪄서
건조한 것으로 담갈색이다. 야생은 산삼이라 하여 매우 귀중한 약재로 취급된다.
가는 뿌리 삼을 모아 놓은 것은 모인삼이라고도 한다.
인삼은 정력제, 건위 강장제, 습포제로 위가 쇠약한사람에게 사용하며 특정 보건용
식품으로 인삼에 풍부한 사포닌 성분이 당뇨에 좋은 작용을 나타낸다.

올리브 리프; 올리브 잎 추출물(Olive Leaf Extract)은 항생작용, 항염작용 및 관상동
맥을 확장시키는 작용을 하고 혈압을 내리고 혈당을 낮추는 작용 및 항산화작용을 한
다. 올리브 잎 추출물은 면역성을 높이며, 항산화작용을 하고 피로회복에 도움을 주며,
피부질환에도 효과가 있다. 현재 시중에 나와 있는 다양한 올리브 잎 추출물 제품 중에
서 캡슐로 되어 있는 것 보다는 원액으로 되어있는 제품이 효과 면에서 더 우수하다

알로에베라; 외상치료와 위궤양, 당뇨, 면역성제고에 효과가 있다. 알로에 베라에는 식

물로서는 드물게 사카라이드 지방산 및 프로스타글란딘 등 다양한 물질이 들어 있어 다양한 약리작용을 지닌다. 알로에 베라는 면역성을 구성하는 거대세포의 활동을 도와주며 인터페론 생산을 늘리고 임파구의 활동을 증진시키므로 각종질환에 효과가 있다. 당뇨병으로 발생한 발끝의 궤양치료에 탁월하며 혈당치를 내리는 효과도 기대 할 수 있다.

식이 섬유; 식이섬유 즉, 섬유질은 영양적으로 별 의미가 없다고 볼 수 있으나 현대인의 많은 병이 섬유질 부족에서 비롯된다는 연구가 나오면서 다시 가치가 조명되었다. 섬유질이 없으면 영양분이 농축됨에 따라 변비와 같은 소화기능의 장애가 올 뿐 아니라 소화가 빨리되어 혈당이 급격히 올라감으로 당뇨병, 고혈압, 심장병 등이 발생하게 된다. 또한 만성병의 주축을 이루는 동맥경화증을 유발하는 콜레스테롤이 체내로 많이 흡수되게 한다.

아가리쿠스; 버섯의 일종이며 특히 항암작용이 강렬한 버섯으로 최근에 와서 각광을 받고 있다. 천연 아가리쿠스는 브라질의 극히 제한된 지역에서만 자생한다. 일반적으로 나타내는 약효 성분은 'β－글루칸' 이라는 다당질(多糖質·단순한 당질이 쇠사슬 모양으로 여러 개가 결합된 것)의 작용에 의한 것으로 여겨지며 아연이나 셀렌도 함유돼 있어 자연 노천 재배 아가리쿠스를 섭취하면 고혈압이나 당뇨병, 심장병 등의 성인병 예방에도 중요한 역할을 하고 있는 것이다. 순도 높은 아가리쿠스의 경우 100g당 11.6g이나 되는 β－글루칸이 함유되어 있다.

고혈압 치료에 사용되는 약용식물　＊＊＊

고혈압 자체의 증상은 별로 없지만 고혈압에 의한 합병증이 발생되면 합병증에 의해 증상이 나타나게 된다. 본태성 고혈압은 아무런 증상이 없는 경우가 대부분이라고 보는 것이 타당하다. 일반적으로 고혈압의 증상으로 알려져 온 대표적인 증상으로는 두통, 현기증, 코피가 나는 것 등이 있다. 대부분 본태성 고혈압 환자는 특별한 증상이 없는 반면에 이차성 고혈압 환자는 증상이 분명하며, 이는 약물과 수술에 의하여 완치될 수 있다. 이차성 고혈압의 원인에는 신장질환, 갈색세포종*, 원발성 알도스테론증, 신동맥질환 등 여러 가지가 있는데 이때 고혈압과 함께 여러 가지 증상이 나타난다. 대표적인 증상으로는 갈색세포종의 경우, 간헐적으로 혈압이 상승하면서 맥박이 빨라지고 당뇨병이 관찰되며 원발성 알도스테론증**의 경우에는 근육쇠약감, 이상감각 등이 나타날 수 있다.

* 갈색세포종 ; 크롬친화성종양이라고도 함. 에피네프린과 노르에피네프린의 과다분비로 인해 비정상적인 고혈압을 유발하는, 대부분의 양성 종양. 보통 부신수질에서 생기지만 신경절의 크롬친화성세포 등 어디에나 생길 수 있다. 고혈압은 지속되기도 하고 주기적으로 발생할 수도 있다. 고혈압 환자는 대개 몸이 여위고 계속 머리가 아프며 신경질적이고, 혈당량이 높아지며 기초대사율도 높아진다. 발작성고혈압 환자는 고혈압이 30~45분 정도 지속되는데, 두통이 훨씬 더 심하고 발한·창백·진전(震顫) 등을 동반하게 된다. 이 질환의 가장 효과적인 치료방법은 수술로 종양을 제거하는 것이다.

** 알도스테론증(aldosterone症); 일반적으로 알도스테론이 과잉 분비되어 생기는 질병을 말한다. 대표적인 알도스테론증에는 고혈압, 알칼리 중독 따위가 있다

고혈압 합병증에 의한 증상
고혈압을 방치 할 경우 합병증에 의해 나타나는 증상의 종류는 아주 다양하다. 높은 혈압 자체에 의한 합병증과 동맥경화의 촉진에 의해 병발하는 질환에 의한 합병증의 증상으로 나누어 볼 수 있는데, 먼저 높은 혈압에 의한 합병증 증상은 출혈성 뇌출혈, 악성 고혈압, 울혈성 심부전, 신장혈관의 경화, 대동맥이 박리되는 것을 보이며, 동맥경화의 촉진에 의한 증상에는 관상동맥 질환, 급사, 부정맥, 허혈성 뇌졸중, 말초혈관 질환이 있다. 치료받지 않는 상태에서 장기간 고혈압이 진행되면 합병증이 생기게 되는데, 이때 비로소 증상이 나타나기 시작한다. 고혈압은 뇌졸중의 최대의 위험 인자이

며, 사망원인으로서는 암이나 심장병에 이어 제3위를 차지하지만, 와병생활이나 치매 노인이 증가하고 있는 것부터도 알듯이, 뇌졸중에 의한 후유증에 고민하는 사람은 해마다 증가하고 있다. 반대로 말하면, 와병생활이나 치매를 부르는 뇌졸중을 위해서는 고혈압을 예방, 개선하는 것이 선결이다. 또, 고혈압은 별명 침묵의 살인자로 불릴 만큼 협심증이나 심근경색, 고혈압성 신장병, 등 다양한 질병을 일으킨다.

혈압이 높아지는 원인

고혈압 환자의 80%는 원인이 불분명한, 혈압만이 높아지는 본태성 고혈압이다. 유전을 배경으로 하고, 여기에 환경 인자가 더해져 발병한다고 보고되고 있다. 환경 인자에서 ① 식염 ② 운동부족 ③ 비만 ④ 기후 ⑤ 스트레스 ⑥ 기호 ⑦ 직업 등이 있다.

이차성 고혈압

이차성 고혈압을 일으키는 원인질환들을 간단히 계통적으로 열거하면 다음과 같다.
1) 신장의 질환; 만성사구체신염, 신혈관성 고혈압, 신우신염, 당뇨병성사구체경화증, 신결핵, 신종양 등
2) 내분비 질환; 원발성 알도스테론증, 갈색세포증, 쿠씽씨 병 등
3) 혈관 질환; 대동맥협(교)착증 등
4) 신경계 질환; 뇌염, 만성뇌막염, 뇌종양 등
5) 그 외 질환; 임신중독증, 자간증, 피임제 등의 약물중독, 각종 종양 또는 혈종, 신경(원인)성 방광증, 요로폐쇄증 등

고혈압에 효과가 있는 식물

고혈압의 예방·개선에 중요한 요소는 나트륨인데, 사과에 많이 포함되어 있는 칼륨은 체내의 과잉된 나트륨을 배출 시킨다. 혈관의 수축을 피해 혈류를 부드럽게 하는 칼슘도 필수적이다. 뿐만 아니라 혈관벽 세포의 기능을 유지하여, 혈압을 내리는 기능이 있는 올리브 리프(Olive Leaf)와 나쁜 콜레스테롤 줄이고 LDL의 산화를 방지하는 코엔자임 Q10은 고혈압 효과적인 영양제들이다. 또한 마늘이나 양파, 키친·키토산, 영지, 세사민(참깨에서 추출되는 물질) 등도 혈액순환을 개선시키고, 동맥경화를 예방하고, 지방질의 생성을 억제하는 LDL의 저하를 촉진하는 대에는 최적이라 할 수 있다.

양파; 대표적으로 알려진 고혈압에 좋은 식품이며, 특히 양파의 껍질부분에는 고혈압에 좋은 성분이 들어 있으므로 이것만 모아서 차를 만들어 마시는 것도 고혈압에 아주 좋은 치유 효과가 나타난다.

마늘; 양파와 함께 한국인의 식사에서 빠질 수 없는 마늘은 피 속의 콜레스테롤을 줄여 혈액의 흐름을 좋게 하고 마늘 속의 칼륨이 피 속에 나트륨을 없애 혈압을 정상화 시키는데 도움을 주므로 고혈압에 효과가 있다.

흑마늘 ; 흑마늘은 마늘을 숙성하거나 발효해 추출액을 뽑아낸 것으로, 항산화력이 생마늘에 비해 몇 배로 상승한다. 특히 암 예방, 콜레스테롤억제, 동맥경화개선, 심혈관계 질환예방, 알츠하이머 등에 효과가 있는 S-아릴시스테인 등의 물질이 생성된다.

심장질환 치료에 사용되는 약용식물　　＊ ＊ ＊

심장질환은 선천적심장질환과 후천적심장질환이 있는데 이중에 허혈성심질환, 즉 심장근육층의 혈액공급부족을 말한다. 여기에는 협심증, 급성심근경색증 그리고 부정맥에 의한 급성심장사(sudden cardiac death) 등의 여러 증후들이 포함된다. 협심증에 따른 특징적인 증후는 없지만 가슴이 짓눌리는 듯하거나 쥐어짜는 듯이 답답하다. 그러나 실제로 신체적인 이상이나 심전도 패턴의 이상은 알려져 있지 않다. 협심증을 유발하는 허혈성심질환은 심장근육층의 수용과 공급의 균형이 깨어질 때 발생하기 쉽다. 심근경색증은 보통 관상동맥혈전증에 의해 유발되며 심장근육의 괴사(경색)가 일어난다. 협심증과의 주요한 차이점은 가슴의 통증이 30분 또는 3~4시간 이상이나 며칠씩 지속되기도 한다는 점이다. 협심증처럼 통증은 왼팔·목·턱으로 방사된다.

미국에서는 심장마비에 의한 급사가 가장 빈번하며 이와 같은 심장사는 심실세동이 원인이 된다. 급사는 심장질환의 증후를 보이지 않고도 발생할 수 있다. 심장마비 발생후 즉시 심장 마사지와 전기적 심실세동 제거가 시행된다면 환자의 생존 가능성은 높아진다. 부정맥에 의한 급성심장마비 사망률은 혈전증이나 허혈의 시작 후 수분 내에 가장 높다. 처음 2시간 동안의 가장 일반적인 증상은 심실세동이며 그후 10~12시간

동안은 그 발병률이 급속히 떨어진다. 만약 심실세동을 발견하지 못하면 아주 치명적이 될 수 있다. 심근경색 후의 치유여부는 심장근육의 손상 정도와 이로 인한 심장기능의 손상 정도에 달려 있다. 혈전증의 원인이 되는 혈병을 없애기 위해 가수분해효소 등을 사용하기도 한다. 폐혈관 내의 혈류방해는 다양한 종류의 폐질환으로부터 유발될 수 있다. 폐로 인한 심장질환은 급성과 만성으로 구분된다. 급성질환은 혈병 등에 의해 폐동맥의 혈류에 갑작스런 폐쇄가 생겨서 일어난다.

색전증의 경우 폐동맥의 고혈압으로 인해 우심실의 부전이 발생하고 우심실의 수축기능이 저하된다. 심장의 왼쪽 부분에 필요한 혈류량이 감소하게 되며 따라서 체순환 부전이 일어난다. 일반적으로 쇼크나 저온의 창백한 피부, 대동맥혈류압의 감소, 맥박수 증가 등을 보인다. 만성폐동맥질환은 만성기관지염이나 기종 등의 폐질환에 의해 유발될 수 있다. 대동맥의 고혈압은 혈압이 정상보다 만성적으로 높은 질병이다. 그 원인에 대해서 뚜렷이 밝혀져 있지는 않지만 유전적인 원인이 크게 작용하는 것 같다. 과다한 염분 섭취나 스트레스 등이 혈압을 높이며 이외에도 호르몬이나 신경도 관여하고 있음이 분명하나 자세한 상호 메커니즘에 대해서는 알려져 있지 않다.

심장속막·심장판막의 질환도 있는데 세균이나 곰팡이의 감염에 의한 심내막염은 심장판막 표면이나 드물게는 혈관벽·심장속막 등에 선천적 또는 후천적으로 발생한다. 결과적으로 심장판막 구조가 붕괴되고 감염 부위에 결절이 형성된다. 심장근육층의 질환으로 1차적인 심장근육층 질환으로 분류되는 심장질환의 종류가 계속 발견되고 있다. 심근질환은 심장근육 자체에 관련된 질환이다. 이것은 고혈압이나 심판막증, 심막질환과는 관련이 없으나 종종 허혈성심질환에 의해 유발되기는 한다. 심근질환은 심장근육층 이외에는 나타나지 않고 다른 장기의 이상과 관련이 없다는 점에서 특이하다. 유전(특히 보통 염색체에 의한)적인 원인에 의해 발생하기 쉽다.

심장질환 치료제로 사용하는 식물

디기탈리스와 그 동속, 은방울꽃, 인도사목, 협죽도, 예덕나무 등이 심질질환에 사용되는데, 디기탈리스에서 분리한 강신작용의 주성분인 디기톡신은 수용성이 낮아 체내 저장시간이 길고 부작용의 위험이 있어서 투여량의 설정이 어렵다. 그래서 털디기탈리스가 함유된 강심배당체 라나토사이드에서 디톡신을 유도하여 사용한다. 디곡신은 디톡신보다 수용성이 높고 신장으로 배출되는 시간이 비교적 빨라 디기톡신 보다 사용이 용이한 강심배당체이다. 심장질환에는 섬유소가 많은 야채나 해조 등을 중심으로 부두제품이나 양질인 단백질을 과부족 없게 섭취한다. 주식으로 발아 부분에 비타민이나 미네랄을 포함하고 식이 섬유가 풍부한 현미를 주식으로 선택한다. 또, 항산화물질이나 식이 섬유가 많은 시금치의 칼륨은 여분의 염분을 체외에 배출한다. 그 외에 참깨에 포함되어 있는 불포화지방산 리놀산이나 세사민 등의 항산화 작용이 동맥경화를 억제하여 도움을 준다.

뇌혈관 질환 치료에 사용되는 약용식물　＊＊＊

우리나라 사람들의 뇌혈관질환의 발생은 비교적 높은 편이며 특히 뇌졸중은 3대 사망 원인으로 들어가는 한국인이 발병하기 쉬운 병으로 뇌의 혈관이 막히거나 파열에 의해서 일어나는 질병이다. 뇌졸중에는 혈관이 다쳐 일어나는 「뇌출혈」, 뇌의 혈관에 벽이 부푼 곳이 생겨 그것이 파열해 일어나는 「지주막하 출혈」, 뇌의 혈관이 막힌 「뇌경색」 등의 3가지 종류가 있는데, 모두 식사를 중심으로 하는 생활습관이 크게 관계하고 있다. 이전에는 고혈압의 원인으로 뇌출혈이 많기는 했지만, 식생활의 서구화나 운동부족에 의해 당뇨병이나 고지혈증 등이 주된 원인되는 뇌경색이 75%를 차지하고 있다. 뇌졸중은 뇌혈관 발작 또는 뇌출혈 발작 증후군으로 불려 지기도 하며, 출혈과 색전[4], 혈전 혹은 동맥의 파열 등과 같은

---

4) 색전; (塞栓)혈관을 막아 색전증을 일으키는 물질. 막는 것에는 혈관 내에서 생긴 것과 외부에서 들어온 지방, 종양, 가스, 공기, 세균 따위가 있다.

뇌의 급성 혈관 병변에 의하여 일어나는 급격한 발병상태로서, 편마비, 부전편마비, 실어증, 구어장애 등을 동반한다. 뇌세포는 전적으로 뇌혈류에 의해 공급되는 산소와 포도당에 의존하고 있기 때문에 뇌혈관의 파열이나 폐색에 의해 뇌혈류가 차단되면 그 부위에 있는 뇌세포에 대사 이상이 즉각 일어나고 이로 인한 뇌기능 부전의 증상이 나타나게 된다. 뇌졸중은 세계적으로도 3대 사인(死因)중에 하나이고 특히 한국은 다른 여러 선진국에 비해 발생률이 높은 실정이다. 뇌졸중은 일단 발병하면 심한 경우는 치료 효과가 없어 사망하거나 장기적으로 간호를 요하는 불구의 상태가 되므로 인력 소모면에서 매우 심각하다. 중·노년에 많은 뇌졸중을 막으려면 생활습관병을 조심하는 것이 선결이다.

병리학적 분류	신경학적 경과에 의한 분류
1. 출혈성뇌졸증 　뇌실질내출혈 　지주막하출혈 2.허혈성뇌졸증 　혈전성 경색 　색전성 경색	1. 일과성 허혈성발작 2. 가역성 허혈성 신경학적 결손 3. 진행성 뇌허혈증 4. 고정성 뇌허혈증

뇌혈관 질환에 사용되는 식물

뇌혈관 질환에 사용되는 대표적인 식물은 울금, 은행나무, 중국오수유 등이다. 은행나무과에 속하는 은행나무는 중국 원산의 대형낙엽고목으로 열매인 은행은 청산배당체를 함유하여 기침을 멈추게 하는 진해제로 사용하며 식용으로도 사용된다. 은행잎은 플라보노이드류와 테르페노이드외에 알레르기성물질인 깅콜산을 함유하고 있다. 은행나무잎 엑기스에는 가늘어진 혈관을 확장하는 기능이 있다.

DHA, EPA는 혈중의 중성지방을 줄이고, 혈소판의 응집을 억제한다
뇌혈관질환에 좋은 식품으로 버섯류가 있는데, 아가리쿠스, 송이버섯, 영지 등의
버섯류에 콜레스테롤을 제거하는 작용이 있기 때문에 뇌경색의 예방 효과가 기대
된다. 혈전용해 효소로서의 기능을 가지는, 생청국장에 낫트우키나제도 효과적이
다. 혈액중의 칼슘도 혈관을 막히게 할 우려가 있으므로, 과잉인 칼슘을 억제하는
마그네슘도 섭취한다. 혈관의 노화를 막는 비타민 E, β-카로틴도 권장하고 있다.

위 십이지장궤양 **치료에 사용되는 약용식물**   ✱✱✱

알로에와 양배추 등 노란색 식품이 우선적으로 권장되는 식품이며 주영양소 중에
서 섭취가 권장되는 것은 단백질이다. 출혈을 수반하는 궤양은 빈혈에 걸리기 쉽
기 때문에 철분이 많은 녹황색 야채를 섭취한다. 하지만 철분은 위액의 분비를 높
이므로 보통의 경우에 다량섭취는 피한다. 양배추는 체내의 손상된 조직을 복구
하는 비타민U를 포함하고 있어 위염과 위궤양에 탁월한 효능이 있으며 우유만큼
체내에 흡수가 잘 되기 때문에 아무리 많이 먹어도 더부룩하지 않고 비타민 K도
풍부하며 골다공증으로 고생하는 이들에게 좋다. 위궤양에는 당질도 회복력을 높
이기 위한 에너지원으로서 불가결하다. 특히 곡류는 영양소를 균형 있게 포함하고
있으므로 추천하고 싶다. 다만, 당질에서도 단당류인 설탕은 삼가 한다. 알로에는
위산 분비를 억제하고, 분비된 위산을 중화하여 궤양 부위의 균을 죽이고 새살을
돋게 하기 때문에 위궤양이 암으로 발전하는 것을 막아준다. 위, 십이지장궤양에
사용하는 식물은 황벽나무, 감초, 미치광이 풀, 예덕나무, 미국소태나무, 일본 사
시나무 등이다. 운향과의 황벽나무는 아시아 북부와 일본 각지 산지에 자생하는
암수딴그루의 낙엽고목이다. 겉을 벗긴 나무껍질의 생약명은 황백이다. 소화불
량, 고미건위, 정장, 장내살균 등에 사용하며 해열수렴제로 염증에도 사용한다.
진액은 백초 등의 이름으로 위장약의 원료이기도하다. 알칼로이드인 베르베린,

팔마틴, 매그노프롤린, 펠로덴드린과 고미질인 리모닌, 오바쿠논 등을 성분으로 함유하고 있다. 의약품인 염화베르베린이 제조 원료이다.

* 위액 분비가 많아 신물이 오르고 가슴이 아플 때 – 반하생강포제, 적복령, 진피, 치 자초, 황련초, 향부자, 곽향/5, 지실, 궁궁이, 삽주/4, 백작약/3, 신곡/2, 감초/2, 생강/6

* 위 점막에 염증이 생겨 위궤양 시 – 유근피, 흰삽주, 산약/8, 인삼, 산사, 사인/6, 진피, 후박, 적복령, 향부자, 목향, 인동꽃, 민들레, 곽향, 감초/4

신경통 류머티즘 등에 사용되는 약용식물 ✱✱✱

신경통 등에 사용하는 식물은 율무, 개다래나무, 방기, 돌외, 알로에 속, 갓 등이 있다. 개다리나무는 덩굴성 낙엽저목으로 중국, 일본 등 아시아 지역에 널리 분포하는데 이용부위는 과실에 진딧물 종류가 기생하여 생긴 혹 모양의 벌레집이다. 생약명은 목천료로 한방에서는 진통, 강장, 건위제로 쓰고 진통제로 신경통, 류마티즘, 관절염에 복용한다. 과실을 몸을 따뜻하게 하여 진통해열약으로도 사용하며 민간에서는 술에 담그어 천료주라 하여 몸을 따뜻하게 하는데 사용한다. 개다래 열매를 가을에 따서 뜨거운 물에 넣었다가 건져서 말려 약으로 쓰기도 하는데 곱게 가루 내어 3~5g씩 먹는다.

일본에는 개다래 열매를 어린이한테는 먹이지 말라는 말이 있는데 성기능을 강하게 하는 효과가 탁월하기 때문이다. 개다래나무는 고양이과 동물을 성적으로 흥분시키는 작용이 있어서 이를 사람의 약이라기보다는 고양이의 명약이라고 부르기도 한다. 일본에서는 다래보다 쥐다래나 개다래를 더 중요하게 생각한다. 여행하다가 피로로 지쳐 쓰러졌을 때 쥐다래나 개다래를 먹으면 다시 힘을 얻어 계속할 수 있다고 하여 '다시 여행한다'는 뜻인 마다다비(又旅)라고 부른다 우리에게 친숙한 과일인 키위는 중국 원산의 동속식물 중국다래를 뉴질랜드에서 품종을 개량한 것이다. 무차로 잘 알려진 율무는 벼과의 식물로 베트남이 원산지이며 열대와 온대에서 자생하는 일년초이다. 율무 차, 율무 엑기스, 율무 죽 등 율무를 원료로 한 제품들이 범람하고 있어, 이제 율무를 모르는 사람은 거의 없다. 율무는 본래 야성이었으나, 약효가 입증되어 이제는 약용식물로서 재배되고 있다. 율무는 포아풀과에 속하는 일년생 초본식물의 종자이다. 씨 껍질을 제거한 종자는 생약명이 이의인으로 이뇨, 소염, 진통, 진정, 배농, 자양강장제로 사용한다. 민간에서는 사마귀가 났을 때나 거친 피부에 사용한다. 또한 진통제로 신경통, 관절통, 류머티스에 사용한다. 율무는 잡초와 같이 강인한 생명력을 갖고 있어, 아무 땅에서나 잘 자라, 열매를 맺는다.

알려진 율무의 약효 성분은 "코익세놀라이드"를 위시해서 전분 51.9%, 단백질 17.6%, 지방 7.2%, 수분 10%, 그리고 각종 지방산이 함유되어 있다. 이 중에서 "코익세놀라이드"라는 성분은 복수 암의 증식을 억제한다는 발표도 있으며 약리 실험에서 혈압강하, 혈당강하 작용이 있다고 알려져 있다. 이 외에도 율무를 상식하면 위가 순화되고 장을 도와주며 폐를 맑게 해주는 효능도 있다. 맹장염, 신장염, 고혈압, 소화불량, 기관지염, 천식 등에도 이 율무를 처방하고 있으며, 물사마귀가 몸에서 떨어져 나간다고 항암작용을 기대하며 애용 할 정도로 탁월한 약성을 가지고 있으나 아직 항암작용 기전이 밝혀지지 않아 아직까지 민간약의 굴레를 벗어나지 못하고 있다.

한방에서는 이 율무를 자양강장제로, 피부 미용이나, 구취 제거에 탁월 능력을 인정하면서 사용하고 있다. 율무의 혈당강하 작용 때문에 당뇨병 환자들에게도 사랑 받는 약성 식품이지만 이런 약효를 기대하여, 많은 양을 섭취하면, 임신 초기의 산모에게 자연유산이라는 역작용도 있으며, 남성의 경우 성기능이 떨어지는 경우도 있다. 율무의 상용량은 통상적으로 20 ~50g 정도를 차처럼 달여서 먹기도 하고, 현미나 좁쌀과 함께 밥을 지어서 먹는다. 중국에서는 아침에 죽을 먹는 경우가 많은데, 이때 율무죽을 만든다. 이것을 사신죽이라 하는데 이는 불가, 선가, 유가, 도가에서 애용하는 음식이기도 하다.

기타. 살균 및 외상치료에 사용되는 약용식물   ❋ ❋ ❋

일반적으로 알려진 외상치료제 및 살균제로 사용하는 식물은 황련, 식나무, 오이풀, 털머위, 약모밀이 있다. 황련은 마니리아제비과의 다년초로 수염뿌리를 불에 쬐여 말리고 남은 뿌리줄기의 생약명이며 고임건위제이다. 특히 해독과 열병에 효과가 알려져 있으며 황련속(屬)의 식물을 세계각지에서 약용으로 이용하고 있다.

낙우송과의 식나무는 생잎을 화상, 종기 등에 외용으로 사용한다. 이것은 이리도이드 배당체인 아우큐빈 성분을 함유하고 있어 치료효과를 지닌다. 국화과에 속하는 털머위는 정원수로 일본, 우리나라, 중국 해안에 자생하는 상록다년초이다. 사용 부위는 뿌리줄기, 잎 줄기로 건위, 설사, 식중독 등에 복용한다. 말린 잎은 습진, 종기, 화상, 타박상, 베인 상처, 독충자상에 외용으로 사용한다.

줄기나 잎을 다린 물은 어패류로 인한 식중독에 좋다. 오이풀은 뿌리와 뿌리줄기를 지유라고 하여 지혈제로 각종 출혈증세에 사용하고 있다. 화상, 습진, 피부염, 창상에 외용제로 사용한다. 지사제와 거담제로도 복용하며 달인물을 구내염에 사용하기도 한다.

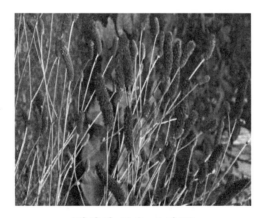

[화상에 좋은 오이풀]

참고; 오장육부에 따른 필수약초

구분	補(허증)	瀉(실증)
간	오가피, 산조인, 산수유, 황기, 아교, 모과, 천궁	작약, 시호, 청피, 전호, 서각, 진피, 용담초
담(쓸개)	당귀, 산수유, 산조인, 오미자	작약, 시호, 청피, 황련, 목통
심장	원지, 백복신, 천문동, 맥문동, 토사자, 인삼, 금박, 은박, 죽염	황련, 고삼, 폐모, 전호, 울금
소장	감초, 석곡, 모려	대황, 소자, 총백, 속수자
비장 (지라)	인삼, 황기, 백출, 복령, 진피, 반하, 건강, 맥아, 산약	지실, 적작약, 대황, 청피, 신곡, 산사자, 파두, 삼릉
위	인삼, 황기, 산약, 백출, 연실, 검인, 백련두, 축사	대황, 지실, 망초, 파두, 후박, 견우자
폐 (허파)	인삼, 황기, 아교, 오미자, 천문동, 사삼, 산약, 녹각교	방풍, 행인, 마황, 지각, 자소엽, 정력자, 상백피
대장	오미자, 앵속각, 모려, 육두구, 목향, 가자	망초, 대황, 속수자, 도인, 마인, 지각, 빈랑, 총백
신장	구기자, 오미자, 우슬, 두충, 녹용, 숙지황, 육종용, 구판	복령, 택사, 저령, 호박, 목통
방광	석창포, 속단, 익지인	차전자, 구맥, 활색, 망초, 택사, 저령, 목통
심포 (혈관)	황기, 토사자, 파고지, 육종용, 침향, 육계(계피)	대황, 망초, 모약, 지각, 황백, 치자
삼초 (호르몬)	인삼, 황기, 건강, 감초, 백출, 계지, 익지인	황백, 치자, 저령, 택사, 적복령, 대황, 빈랑

3. 증상별 효소 재료

1. 당뇨병에 좋은 효소

여주, 겨우살이, 조릿대 잎, 오가피순, 바다나물, 쇠비름, 수세미, 함초, 돼지감자

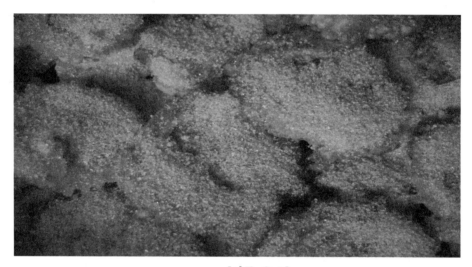

[여주 효소]

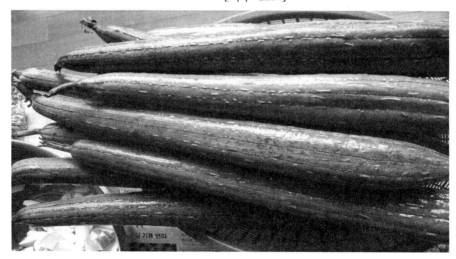

2. 감기 기침 기관지 천식에 좋은 효소 재료

곰보배추, 곰취, 개미취, 더덕 ,도라지 달맞이꽃순, 마가목순, 감잎 ,맥문동 ,돌나물,
민들레 ,산뽕순 ,질경이 ,뱀딸기 ,보리수잎, 산죽, 쑥부쟁이, 왕고들빼기, 배, 모과

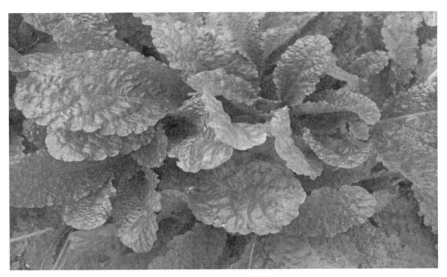

[곰보배추]

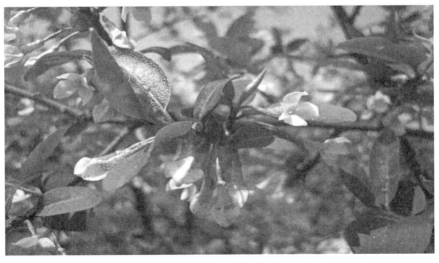

[보리수나무]

기관지 천식에 곰보배추와 보리수나무를 함께 쓰면 효과가 훨씬 좋다.

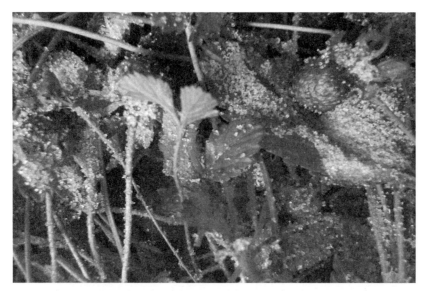

[뱀딸기]

3. 고혈압에 좋은 효소 재료

겨우살이, 뽕잎, 산뽕, 줄풀, 비단풀, 돌복숭아, 질경이, 무순, 은행잎, 미나리+토마토

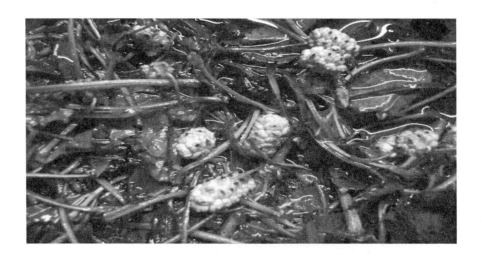

4. 관절 신경통에 좋은 효소 재료

쇠무릎, 수영뿌리, 다래순, 엄나무순, 질경이, 오가피, 토사자, 참당귀순, 다래순, 민들레, 두충잎, 등나무순, 마가목순, 방풍, 산뽕순, 삼지구엽초, 겨우살이

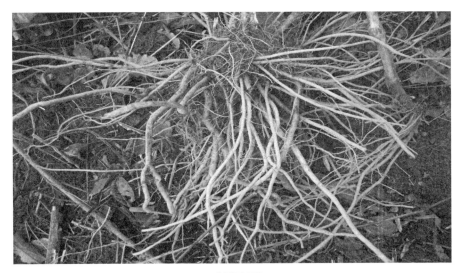

[쇠무릎]

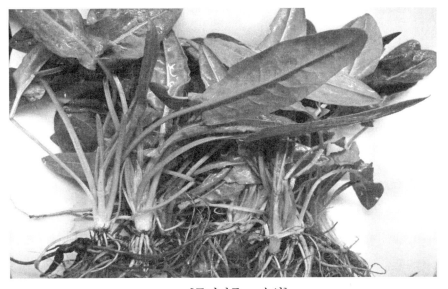

[류머티즘 _수영]

Introduction to Enzyme Instructor

5. 간에 좋은 효소재료

황칠나무, 냉이 ,다래순 ,돌나물 민들레, 잔대, 헛개나무, 질경이

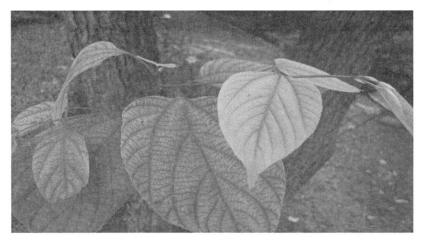

[헛개나무]

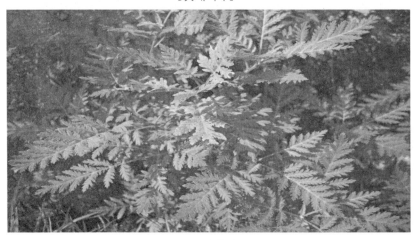

[사철쑥]

간경화— 까마중, 돌복숭아, 벌나무, 엄나무   급성간염— 인동덩굴, 사철쑥, 만병초

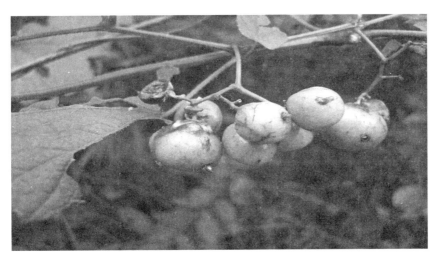

[개머루덩굴]

만성간염— 개머루 덩굴, 돌복숭아, 벌나무

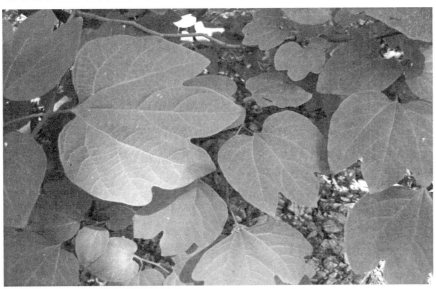

[생강나무]

지방간_개머루덩굴, 생강나무, 찔레뿌리 같은 양을 시럽으로 효소 담으면 효과가 좋다

6. 면역력 증강 자연치유능력에 좋은 효소재료

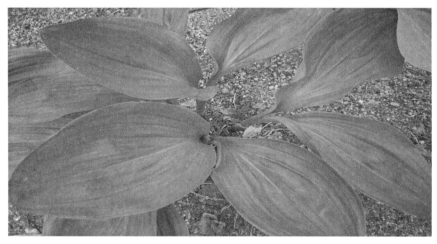

[산마늘]

산뽕, 오가피 .토사자, 두충, 두릅, 더덕 칡 어성초, 원추리, 둥글래, 달맞이꽃, 엄나무, 만삼, 돌미나리, 바디나물 산사열매, 다래, 참마 ,엉겅퀴 .명아주, 하수오 마가목, 참나물, 맥문동, 황기, 구기자열매, 천마, 소나무 ,산죽 익모초, 닭의장풀

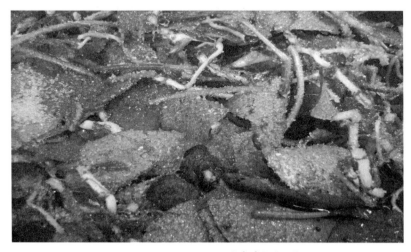

[어성초효소]

7. 여성질환에 좋은 효소재료

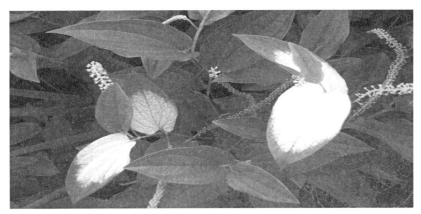

삼백초

쑥 [참쑥, 인진쑥], 느릅나무, 참당귀, 돌미나리, 삼백초, 씀바귀, 익모초, 생강나무, 쇠비름, 질경이, 짚신나물, 바디나물

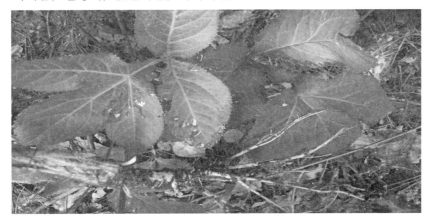

[바디나물]

8. 아토피 피부에 좋은 효소재료

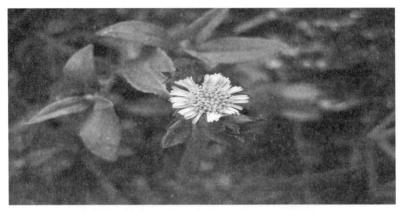

[한련초]

가려움증—싸리나무, 까마중, 소루쟁이 주근깨—천문동, 산목련 대머리— 하수오, 한련초

대상포진— 비단풀 두드러기— 칠해목 아토피 피부염— 쇠비름, 백선피, 줄풀, 석창포

9. 위장에 좋은 효소재료

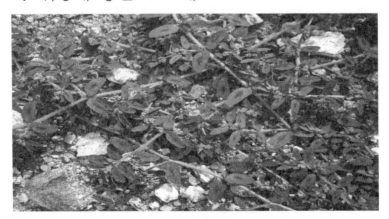

[비단풀]

급.만성 위염—쑥, 민들레, 비단풀, 조릿대, 엄나무 급성대장염—인동덩굴, 민들레,

엄나무

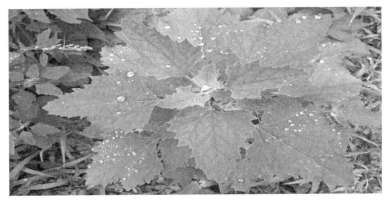

[명아주]

소화불량_ 민들레, 산마, 삽주 위궤양_ 개암나무, 조릿대, 명아주, 느릅, 두릅

10. 항암에 좋은 효소재료

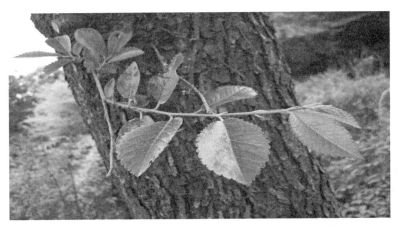

[느릅나무]

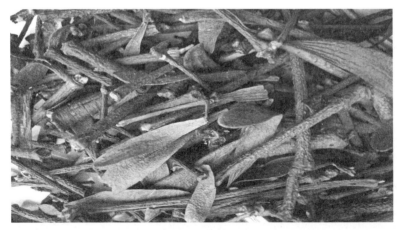

[겨우살이]

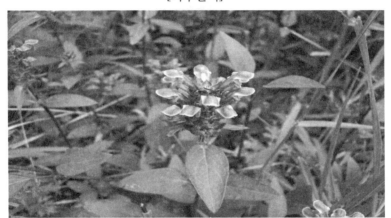

[하고초]

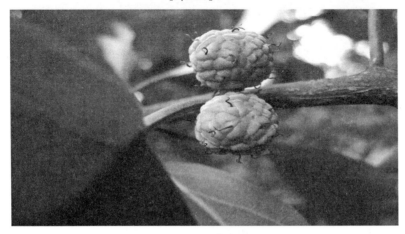

[구찌뽕]

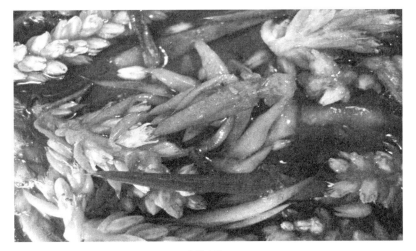

[와송]

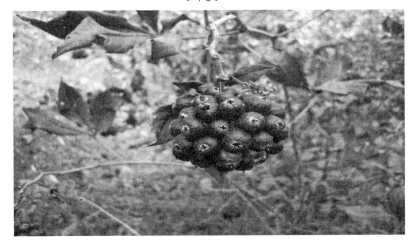

[오가피열매

제4장 | 효소재료 산야초의 작용

공용분류법에 따른 분류법을 쓴다.

☞ 공용분류법

공용분류법약물의 공효에 의거하여 행하는 분류방법의 일종이다. 「본경」의 삼품분류는 실제로 가장 일찍 되고, 가장 간단한 공효분류법이다. 공용분류법을 채용하는 본초저작은 「약품화의」, 「약품변의」, 「본초구진」, 「요약분제」 등이다. 본초저작은 약물사정작위분류 의거 예 「약감」, 「본초택요강목」은 약물을 한, 열, 온, 평의 4류로 나누었다. 약물공용분류에 의하여 목전 한약문류의 주요방법이 되었다. 현재의 본초학교재는 해표약, 청열약, 사하약, 거풍습약 등의 20류로 나누고 있다.

---

1. 해표작용(解表作用) ✳✳✳

해표약이란 신체표면(表)을 풀어주게(解)하는 약물을 말한다. 이때의 표면이란 단순한 질환의 위치를 가리키는 것이 아니라 병인의 진행 상태를 의미하는 용어로서, 질환을 유발하는 나쁜 기운이 외부로부터 침입하였을 때 초기에는 이들 병사(病邪)가 신체 내부로 침입하지 않고 아직 표면에 머물러 있기 때문에 이때에 나타나는 증상들을 총칭하여 '표증(表證)'이라고 한다. 이때 표증을 치료하는 방법은 병의 위치가 체표에 존재하기 때문에 체표부위를 풀어 헤쳐서 병의 기운을 내보내야 하므로 '해표'라는 방법을 사용하며, 이러한 작용이 있는 약물들을 '해표약'이라고 한다. 일반적으로 감기에 걸렸을 때 초기에 나타나는 증상들이 표증에 해당하는 경우가 많으며, 이들은 대개 해표약으로 치료하기 때문에 반드시 일치하지는 않지만 일반적으로 해표약이라고 하면 감기약으로 여기는 경우가 많다. 그러므로 해표약으로 분류되는 약물들은 주로 감기를 치료하는데 사용된다.

현대약리학적으로 해표약은 대부분 발한(發汗)의 작용을 나타내는데, 발한작용 때문에 예전 사람들은 병을 일으키는 나쁜 기운이 땀을 통하여 함께 빠져나가는 것으로 인식하였다. 이렇게 땀을 나게 함으로써 인체표면을 풀어 주어서 땀과 함께 병사를 밖으로 내보내는 작용을 '발한해표(發汗解表)'라고 한다. 이러한 원리 때문에 해표약으로 분류되는 약물들은 대부분이 발한작용을 함께 가지고 있다. 그리고 발한작용 외에도 이 뇨작용, 항부종작용, 지해평천(止咳平喘)작용, 투진(透疹) 및 진통작용 등의 효능도 함께 가지고 있는 약물들이 많다. 표증의 증상들은 오슬오슬 춥고(惡寒), 열이 나고 머리가 아프며(發熱頭痛), 땀이 나는 경우도 있고 나지 않는 경우도 있다. 이 외에도 코가 막히고(鼻塞), 기침이 나기도 한다(咳嗽). 이때 혀를 관찰하면 설태가 박백(薄白)하며, 맥은 부맥(浮脈)이 나타난다. 이는 현대의학에서의 호흡기감염이나 전염병초기의 증상으로 분류될 수 있다. 그러나 해표약으로 치료하고 있는 표증이란 이미 언급하였듯이 단순히 병의 위치가 바깥쪽에 존재한다는 의미만은 아니다. 이는 한의학에서 증을 판별하기 위한 증후군의 하나이기 때문에 체질과 증상에 따른 종합적인 관찰을 하여야 한다. 표증은 질병의 원인과 나타나는 증상에 따라 표한증과 표열증의 두 가지 유형으로 분류한다. 그리고 표증의 원인이 풍(風)으로 인하여 발생하기 때문에 표한증은 '풍한증(風寒證)', 표열증은 '풍열증(風熱證)'이라고도 한다. 표한증은 환자의 상태에 따라서 표실증과 표열증으로 분류한다. 열은 심한데 땀이 없으며, 오슬오슬 춥고 맥이 위로 뜬 상태이면서 긴장되어 있는 증상들로 대개 한기가 왕성한 것으로 표실증에 속하는데 상한론에서의 마황탕(麻黃湯)이 이의 대표적인 것이다. 표허증은 열이 있는데 땀이 나며 오슬오슬 추우며 바람을 싫어하고 맥부(脈浮)하나 힘없는 경우에 해당한다. 이 때에는 한의 증상들이 비교적 가볍게 나타나며, 상한론에서의 계지탕(桂枝湯)이 대표적인 처방이다. 그리고 표열증은 발열(發熱)이 주증상이며, 대개 오슬오슬 떨리거나 바람을 싫어하는 증상은 없으나, 갈증, 인통(咽痛), 설질이 붉으며 맥이 부삭(浮數)한 증상 등이 나타나는데 이때는 대개 열이 뚜렷한 열상(熱象)의 표증이 나타난다. 이때는 상국음(桑菊飲), 은교산(銀翹散)으로 치료한다.

　해표약의 응용은 대부분 상한론에서의 태양경증에 속하는 경우가 많다. 해표약은 약물의 성미(性味)와 효능에 따라 발산풍한약(發散風寒藥)과 발산풍열약(發散風熱藥)의 두 종류로 나눌 수 있다. 발산풍한약은 대부분 성미가 신온(辛溫)하기 때문에 '신온해표약(辛溫解表藥)'이라고도 하는데, 풍한표증에 주로 사용되며 마황(麻黃), 계지(桂枝), 소엽(蘇葉), 형개(荊芥), 방풍(防風) 등이 이에 속한다. 발산풍열약은 대부분 성미가 신량(辛凉)하기 때문에 '신량해표약(辛凉解表藥)'이라고도 하며, 풍열표증에 사용되는데, 대표적인 약물로는 시호(柴胡), 갈근(葛根), 우방자(牛蒡子), 박하(薄荷), 국화(菊花) 등이 이에 속한다.

해표약은 신온해표약(발산풍한약)과 신량해표약(발산풍열약) 다음과 같이 두 가지로 나눈다.

발산풍한약	*마황, *세신, *방풍, 계지, 자소엽, 형개, 강활, 고본, 백지, 세신, 생강, 총백, 향유, 신이화
발산풍열약	*시호, *승마, *만형자, 갈근, 우방자, 박하, 감국, 야국화, 담두시, 부평, 곡정초, 목적, 상엽

* 마황, 세신, 방풍, 시호, 승마, 만형자는 식품원료로 사용 불가

◆ 계지(桂枝)
0 성미 ; 성질은 따뜻하며 맛은 맵고 달다.
0 귀경 ; 계수나무 가지 약용. 심, 폐, 방광경
0 주요성분 ; 정유(알데히드, 신나밀아세타트, 살리실알데히드 , 탄닌질, 탄수화물, 점액질)
0 약리작용 ; 발한해열, 혈액순환 촉진, 이뇨작용, 거풍습, 생리불순, 손과 팔의 통증 완화에 효과
0 열이 많은 자, 임산부 및 출혈이 있는 자신중을 기한다.

☞ 계피
　소화불량, 식욕감퇴, 장염, 손발이 차거나 관절염(특히 추울 때), 위산과다, 갱년기 장애에 효과

◆ 자소엽(紫蘇葉)
0 성미 ; 성질은 따뜻하며 맛은 맵다.
0 귀경 ; 차즈기라 하며 잎을 약용. 폐, 비경
0 주요성분
정유(엘-페릴라알데히드, 엘-리모넨, 알파피넨), 시아닌클로리드파라쿠마르산에스테

르, 씨에는 정유(리놀산 등), 비타민B1 함유
0 약리작용
발한해열두통과 코막힘, 땀을 나게 하고 기침에 좋고 비위에 기가 정체되어 헛배가 부르고 가슴과 명치가 답답하고 구토가 나는 것에 효과적이다. 산모 안태작용을 하며 식중독에 달여 마시면 좋다.
0 중독증상으로 호흡곤란, 체온상승, 경련 등이 일어날 수 있다.
☞ 소자는 가래, 천식, 변비에 효과적이며 자소경은 이기작용을 하며 소화가 안 되며 가슴이 답답하며 배가 아픈 증상에 효과적이다.

◆ 강활(羌活)
0 성미 ; 따뜻하며 맵고 쓰다.
0 귀경 ; 강호리라고 하며 뿌리 약용. 신, 방광경
0 주요성분은 쿠마린, 오스톨, 페눌라산 등
0 약리작용 ; 강활은 풍습(風濕)으로 인한 관절이나 근육의 통증을 제거하고, 온몸의 뼈마디가 아픈데 효과적이다. 감기로 인한 전신과 머리가 아픈 데 쓴다. 발산작용, 관절통

에 효과적이다.
O 음허혈허한 자, 과량복용은 금한다.

◆ 고본(藁本)
O 성미 ; 성질은 따뜻하고 맛은 맵다.
O 귀경 ; 뿌리를 약용, 방광경
O 주요성분 ; 푸로쿠마린, 노토마이몰
O 약리작용 ; 발한해표, 감기로 인한 두통, 발열, 기침과 가래, 코막힘, 콧물, 류마티스성 관절염에 효과적이다.
O 열로 인한 두통에는 금한다.

◆ 백지(白芷)
O 성미 ; 성질은 따뜻하고 맛은 맵대(혀가 아린다.).
O 귀경 ; 구릿대 라 하며 폐, 위경
O 주요성분 ; 바이아칸겔리신, 바이아칸겔리콜, 임페라토린
O 약리작용 ; 거풍해표, 소종배농, 진정.진통, 감기, 두통에 효과적이다.
O 과다 사용 시 구토증상이 나타난다.

◆ 생강(生薑)
O 성미 ; 성질은 따뜻하며 맛은 맵다.
O 귀경 ; 근경 약용. 폐, 비, 위경
O 주요성분 ; 알파-피넨, 베타-카로틴, 베타-시토스테롤, 캡사이신, 진저론, 레시틴, 비타민군, 아미노산, 아연, 마그네슘 등
O 약리작용 ; 발한해표, 건위화중, 항균해독, 경련을 완화하고 혈액순환을 촉진한다. 관절염, 염증, 상처의 항생제로도 효과가 있다. 보건식품 처방에 두루 사용되며 효소발효제로도 좋다.
O 혈액응고 관련 약복용한 자, 담석증 환자

는 복용 전 전문가와 상의 하여야 한다.

◆ 신이화
O 성미 ; 성질은 평하고 맛은 맵다.
O 귀경 ; 목련이라 하며 꽃봉오리를 약용, 폐, 위경
O 주요성분 ; 휘발성 정유 - 시트롤, 시네올, 피넨, 플라보노이드. 알칼로이드
O 약리작용
통비색, 치두통, 항균, 외감성으로 인한 코막힘, 혈압강하작용, 진통, 진정 작용, 비염에 다른 보건식품과 배합하여 처방한다.

◆ 갈근(葛根)
O 성미 ; 성질은 차고 맛은 달고 맵다.
O 귀경 ; 칡뿌리를 약용, 비, 위경
O 주요성분
다이드제인, 다이드진, 푸에라닌, 쿠마린
O 약리작용
해기퇴열, 생진지사, 투진, 고혈압으로 오는 두통, 목덜미가 뻣뻣한 것을 풀어준다. 갱년기 장애에 타 보건식품과 배합 처방한다. 오래된 설사에는 갈화(칡꽃), 갈곡(칡열매)가 효과적이다. 속이 냉한 자, 장기간 과다 복용은 피한다.

◆ 박하(薄荷)
O 성미 ; 성질은 서늘하며 맛은 맵다.
O 귀경 ; 전초를 약용, 폐. 간경
O 주요성분
맨톨, 리모넨, 에틸아밀케톤, 알파-피넨
O 약리작용
발한해열, 소산풍열, 건위, 피로회복, 머리와 눈을 맑게 한다.

☞ 박하뇌

박하 잎, 줄기에서 추출한 정유, 흥분, 건위, 방향청량제이다. 독성은 약하나 대량하면 연수가 마비가 된다.

◆ 상엽(桑葉)

O 성미 ; 성질은 차고 맛은 쓰고 달다.

O 귀경 ; 뽕나무 잎을 약용, 폐, 간경

O 주요성분 ; 루틴, 움벨리페론

O 약리작용

소산풍열, 청간명목, 거담진해, 두통, 구갈, 고혈압에 효과

O 폐기능이 약한 자, 소변 과다자는 복용을 피한다.

☞ 상백피

뽕나무 뿌리껍질, 사해평천, 수종, 혈압강하 작용, 중풍예방

익지 않은 열매를 상심자, 열매를 오디, 가지를 상지라 한다.

◆ 감국(甘菊)

O 성미 ; 성질은 서늘하고 맛은 달고 쓰다.

O 귀경 ; 국화의 꽃봉오리를 약용, 폐, 간경

O 주요성분 ; 아피게닌, 클로로겐산, 타락사스테롤

O 약리작용 ; 소산풍열, 거풍명목, 항균작용, 혈압강하, 소염작용, 간열로 눈이 충혈되고 눈물이 나고 머리가 어지럽고 아플 때 효과가 있다. 독충에 물린 경우 생잎을 찧어 즙을 바른다.

O 잎을 과용하면 두통이 생긴다.

◆ 곡정초(穀精草)

O 성미 ; 성질은 평하며 맛은 맵고 달다.

O 귀경 ; 줄기와 꽃 약용, 간, 위경

O 주요성분 ; 소염, 항균 성분

O 약리작용 ; 유행성 결막염에 타 약재와 배합한다. 치통, 구창에 효과

O 독성이 있으니 소량 사용한다.

실험적인 연구에 의하면 한의학에서의 해표작용을 가진 약물들은 다음의 작용들과 유관하다고 할 수 있다.

(1) 발한작용

한의학에서는 해표약들이 일반적으로 모두 발한시키거나 발한(發汗)을 촉진시키는 작용이 있어서 發汗을 통하여 표사(表邪)가 한(汗)을 따라서 나가므로 제거된다고 인식하였다. 이른바 "그 표면에 있을 때에는 땀을 통하여 발산시켜야 한다(其在皮者汗而發之).", "몸에 만일 이 열이 날 때에는 땀으로써 발산시켜야 한다(體若燔炭, 汗出而散)." 등의 이론들이 있는데, 이로 보아 발한이 한의에서 표증을 치료하는 중요한 치법 중의 하나인 것을을 알 수 있다. 해표약 중에서도 발산풍 한약들이 발한작용이 비교적 강하며, 그 중에서 마황과 계지를 배합하였을 때에 작용이 매우 뛰어나다. 생강의 정유와 신랄(辛辣)한 성분(gingerol과 shogaol)은 혈관을 확장시켜 혈액순환을 촉진한다.

한사(寒邪)를 받은 후 생강 을 끓여 복용하면 전신이 따뜻해지는 것을 느끼게 되는데, 생강이 체표순환을 개선시키고 발한을 촉진시키는 것으로써 설명된다. 계지는 또 말초혈관(末梢血管)을 확장시킴으로써 부표(膚表)의 혈액순환을 촉진시켜 마황의 발한작용을 증강시킨다.

(2) 해열작용

해표약들은 대개 강도는 조금씩 다르지만 해열작용을 가지고 있기 때문에, 실험적으로 유발된 흰쥐의 발열에 대하여 체온하강작용을 가진다. 해표약 중에서는 시호(柴胡)의 작용이 가장 강하며, 이 외에 계지(桂枝), 형개(荊芥), 방풍(防風), 갈근(葛根), 자소엽(紫蘇葉), 부평(浮萍) 등의 약물들도 역시 일정한 해열효과가 있다. 그 작용기전은 직접 발한 때문이거나 발한을 촉진시켜서, 또는 소염, 항균 및 항바이러스 등의 작용으로 체온을 하강시키는 것이다. 더욱이 갈근(葛根)은 정상체온도 하강시키는 효과가 있다.

(3) 진통작용

시호(柴胡), 계지(桂枝), 세신(細辛), 방풍(防風), 자소엽(紫蘇葉) 등은 마우스 꼬리에 압자극법 또는 초산유발법 등으로 일으킨 동통반응에 현저한 억제작용을 나타내므로 이 약물들은 모두 일정한 진통작용이 있다.

(4) 항균, 항virus작용

in vitro에서 시호, 계지, 자소엽, 방풍, 박하, 상엽 등은 여러종의 세균, 예를 들어 황색포도상구균(staphylococcus), 용혈련구균(溶血鏈球菌 Hemolytic streptococcus), 傷寒杆菌(상한간균,장티푸스균), 이질간균(痢疾杆菌 Dysentery bacillus), 결핵간균(結核杆菌tubercule bacillus) 및 치병성진균(致病性眞菌pathogenic fungus)에 대하여 일정한 억제작용을 나타낸다. 마황, 계지, 시호, 자소엽, 국화 등은 influenza virus에 일정한 억제작용이 있다.

(5) 주의사항

① 해표약은 정유성분을 함유하는 것이 많아(芳香辛散) 달이는 시간을 짧게 해야 한다.
② 복용한 다음에는 적당히 발한을 시켜 발한과다로 인한 정기(正氣)손상을 조심해야 한다.
③ 온난(溫暖)한 시기에는 약량을 줄이고 한냉(寒冷)한 시기에는 약량을 올린다.
④ 노인 . 소아 . 허약자는 발한과다가 되지 않도록 주의한다.

2. 청열작용(淸熱作用)　　　　　　　　　　　＊＊＊

　청열약이란 열(熱)을 청소(淸)하는 약물이다. 해표약에서 열을 끄는 효능이 있는데, 해표약에서는 주로 바깥부위에 존재하는 열을 발산시키는 것이고, 청열약은 안쪽에 존재하는 이열(裏熱)을 청해(淸解)하는 작용을 가진 약물을 말한다. 청열약들은 대부분 성질이 한량(寒凉)하다. 그러므로 한의학이론 중 "열자한지(熱者寒之)〈열은 한으로써 다스리라〉"라는 치료원칙에 따라 이들 약물들을 각종의 열증(熱證)에 주로 응용하는 것이다. 이때의 '열증'이라는 것은 상당히 광범위한 개념으로서, 현대의학적인 개념에서의 체온상승을 의미하는 경우도 있지만 오히려 체온상승을 가져오지 않는 경우가 더 많다. 예를 들면, 체온이 정상일지라도 환자가 입이 마르고(口乾) 목도 마르며(咽燥), 얼굴색이 붉어지고(面紅) 눈이 빨갛게 충혈 되며(目赤), 대변이 굳어서 변비가 있고(大便乾結) 소변을 볼 때 시원하지 않고 화끈거리며(小便短赤), 손바닥과 발바닥 및 가슴이 답답하고 열감을 느끼는(五心煩熱) 증상들이 나타난다. 그리고 이때에 진찰을 하면 설홍태황(舌紅苔黃)과 맥삭(脈數) 등의 진단이 나오는데, 이들이 모두 열증의 범주에 속한다.

　열증이 병이 발생한 부위와 성질, 그리고 병의 상태에 따라서 표열증(表熱證)과 이열증(裏熱證)으로 나눌 수 있다. 표열증은 발열은 있지만 오슬오슬 추위를 느끼는 오한(惡寒)의 증상이 가끔씩 나타나는 경우를 말한다. 표증이 나타나면 제1장에서 다룬 것처럼 해표약으로 치료를 한다. 이열증은 원인으로는 여러 가지가 있는데, 외부로부터의 사기(邪氣)가 체내로 침입한 다음 열로 변하여 발생하거나, 체내에서의 기가 울체되어 열로 변하는 경우가 많다. 열증에서 주로 발생되는 증상들은 우선 열이 나고(發熱), 오한보다는 열을 싫어하며(惡熱), 입이 마르고(口乾), 가슴이 답답하며 입맛이 쓰고(心煩口苦), 숨이 차게 되고(呼吸迫促), 소변단적(小便短赤), 대변경결(大便硬結), 혹은 변비(便秘), 복창(腹脹), 태황(苔黃), 맥홍(脈洪)을 겸한다. 심하면 신지섬어(神志譫語), 발광(發狂) 등이 나타난다.

　이열증은 성질에 따라 실열(實熱)과 허열(虛熱)로 나눌 수 있다. 실열은 다시 기분열(氣分熱), 혈분열(血分熱), 습열(濕熱) 및 열독(熱毒) 등으로 분류할 수 있다. 이들 분류된 이열증들은 나타나는 증상과 치료하는 약물이 각각 다른데 개략적인 내용은 아래와 같다.

첫째, **청열사화약**(淸熱瀉火藥)으로 기분열을 치료하는데 주로 사용된다. 상용약물로는 석고(石膏), 지모(知母), 치자(梔子) 등이 있고 백호탕(白虎湯)이 대표처방이다.

✓**청열량혈약**(淸熱凉血藥) : 주로 혈분실열(血分實熱)을 청해(淸解)하는데 쓰인다. 소위 "혈열(血熱)"은 온열병(溫熱病)〈감염성질병의 급기(急期)와 만기(慢期)에 상당하는 것〉에 있어서, 육혈(衄血), 토혈(吐血), 경혈(便血) 등의 증상이 대개 일어나는 것을 가리키는데 "혈열망행(血熱妄行)"으로 인한 이유의 기타 출혈병(出血症)에 본 종류의 약물은 그 청열작용이 있고, 냉혈(凉血)의 목적에 도달한다. 사용약물은 서각(犀角), 생지황(生地黃), 玄蔘(현삼) 등이고 서각지황탕(犀角地黃湯)이 그 대표적이다.

✓**청열조습약**(淸熱燥濕藥) : 습사(濕邪)가 신체에 침범한 것으로 인하여 일어나는 바의 발열을 습열로 칭하고, 임상에서는 주로 발열, 두통, 신중이통(身重而痛), 복만식소(腹滿食少), 소변단적(小便短赤), 대변당설(大便溏泄), 설태황(舌苔黃) 등으로 표현된다. 본 류의 약물은 대개 청열하는 능력이 있고, 조습(燥濕)시킬 수 있기 때문에 해독작용을 겸유(兼有)하고 있는 것으로 약물을 나눌 수 있다. 그러므로 주로 습열증을 치료한다. 사용 약물에는 황금, 황련, 황백 등이 있고 장위습열(腸胃濕熱)은 황련환(黃連丸)이 대표처방이 되고 습열황달(濕熱黃疸)에는 치자백피탕(梔子柏皮湯)이 대표가 된다.

✓**청열해독약**(淸熱解毒藥) : 화열(火熱)이 옹성(壅盛)해서 일어난 "화독(火毒)" 혹은 "열독(熱毒)"을 가리킨다. 감염성 질병으로 인하여 일어난 고열이 수반되는 각종 독성반응(毒性反應)을 포괄하는 병리 변화에 상당(相當)한 것인데, 여러 종류의 화농성감염(化膿性 感染)〈창양(瘡瘍), 폐옹(肺癰), 장옹(腸癰) 등〉, 이질(痢疾) 그리고 부분 질병 감염(유행성감기, B형뇌염 등)은 모두 열독의 범주에 속한다. 본류의 약물은 모두 청열하고 해독작용을 겸하고 있기 때문에, 그러므로 주로 각종 열독증을 치료하는데 사용되는데 상용약물로는 은화, 연교(連翹), 대청엽, 판남근, 포공영 등이 있고, 오미소독음(五味消毒飮)이 그 대표처방이다.

✓**청허열약**(淸虛熱藥) : 소위 허열(虛熱)이라는 것은 상술한 이론에 따라서 음(陰), 양(陽), 기(氣), 혈(血)이 부족한 것으로 인하여 발열이 일어나는 것으로, 다만 통상적으로 오로지 그 열사(熱邪)가 상음(傷陰)한 이유인 열증을 가리킨다. 예를 들어로지 그병(濕熱病)후기(급성전근병에 해당)에로지열이 이미 상음(傷陰)한 이유로 구건인조(口乾咽燥) 오로지야열조량(夜熱早凉오로지열퇴무한(熱退無汗) 등의 음허발열증이 있고, 또한 예를

들면, 만성소모성질병(폐결핵 등)으로 인하여 일어나는 오후발열(午後發 오로지관홍도한(觀紅盜汗), 골증노열(骨蒸勞氣), 만성 유행성소수(流行性消瘦) 등의 증상이 다 본 류의 약물의 적응증이다. 상용약물 에는 지골피(地骨皮), 은시호(銀柴胡) 등이고 청호별갑탕(靑蒿鼈甲湯)이 대표처방이다.

✓**청열명목약(淸熱明目藥)** : 무릇 청간열(淸肝熱) 혹은 산풍열(散風熱)하여서 간열(肝熱)과 풍열 목질(目疾) 등을 치료하는 주요 약물을 청열명목약이라 칭하는데, 간열이 상승한 이유의 목질에 상용한다. 대표약물은 결명자, 청상자, 곡정초 등이 있고, 상용 약재는 청상탕(靑箱湯), 곡정용담산(穀精龍膽散) 등이 있다.

청열사화	노근, 밀몽화, 죽엽, 지모, 천화분, 청상자, 치자, 결명자, 하고초, 미후도, 파초
청열조습	고삼, 백선피, 용담초, 자미근, 진피(秦皮), 황금, *황련, 황백, 구미초, 화피, 화목피
청열해독	가자, 금은화, 누로, 마치현, 백두옹, 백렴, 번백초, 사간, 산두근, 산자고, 산장, 선인장, 아담자, 어성초, 연교, 인동동, 자화지정, 조휴, 진피, 청대, 토복령, 판람근, 패장, 포공영, 비봉, 지구자, 합리육, 된장, 녹두, 삼백초, 월견초, 율초, 함초, 용규, 대청엽, 호이초, 백화사설초, 압척초, 비봉, 가시메밀, 사광이풀, 노나무, 산청목, 톱풀, 석명자, 기린초, 구약, 와송
청열량혈	*목단피, *서각, 부용, 생지황, 자초, 적작약, 현삼
청 허 열	백미(白薇), 지골피(地骨皮), 청호(菁蒿), 호황련(胡黃蓮), 사매

* 약재는 식품 재료 불가

(1) 청열사화

◆ 청상자(靑箱子)
0 성미 ; 맛은 약간 차고 맛은 쓰다.
0 귀경 ; 개맨드라미의 종자를 약용, 간경
0 주요성분 ; 포타시움, 니트레트
0 약리작용

풍열로 인한 피부소양증, 눈이 붉어지고 굵을 때 감국, 선퇴를 같이 쓰면 좋다. 간화로 인하여 눈이 충혈 되고 아프고 백태가 끼고 눈물이 날 때 효과적이다. 급성결막염에 결명자와 비슷한 효능이다.

◆ 결명자(決明子)

0 성미 ; 성질은 약간 차고 맛은 달고 쓰고 짜다.
0 귀경 ; 종자를 약용하며 간. 담경
0 주요 성분
베타-시토스테롤, 루부로후사린, 카로틴
0 약리작용 ; 창간명목, 소염, 항균작용, 혈압강하, 이뇨, 열로 인한 변비, 피부진균에 효과적이다. 야맹증, 콜레스테롤, 눈이 충혈된 데에 좋다.
0 변이 무른 자, 혈이 부족하여 어지럼증이 있는 자는 금한다.

◆ 치자(梔子)
0 성미 ; 성질은 차고 맛은 쓰다.
0 귀경 ; 치자나무 열매를 약용, 간, 심, 위, 폐경
0 주요성분 ; 이리노이드, 게니핀 화합물(배당체), 알파-크로신(노란색소)
0 약리작용 ; 혈압강하, 항균, 이뇨작용이 있다. 오줌이 잘 안나오고 아픈 증상, 타박상, 대변에 피가 섞어 나오는 증상에 효과적이다.
0 비장이 허하고 변이 묽은 자는 금한다.

◆ 죽엽(竹葉)
0 성미 ; 성질은 차고 맛은 달고 담담하다.
0 귀경 ; 대나무 잎을 약용, 심. 소장경
0 주요성분 ; 단백질, 당질, 유리 아미노산
0 약리작용
청열제번, 해열 작용, 성인병 예방과 피를 맑게 한다. 중풍예방, 기침, 염증 해소 생리불순에 효과
☞ 죽여는 대나무 껍질을 제거한 중간층이며 죽순은 어리고 연한 싹을 말하며 시아노겐이란 유독물질이 있으므로 반드시 물에 삶아

익히고 물에 잘 우려내고 복용한다.

(2) 청열조습약

◆ 황금(黃芩)
0 성미 ; 성질은 차고 맛은 쓰다.
0 귀경 ; 속썩은풀의 뿌리를 약용, 심, 폐, 담, 대장, 소장경
0 주요성분 ; 바이칼린, 워고닌, 바이칼레린
0 약리작용 ; 열독, 열증, 황달, 이질, 종기, 종양, 염증에 효과적이다.
0 폐, 비장이 허약하면서 열이 있는 자는 금한다.

◆ 황백(黃柏)
0 성미 ; 성질은 차고 맛은 쓰다.
0 귀경 ; 황벽나무 코르크층을 제거한 수피, 위, 대장, 신장, 방광경
0 주요성분 ; 알칼로이드(베르베린, 팔마틴, 구아니딘), 감마-시토스테롤
0 약리작용 ; 혈당저하 작용, 대장 습열로 인한 설사, 방광의 습열로 인한 소변이 뿌옇게 나오는 것, 신장에 허열이 생겨서 식은땀이 흐르고 정액이 새고 다리에 힘이 없을 때, 대하에 효과가 있다. 화상, 안면홍조, 고혈압, 변비, 구내염에 좋다.
0 과용 시 알러지 반응이 나타난다. 임산부는 복용 금지
☞ 황금은 폐화를 제거하여 기침을 치료, 황련은 위화를 제거하여 상복부 불쾌감을 치료, 황백은 하반신의 습열을 제거하여 하지 운동마비를 치료 한다.

◆ 고삼(苦蔘)
0 성미 ; 성질은 차고 맛은 매우 쓰다.

0 귀경 ; 도둑놈의 지팡이의 주피를 벗긴 뿌리를 약용, 간,심,소장,대장,위경
0 주요성분 ; 알칼로이드(마트린, 옥시마트린, 트리포리리진)
0 약리작용 ; 습진, 피부화농증, 음부소양증에 주로 외용 한다.
0 비위허한 자 금지, 과량 복용하면 구토, 설사가 나타난다.

♦ 진피(秦皮)
0 성미 ; 성질은 차고 맛은 맵고 쓰다.
0 귀경 ; 물푸레나무 껍질을 약용, 간, 담, 대장경
0 주요성분 ; 애스쿨린, 애스쿨레틴
0 약리작용 ; 목적종통에 효과적이며 풍습으로 인한 통증, 간담의 화를 내려준다.
0 과용하면 호흡곤란이 올 수 있다.

(3) 청열해독약

♦ 금은화(金銀花)
0 성미 ; 성질은 차고 달다.
0 귀경 ; 인동초의 꽃봉오리를 약용, 심, 비, 위, 폐경
0 주요성분 ; 루테올린, 이노시톨, 탄닌질, 사포닌
0 약리작용 ; 열을 내리고 독을 풀며 경맥을 잘 통하게 한다. 염증성 질환, 감기로 인한 발열, 유행성 감기, 호흡기 질병, 위궤양에 효과. 잎과 줄기를 덖어 차로 복용 하면 감기를 예방한다.

♦ 연교(連翹)
0 성미 ; 성질은 차고 맛은 쓰다.
0 귀경 ; 산개나리 열매를 약용, 심, 담경

0 주요 성분 ; 올레아놀산, 탄닌질, 필리린
0 약리작용 ; 화농성질환, 인후종통(우방자, 치자, 황백, 대추 배합)에 효과적이다. 항균, 항염증 작용을 한다.
0 비위가 약한 자, 기가 허하고 열이 나는 자는 금한다.

♦ 포공영(蒲公英)
0 성미 ; 성질은 차고 맛은 달고 달다.
0 귀경 ; 민들레의 전초를 약용, 간, 위경
0 주요성분 ; 락투스피크린, 카페산, 베타-시토스테롤
0 약리작용 ; 열로 인한 종창, 인후염, 유방염, 맹장염, 급성간염, 황달에 효과적이며 소화불량, 습관성 변비에 좋다.

♦ 토복령(土茯苓)
0 성미; 성질은 평하고 맛은 달고 담담하다.
0 귀경 ; 청미래 덩굴 뿌리를 약용, 간, 위경
0 주요성분 ; 사포닌, 디오스게님, 알칼로이드
0 약리작용 ; 지사거풍, 해독, 매독, 피부질환, 임파선염에 효과

♦ 산두근(山豆根)
0 성미 ; 성질은 차고 맛은 쓰다.
0 귀경 ; 광두근의 뿌리를 약용, 심, 폐경
0 주요성분
프라보노이드(소포라딘, 소포라논), 알칼로이드(마트린, 아나기린)
0 약리작용
폐와 위의 열을 내리고 종기를 없앤다. 인후염에 특효며 치은염, 자궁경부염에 효과적(사간, 도라지, 금은화, 포공영 배합)
0 비장이 허하고 변이 묽은 자는 금한다.

◆ 사간(射干)

0 성미 ; 성질은 따뜻하고 맛은 맵다.

0 귀경 ; 범부채의 뿌리줄기를 약용하며 간.
폐경

0 주요성분

이소플라보노이드 배당체(벨람칸딘, 이리딘,
텍토리딘)

0 약리작용

결핵, 적담, 어혈, 백내장, 편도선염에 효과,
소염, 진해, 건위 작용 / 천식성기관지염에
자원(밀자), 마황, 관동화, 오미자, 생강 처방

0 과용하면 설사가 일어난다.

◆ 삼백초(三白草)

0 성미 ; 성질은 차고 맛은 맵고 쓰다.

0 귀경 ; 지상부 전초를 약용하며 간, 폐, 신
경

0 주요성분 ; 정유, 색소배당체(퀘르시트린,
이소퀘르시트린)

0 약리작용 ; 해독, 이뇨, 중독, 신장염, 부
종, 수종, 간염, 황달에 효과

◆ 녹두(綠豆)

0 성미 ; 성질은 차고 맛은 달다.

0 귀경 ; 종자, 꽃을 약용하며 심, 위경

0 주요성분 ; 펜토산, 덱스트린, 갈락탄, 헤
미셀룰로이즈

0 약리작용 ; 해독, 익기, 해수, 번갈 작용

(4) 청열량혈

◆ 현삼(玄蔘)

0 성미 ; 성질은 차고 맛은 쓰고 짜다.

0 귀경 ; 현삼 뿌리를 약용, 폐, 위, 신경

0 주요성분 ; 정유, 시토스테론, 사포닌

0 약리작용 ; 열, 풍에 의한 질병에 효과, 만
성인후염, 폐결핵에 유효하다.

0 소화기가 허약하고 설사가 많은 자는 금한
다.

◆ 생지황(生地黃)

0 성미 ; 성질은 차고 맛은 달고 쓰다.

0 귀경 ; 지황의 뿌리를 약용, 간, 심. 신경

0 주요성분 ; 만니톨, 레흐마닌

0 약리작용 ; 타박, 어혈(치자 첨가)에 좋고
토혈, 자궁출혈, 육혈, 변비에 효과

0 변이 묽은 자는 금한다.

본류의 약물의 약리작용과 관련하여, 청열해독과 항균작용 등이 함께 기원했음을 파악
했고, 청열해독약과 항균소가 서로 함께 논해짐을 파악했다. 그러나 최근의 대량의 실
험연구 등에 따르면, 도리어 하나의 항균소 배양에서 발현되지 않고, 매우 강한 체내의
항균 작용의 중초약(中草藥) 임상응용에 있는데, 상반되게는 중초약이 비록 항균작용이
강하지 않을 지라도 감염성질병에 대해서 매우 많고 매우 좋은 치료효과가 있다. 이로
인하여 단순한 항균작용에 쓰이는 것은 본류 약물의 작용의 충분한 면을 보이지 못할
것이다. 주요작용은 아래와 같이 설명된다.

(1) 항균작용(抗菌 作用)

본류의 약물중 대다수는 모두 일정 정도의 항균작용을 가지고 있다. 단지 항균범위와 항균강도가 같지 않다. 예를 들면 은화, 연교, 포공영 ,황련, 대산(大蒜), 금교맥(金蕎麥), 지모, 적작, 어성초등은 그람양성균(Staphylococcus aneus등), 그람음성균(장티푸스균, 파라티스균, Escherichia coli등) 모두에 일정 정도의 억제작용이 있다. 이외에 황련, 황백, 황금, 포공영, 우방자, 국화, 생지, 자초 등은 다종의 피부진균(Trichophyton vilaceum등)에 유효하다. 앞의 약들의 항균을 하는 유효성분에는 decanoyl acetaldehyde (어성초), B,B-dimethylactryshikonin(자초), andrographolide(천심련, 진피), protoanemonin(백두옹), berberine(황련, 황백)등이 있다.

(2) 항바이러스작용

체외실험과 임상실험은 은화, 연교, 어성초, 관중, 황금, 대청엽, 적작, 판남근, 황백, 단피등이 A-influenza에 억제작용이 있음이 증명되었다. 이외에 포공영, 천심련, 약국화는 세포변형을 일으키는 병독을 늦추는 작용이 있다.

(3) 인체의 면역효능

본류의 약물이 인체의 면역효능에 같지 않은 방면에서 지대한 영향을 준다. 많은 청열약이 인체의 면역효능(免役效能)을 촉진하는 작용이 있다. 황련, berberine, 황금, 천심연, 야국화, 석고등이 백세포와 망상내피계통(網狀內皮系統)의 탄서효능(吞噬效能)을 증가시킨다. 포공영, 대산(大蒜), 황련, 황금등은 임파세포전화율(淋巴細胞轉化率)을 촉진시킨다.

(4) 해열작용(解熱 作用)

서각, 석고, 지모, 현삼, 적작, 자초, 지골피, 은화, 대청엽등이 동물실험성 발열모형에 대하여 모두 뚜렷한 퇴열(退熱) 작용이 있다. 임상관찰은 본류약물이 발열병인(發熱病人)에 대한 강온작용(降溫作用)이 해표약과 같지 않음에 도달하는데 퇴열시 대부분 뚜렷한 한출(汗出)은 동반하지 않는다.

(5) 항염작용(抗炎 作用)

급성염증(急性厭症)은 열증의 주요표현으로 급성감염성 질병의 중요 병리 과정이다. 많은 청열약은 실험성염증의 각개환절(各個環節)에 모두 일정작용이 있다. 예를 들면 연교(連翹)는 염증성의 삼출(滲出)을 억제하고 황련은 염증(厭症)의 소실을 빠르게 하고, 황금은 변태반응(變態反應)의 염증등에 대항하는 능력이 있다. 임상에서 본류 약물이 급성과 만성의 감염성 질병에 사용되어 모두 비교적 좋은 효과를 얻었다. 이것은 항염작용(抗炎作用)과 밀접한 관계가 있음을 알게 한다.

(6) 기타작용(其他 作用)

실험은 우황, 치자, 황금, 단피등이 진정(鎭靜) 또는 항경궐작용(抗驚厥作用)에 현저한 효과가 있음을 증명한다. 이외에도 생지, 우황은 강심작용(强心作用)이 있고, 황금, 단피등이 강혈압작용(降血壓作用)이 있고, 은화는 지혈작용(止血作用)이 있고, 엄두근 (厂豆根), 자초, 포공영등은 항종유작용(抗腫瘤作用)이 있고, 백두옹, 황련등은 항아미파원충(亢阿米巴原蟲)의 작용이 있다.

(7) 주의사항

① 열증이 기분(氣分)인가 혈분(血分)인가, 실열(實熱)인가 허열(虛熱)인가, 또 소속 장부와 어떤 경락에 속하는지 변별한 후에 처방약을 구성할 것.
② 한랭한 성질로 비위양기를 손상할 수 있다. 음독(陰毒)이 나타날경우 냉혈화반약(凉血化 斑藥)을 금한다.

---

3. 사하작용(瀉下作用) ✳✳✳

대변을 잘 통하게 하는 약물을 사하약이라고 한다. 사하약은 대변을 통하게 하여 변비를 치료하는 효능이 주작용이지만 한의학에서는 이 작용 외에도 다른 효능이 있다. 즉, 사하작용으로 통변(通便)하는 효능 외에도 위장의 적체를 없애주며, 체내에 있는 실열(實熱)을 제거하고, 어혈(瘀血)을 공축(攻逐)하며, 수음(水飮)을 배제하는 등의 공효(功效)가 있다. 이러한 효능이 있어서 임상에서는 주로 대변불통(大便不通), 숙식정체(宿食停滯), 어혈정체(瘀血停滯), 실열내결(實熱內結), 한적(寒積)과 수음정축(水飮停蓄)등의 이실증(裏實證)에 사용되며, 실열증(實熱證) 중에서 고열불퇴(高熱不退), 섬어발광(譫語發狂)하는 경우, 혹은 화열상염(火熱上炎), 열사옹성(熱邪壅盛), 두통, 목적(目赤, 구창(口瘡), 아간종통(牙齦腫痛) 및 화열(火熱)이 치성(熾盛)하여 일어나는 상부출혈〈육혈(衄血), 토혈(吐血), 객혈(喀血)〉 등의 증에 변비유무(便秘有無)와 관계없이 모두 고한공하(苦寒攻下)하는 약을 사용하므로써 실열을 청제(淸除)하고 열을 아래로 내린다. 사하약은 사하작용의 강도에 따라 윤하약(潤下藥), 공하약(攻下藥), 그리고 준하축수약(峻下逐水藥) 세 종류로 나눌 수 있다. 약의 강도는 준하축수약이 가장 강하고, 공하약이 그 다음이며, 윤하약이 완화하다. 대개 숙식정적(宿食停積), 복부창만(腹部脹滿), 대변조결(大便燥結) 등의 증상이 있는 이실증에는 공하약을 사용하여야 하는 삼승기탕(三承氣湯)에서처럼 행기약(行氣藥)과 배오(配伍)하여 배변을 도와, 구병정허(久病正虛)하거나 연로진고(年老津枯) 혹은 임신, 산후혈휴(産後血虧), 등의 증상이 있는 장조변비(腸燥便秘)에는 윤하약을 써야 하고, 양음익혈약(養陰益血藥)을 배오하여 장조(腸燥)를 자보(滋補)하고 윤하며,을 증강시키며 진액부족을 보충하여 마장인환(麻子仁丸)이나 오인환처럼 "증액행주(增液行舟)"의 작용을 하게 하여야 한다. 그리고, 준하축수약은 작용이 맹렬하여 수종(水腫), 담음적취(痰飮積聚), 천만옹실(喘滿壅實), 및 혈흡충병(血吸蟲病)의 만기(晚期)에서 발생된 간경화복수(肝硬化腹水) 등의 증에 적용된다. 예를 들면 십조탕(十棗湯), 주거환(舟車丸) 등이 있다.

☞ 사하 약을 적용하는 이실증

0 열적변비(熱積便秘) – 온열성 질병으로 인한 탈수, 양성체질이 양성음식을 먹었을 때 생기는 변비. 치료는 청열사화 한다.

0 한적변비(寒積便秘) – 전신성허한증 인 경우, 음성체질이 음성음식을 먹었을 경우 생기는 변비. 치료는 온리약을 배합한다.

0 정류음(停留飮) – 수액이 흉복부에 정체된 경우(복수, 흉수)인데 준하축수약을 사용 수분을 배출한다.

다음은 사하작용을 하는 약용식물이다.

공하(攻下)	노회, *대황, 망초, 피마자
윤하(潤下)	마자인, 욱리인
준하축수 (峻下逐水)	*감수, *견우자, *대극, *속수자, *원화, *파두

* 는 식품 재료 불가

실험연구에 따르면 사하 약의 주요 약리작용은 다음과 같다.

(1) 사하작용(瀉下作用)

본 종류의 약물들은 비록 성분의 차이는 있으나 모두 효과가 비교적 명확한 사하작용이 있으며, 여러 작용기전을 통하여 위장도의 점막을 자극하여 장의 연동작용(蠕動運動)을 증가시켜 사하시킨다. 예를 들면 망초(芒硝)는 황산나트륨(Na_2SO_4)을 함유하여 장내에서 흡수가 용이하지 않으므로 장내 삼투압이 올라가고 대량의 수분이 장강(腸腔)에 머무르면서 장의 용적을 증대시키고 장관을 확장시켜 장벽(腸壁)에 대한 기계성의 자극으로 장의 연동운동을 증가시켜 사하하게 한다. 견우자(牽牛子)는 견우자배당체(glycoside pharbitin)을 함유하여 장액 중에서 분해되어 나온 pharbitin이 장벽을 심하게 자극하여 장액분비를 증가시키고 연동운동을 증가시켜 사하하게 한다. 화마인은 장도를 윤활시킬 수 있는 지방유(脂肪油)를 포함하고 있으며, 더우기 지방유가 알카리성 장액 중에서 지방산으로 분해되면 장벽을 자극하여 연동운동을 증가시켜 배변(排便)을 촉진시킨다.

(2) 이뇨작용(利尿作用)

원화, 대극과 대황은 일정한 이뇨작용이 있다. 흰쥐에 원화전제를 경구투여하였더니 뇨량(尿量)이 증가했고, 대극은 흰쥐에 대하여 실험성 복수모형에서 뚜렷한 이뇨작용이 있었다.

(3) 이담작용(利膽作用)

대황은 청화습열(淸化濕熱)과 퇴황달(退黃疸)의 효과가 있다. 실험에서 증명된 바에 의하면, 대황은 인진호탕(茵蔯蒿湯)과 담도배석탕(膽道排石湯) 등에서처럼 복방으로 사용되면 특히 담즙분비(膽汁分泌)를 촉진시키는 작용이 두드러진다.

(4) 항감염작용(抗感染作用)

감수(甘遂), 원화(芫花), 대극(大戟)과 대황은 Gram음성 및 양성균들 중에서 많은 종류의 세균에 대하여 항감염효과가 있으며, 일부 virus, 진균 및 치병성원충(致病性原蟲)에 대해서도 일정한 억제작용이 있다.

4. 거풍습작용(祛風濕作用)　　　＊＊＊

기육(肌肉), 경락(經絡), 근골간(筋骨間)의 풍습을 제거하여 동통(疼痛)을 없애는 약물을 祛風濕藥이라고 한다. 인체의 표면에 있는 기육(肌肉)과 경락(經絡)이 풍한습사 (風寒濕邪)의 침입을 받은 후에 기혈연행(氣血運行) 불창(不暢)으로 인하여 근골, 기육 및 관절 등에 동통(疼痛), 산통(酸痛), 중착(重着), 마목(麻木), 관절종대(關節腫大), 굴 신불리(屈身不利) 등의 증상이 나타나는 것을 통틀어 '비증(痺證)'이라 한다. 발병의 병인, 부위에 따라 행비(行痺), 착비(着痺), 통비(痛痺)등으로 분류할 수 있다.
현대의학 중에 rheumatic arthritis, rheumatoid arthritis, 좌골신경통, 기육풍습통 등은 한의학중에 비증 범주에 속한다.

☞ 비증(痺證)

뼈마디가 아프고 저리며 마비감이 있고 심하면 붓고 팔다리에 운동 장애가 나타나는 병을 총칭한다. 다음과 같이 분류한다..

0 행비(行痺) - 풍비라고도 하며 풍의 기운이 강해서 여기저기 돌아다니는 것이 특징이다. 관절류머티즘에서 흔히 볼 수 있다.

0 통비(痛痺) - 한의 기운이 매우 강하여 통증이 심하다. 역절풍, 통풍이라고도 하며 호랑 이에게 물린 것처럼 아프다 하여 백호역절풍이라 한다. 온 몸의 관절이 붓고 아프며 굴 신불리 현상이 강하며 팔다리 관절 및 주위에 요산염이 쌓이는 것을 말한다. 밤에 더 심 해 지는 것이 보통이다. 서양의학의 급성 류마티즘성 관절염이다.

0 착비(着痺) - 습비 라고도 하며 습의 기운이 강하면 한곳에 머물러 몸을 무겁게 하며 서 양의학의 만성 류마티즘성 관절염이다.

다음은 거풍습 작용을 하는 종류이다.

거풍습지비통	독활, *방기, *위령선, 유백피, 지구자, *진교, *초오, 해동피, 총목피, 상지, 창이자, 잠사, 잣나무, *저근백피 만병초, 각총, 구골목, 냉초, 두송실, 천산룡, 목방기
서 근 활 락	모과, 사과락, 서장경, 자삼, 희렴, 닥나무, 현초, 유지
거풍습강근골	오가피, 상기생, 향나무, 녹제초

* 는 식품 재료 불가 / 거풍습약들은 항염작용과 진통작용이 주요작용이다.

♦ 해동피(海桐皮)
0 성미 ; 성질은 평하고 맛은 쓰다.

0 귀경 ; 음나무의 나무껍질 약용하며 간, 신경

0 주요성분 ; 사포닌, 정유, 쿠마린, 플라보노이드
0 약리작용 ; 거풍통락, 진통.진경, 풍습제거 작용, 만성류마티즘에 효과

◆ 총목피
0 성미 ; 성질은 평하고 맛은 쓰다.
0 귀경 ; 두릅나무 줄기, 뿌리껍질을 약용하며 간, 신경
0 주요성분 ; 사포닌배당체(아랄로시드), 갈락토오스, 올레아놀산, 콜린
0 약리작용 ; 풍습성관절염, 양기부족, 당뇨병, 신경쇠약에 효과
0 장기복용을 금한다.

◆ 목과(木瓜)
0 성미 ; 성질은 따뜻하고 맛은 시다.
0 귀경
모과의 성숙한 열매를 약용, 간.비경
0 주요성분 ; 수분, 당질, 섬유, 회분, 칼슘, 비타민류, 니아신
0 약리작용
거습활락, 화습화위, 거담제, 토하고 설사하면서 곽란일 경우, 습사로 인한 근질환에 효

과가 있다.
0 신맛이 강해 과용하면 치아, 뼈, 무릎, 허리를 손상될 수 있다. 법제를 한 후 사용한다.

◆ 오가피(五加皮)
0 성미 ; 성질은 차며 맛은 맵다.
0 귀경 ; 자오가의 뿌리껍질, 간.신경
0 주요성분 ; 토코페롤, 시린가레시놀 글루코사이드, 시리긴, 세사민
0 약리작용 ; 신장기능, 골격, 근육에 작용하며 보허작용이 강하며 항염증, 만성관절류머티즘, 동맥경화, 저혈압, 과로, 당뇨에 효과적이다.
0 음허화성한 자 주의한다.

◆ 잣나무
0 성미 ; 성질은 따뜻하고 맛은 달다.
0 귀경 ; 열매를 약용, 폐. 대장경
0 주요성분 ; 플라보노이드, 아스코르빈산, 피넨, 유니페르산, 카로틴
0 약리작용 ; 거풍습, 양음윤폐, 마른기침, 노인변비에 효과적이다.
0 대변이 묽은 자는 복용을 삼간다.

거풍습약들은 주로 다음과 같은 약리작용을 가지고 있다.

(1) **항염작용(抗炎作用)**
진구(秦艽), 오가피(五加皮), 청풍등(淸風藤), 한방기(漢防己), 목과(木瓜) 등의 약물은 흰쥐의 포름알데히드나 ovi albumin으로 유발한 관절염의 종창(腫脹)을 감소시키고 제거속도를 빠르게 한다.

(2) **진통작용(鎭痛作用)** ; 진구, 청풍등, 한방기, 독활, 오가피 등은 모두 일정한 진통작용이 있는데, 그 중 gentianin(秦艽成分)은 생쥐의 통증 역치를 약물투여 전보다 47%

를 높이지만, 다만 그 유지시간이 짧고, 약물량을 증대해도 통증역치가 뚜렷하게 증가하지 않는다. Sinoacutine는 생쥐의 열자극에 대한 통증 역치를 뚜렷하게 높이는데, 그 작용정도는 모르핀에 비하여 대략 1:2.5 정도이다. Sinoacutine을 생쥐의 뇌에 주사할 때 진통 작용의 ED_{50}(0.060±0.028mg/kg)이 복강내 주사량의 1/2000정도이고, 집토끼의 측뇌실에 주사한 sinoacutine은 진통작용을 일으키는 양이 정맥주사의 1/3000에 불과하다. 이는 그 진통작용 부위가 중추에 있음을 설명한다.

5. 이수삼습작용(利水滲濕作用)　　　　　　　　✳✳✳

　　수습(水濕)을 삼리(滲利)하고 소변(小便)을 통리(通利)시키는 약물을 이수삼습약이라고 한다. 이는 한약중의 이뇨약(利尿藥)이라 할 수 있지만 이뇨약과 완전히 일치하지는 않는다. 습에는 두 가지의 의미가 있는데, 하나는 유형의 수분이 체내에 쌓여서 수종(水腫)을 형성하는 것으로, 특히 하지(下肢)의 수종이 뚜렷한 자는 이수삼습약으로 수종을 제거해야 한다. 둘째는 점조(粘稠)한 체액(體液)이 담(痰)이 되는 것으로, 예를 들면 만성 기관지염에 생기는 대량의 담액이 적류(積留)하는 것과 위염(胃炎)등으로 인하여 수분 또는 분비물이 위에서 적유(積留)하는 것 및 체강(體腔)의 이상 체액(胸水, 腹水등)가 모두 담음(痰飮)에 속하는데, 이때에도 이수삼습약을 적당히 배합하여 치료할 수 있다. 습과 열로 인한 각종 습열증과 임탁(淋濁,비뇨계 감염 혹은 결석), 습열황달(濕熱黃疸), 창양(瘡瘍)등도 또한 이수삼습약으로 치료한다. 이수삼습약은 음휴진소(陰虧津少)한 병증에는 삼가야 한다. 예를 들면 비허수종(脾虛水腫)에는 건비(健脾)를 위주로 치료해야 하며 강제로 이수를 시키면 안된다. 임상응용시에는 병증에 따라 약물을 선택하여 배오하여야 한다. 다음은 이수삼습작용을 하는 약용식물들이다.

이수퇴종	옥미수, 의이인, 적소두, *택사, 유근피, 수근, 주목, 택칠, 영실
이수통림	구맥, 동규자, 등심초, *목통, 비해, 삼백초, 석위, 지부자, 머루 *차전자, 통초, 편축, 해금사, 동규자, 와거, 훤초근, 망경, 옥잠화, 능인, 산모
이습퇴황	금전초, 인진

* 는 식품 재료 불가 / 이수삼습약의 주요한 약리 작용은 이뇨작용, 항균작용, 이담작용, 강압, 강혈당, 고지혈 완화작용 등이다.

◆ 복령(茯笭)

0 성미 ; 성질은 평하고 맛은 달다.

0 귀경 ; 뿌리에 기생하는 복령균의 균핵을 건조 약용, 심, 비, 위, 폐, 신경

0 주요성분 ; 에르고스테롤, 히스티딘, 루딕산, 팔미틱산, 렉틴

0 약리작용 ; 이뇨삼습, 소종, 소담, 진정작용, 비와 습에 효과 특히 건비한다. 백복령은 화담하고 적복령은 통수한다.

0 비위가 약한 자는 신중을 기한다.

☞ 백복령은 흰색이며 보익성(補益性)의 작용을 하며 적복령은 담홍색이며 급성요도염, 방광염, 요로결석 등 수분순환을 시키는 사(瀉)의 작용을 한다. 복신은 소나무 뿌리가 관통 된 것이며 마음을 안정시킨다. 복령피는 이뇨작용을 한다.

◆ 방기(防己)

0 성미 ; 성질은 차고 맵고 쓰다.

0 귀경 ; 덩굴성 줄기를 약용하며 폐, 방광경

0 주요성분 ; 시노메닌, 시낙틴, 시토스테롤

0 약리작용 ; 이수삼습, 방광열로 인한 대소변 불통시 첩아하면 효과적이다. 진정, 소염, 해열, 소염작용이 있으며 부종, 류머티즘에 작용한다.

0 빈혈, 허약자, 습열이 없는 자는 신중히 한다.

◆ 의이인(薏苡仁)

0 성미 ; 성질은 차고 맛은 달다.

0 귀경 ; 종피를 제거한 성숙한 종자 약용, 비, 위, 폐경

0 주요성분 ; 니이신, 수분, 단백질, 지질, 칼슘, 비타민

0 약리작용 ; 수종, 부종에 효과, 이뇨소염, 청열배농, 보비기능, 폐옹, 폐위

0 몸이 차가운 자 변비가 있는 자, 습이 없는 자, 잉부는 주의한다.

◆ 목통(木通)

0 성미 ; 성질은 차고 맛은 쓰다.

0 귀경 ; 덩굴을 약용, 심.폐. 소장. 방광경

0 주요성분 ; 수분, 칼슘, 니아신, 비타민C

0 약리작용 ; 청열제번, 구내염, 항균작용, 소염이뇨, 방광, 요로결석, 산후 젖이 적을 때에 효과

0 설사, 위장이 약하고 임신 중에는 복용을 피한다.

◆ 지부자(地膚子)

0 성미 ; 성질은 차고 맛은 달고 쓰다.

0 귀경 ; 댑싸리 종자를 약용하며 방광경

0 주요성분 ; 탄닌질, 쿠마린, 플라보노이드, 사포닌, 시토스테롤

0 약리작용 ; 항균, 이뇨, 방광염, 요도염, 신우신염, 습진에 효과

0 음허한자, 잉부는 주의한다.

이수삼습약의 주요한 약리 작용은 다음과 같다.

(1) 이뇨작용(利尿作用)

본류의 약물은 정도차이는 있지만 대부분 이뇨작용이 있다. 예를 들면 복령, 택사, 목통(木通), 급전초(金錢草), 반변련(半邊蓮), 저령(猪苓), 옥미수(玉米鬚), 구맥(瞿麥), 편축(萹蓄)등이다. 택사의 쥐에 대한 이뇨작용은 생산계절, 용약부위, 가공방법의 차이에 따라 효과 역시 다르다. 개화 후에 채집한 반변련은 개화 전보다 이뇨작용이 강하다. 반변련, 금전초는 장기간 연속 응용하면 이뇨작용이 점점 약해진다. 저령은 사람에게 뚜렷한 이뇨작용이 있어서 뇨량 및 뇨 내 염소 배출을 증가시키고, 집토끼에게 전제(煎劑)를 경구투여하면 이뇨작용을 나타내지만 추출물을 복강 주사하면 이뇨작용이 비교적 약하다. 복령의 이뇨작용은 동물의 종류에 따라 다르다. 정상인, 집토끼 및 쥐는 차전자 전제(煎劑)를 먹으면 뚜렷한 이뇨작용은 없다. 차전자의 에탄올추출액은 개에게 아무런 이뇨 작용도 일으키지 못하지만 뇨중의 염소와 나트륨이온의 배설량을 증가시키며, 아울러 혈장중의 염소와 나트륨 농도를 높이며 혈액의 pH를 낮춘다. 지부자(地膚子)는 이뇨 작용은 없는데 염화나트륨 배설량 증가는 회분으로 인한 것이다. 복령과 기타 약물을 배합했을 경우, 예를 들어 오령산(복령, 저령, 택사, 백출 , 계지), 사복산(복령, 저령 , 택사 , 백출)등의 이뇨작용은 현저하다. 도수복령탕(導水茯苓湯)의 정상인이나 동물에 대한 이뇨작용은 뚜렷하지 않거나 비교적 약하지만 만성신우염을 치료한다. 특히 부종이 심한 자에 대하여 작용이 비교적 뚜렷하다.

(2) 항균작용(抗菌作用)

이수삼습약, 특히 이수통림약(利尿通淋藥)은 *in vitro* 항균시험에서 각각 항균 작용이 있다. 인진(茵陳)은 결핵간균(*Tubercule bacillus*) 및 구균에 대하여 억제 작용이 있다. 편축침출액(萹蓄浸出液)은 일부 진균에 억제 작용이 있으나 세균에 대해서는 억제 작용이 비교적 약하다. 택사는 결핵간균(*tubercule bacillus*)의 생장을 억제하고, 목통수전제(木通水煎劑)와 반변련은 여러 종류의 병을 일으키는 진균에 대하여 각각 억제 작용이 있다. 지부자수침제(地膚子水浸濟)는 *in vitro*에서 *Achorion schoenleinii* 등의 피부진균에 대하여 억제작용이 있다.

(3) 이담작용(利膽作用)

한의에서는 인진(茵陳)을 황달(黃疸) 치료를 위해 사용하는데 이는 동물실험에서도 증명되었다. 인진 및 그 유효 성분인 6,7-dimethoxy coumarin은 담즙의 배설을 증가시키고, 뚜렷한 이담작용이 있으며 실험성 간염을 예방 치료하는 작용이 있다. 옥미수(玉米鬚)는 담즙 배설을 촉진시키고 그 점도를 낮추며, 빌리루빈의 함량을 낮추어 병발증이 없는 만성 담낭염, 담즙 배출 장애로 인한 담관염 환자에게 널리 사용된다.

(4) 기타작용

① 강압(降壓) : 인진수전제(茵蔯水煎劑), 6,7-dimethoxy coumarin은 모두 강압작용이 있다. 편축(萹蓄)은 고양이, 개, 토끼에게 모두 강압을 일으킨다. Radicanin A, B 정맥주사는 강압작용이 있어 한 시간 이상을 지속한다. 차전자는 고혈압병을 치료하는데도 역시 효과가 있는데 몇몇 병례에서 위부의 불편함을 제외하고는 부작용이 없다.

② 지질대사에 대한 영향 : 택사는 항지방간, 강혈압작용이 있으며, 아울러 집토끼의 실험성 고지혈증에 대해 예방과 치료의 작용이 있다. 인진은 동물의 고콜레스테롤증을 치료하는 효과가 비교적 양호하며, 대동맥궁의 병변과 내장지방침착(內臟脂肪沈着)에 대해서 모두 보호 작용을 나타냈다. 차전자는 사람의 혈청콜레스테롤을 낮추는 작용이 있다.

③ 강혈당작용 : 복령, 택사는 미약하나마 강혈당작용이 있다. 옥미수의 발효 제재는 집토끼혈당을 낮게 한다.

④ 면역작용에 대한 영향 : 저령에서 추출한 다당은 신생물을 지닌 생쥐(S_{180}) 단핵구 식세포의 탐식 작용을 증강시켰고, 정상인에 대해서는 T임파구로의 전화율을 증가시켰으며, 항체의 생성을 촉진시키고, 항육종(抗肉腫)작용(sarcoma) 및 항암작용이 있다. 복령 역시 면역작용을 증강시킨다.

---

6. 소식작용(消食作用) ✳✳✳

소화를 돕고 식욕을 촉진시키는 약물을 소식약이라고 한다. 소식약은 숙식이 불소(不消)하여 일으키는 완복창만(脘腹脹滿), 불사음식(不思飮食), 애기탄산(噯氣呑酸), 악심구토(惡心嘔吐), 대변실상(大便失常) 등과 비위(脾胃)가 허약하여 생기는 소화불량, 식욕감퇴 등에 주로 응용된다.

소식작용을 하는 약용식물은 다음과 같다. 소식작용의 주요작용은 소화촉진, 강압, 강혈지작용이다.

소식작용	신곡, 교맥, 내복자, 맥아, 산사, 연명초, 오동자, 곡아, 학슬풍

◆ 산사(山査)

0 성미 ; 성질은 따뜻하고 맛은 달고 시다.

0 귀경 ; 아가위 열매를 약용하며 간, 비.위경

0 주요성분 ; 아미그달린, 레몬산, 우르솔산, 플라보노이드

0 약리작용 ; 소식화적, 거담행체, 고기를 먹고 체했을 때, 위산과다에 효과

0 비위허약자인 경우 주의한다.

◆ 맥아(麥芽)

0 성미 ; 성질은 평하고 맛은 달다.

0 귀경 ; 겉보리 싹을 내어 말린 것 약용하며 간, 비.위경

0 주요성분 ; 단백질(프로라민, 홀데인, 글로블린), 지방질, 당질

0 약리작용 ; 소화불량, 구토, 설사에 효과, 유즙분비 억제작용

0 산후 수유기에는 사용치 않는다.

◆ 내복자(萊蔿子)

0 성미 ; 성질은 평하고 맛은 맵고 달다.

0 귀경 ; 무 종자를 약용하며 폐, 위경

0 주요성분 ; 수분, 아밀라아제, 아미다아제, 글리코시다아제

0 약리작용 ; 소식적체, 건위, 거담, 하기, 화담, 하리에 효과

이들 약물들은 약리적인 연구를 통해 아래의 작용이 있다고 밝혀졌다.

(1) 소화작용촉진

대부분의 소식 약에는 lipase, amylase 및 vitamine B 등이 함유되어 소화촉진 작용이 있다. 소화불량이 있을 때에 이들 약물을 사용하면 소화작용을 촉진시킬 수 있다. 산사(山楂) 특히 육식으로 발생한 소화불량에 효과가 크다. 연구를 통하여 산사는 위속의 소화효소의 분비를 증가시켜 소화를 촉진하고, 아울러 lipase을 함유하여 위의 lipase, protease의 활성을 높일 수 있음이 증명되었다. 맥아(麥芽)와 곡아(穀芽)는 주로 미면식적(米麵食積)을 소화시키는데 연구를 통하여 이러한 약물들은 모두 amylase 를 함유하여 전분을 소화시키는 작용이 있음이 증명되었다. 곡아 중에는 amylase의 함량이 맥아보다 적으므로 곡아의 전분 소화 작용은 맥아에 미치지 못한다. Amylase의 함량은 눈아(嫩芽〈어린싹〉)가 가장 높다. Amylase는 고온에 대한 내성이 없는데 약간 볶는 것은 amylase의 활성에 대한 영향이 없고 초황(炒黃), 초초(炒焦) 혹은 전제(煎劑)등은 amylase의 활성을 떨어 뜨렸다. 예를 들면 초초(炒焦)한 곡아의 amylase 활성은 생곡아(生穀芽)와 미초(微炒)한 곡아의 25%이하이며 전제의 효력은 건분(乾粉) 효력의 5%에 지나지 않았다. 초초(炒焦)한 맥아의 효능은 생품의 1/6이하이며 맥아 전제의 소화정분력은 대략 건분의 1/3정도 되었다. 따라서 생품의 작용력이 炒黃 炒焦에 비해서 강하므로 마땅히 생품 혹은 미초한 후에 가루로 만들어 충복키는 것이 좋다. 본류의

약물 대다수는 각종 Vitamin을 함유한다. 계내금 같은 것은 Vitamin ,nicotinic acid, Vitamin등을 함유하고 있고 맥아 곡아는 Vitamin를 함유하고 있으며 신곡 중에는 풍부한 Vitamin이 함유되어 있다. Vitamin도 역시 소화 대사를 촉진하고 식욕을 증가시키는 성분이다. 소식약의 소화 증강 작용은 이미 현대 실험 연구를 통하여 인정되었다.

(2) 강혈지작용(降血脂作用)

남산사 분제(粉劑)를 토끼에게 구복시키면 실험성 고지혈증의 혈청콜레스테롤과 ß지단백을 저하시키는 작용이 있다. 산사 침고(浸膏)는 집토끼의 실험성 죽상동맥 경화에 대하여 가벼운정도의 치료 효과가 있는 데 혈지수준의 하강의 속도가 대조군에 비해 신속하고 특이하게 주동맥이 관상동맥의 병변에 비해 비교적 가벼운 것으로 표현된다. 북산사의 작용은 남산사보다 우월하다. 산사순(山楂醇) 추출물을 3주 연속 복용시킨 후 토끼의 혈청 총 콜레스테롤 함량은 대조군에 비해 낮았다. 산사 침고(浸膏)는 어린 흰쥐의 콜레스테롤에 대해서도 강하작용이 있다. 산사 추출물로 만든 정제를 이용하여 hyper triglyceridemia를 치료하여 효과가 있었다.

(3) 기타작용

① 강심(强心) ; 산사 추출물은 섬수(蟾酥)의 in vitro 실험에서 정상과 피로한 심장에 대해 모두 일정 정도의 강심작용이 있으며 지속 시간도 비교적 길었다. 산사 총 추출물은 생쥐와 토끼 및 고양이에 대해서 직접적인 강심작용이 있다. 관상동맥 혈류량은 증가시키고 심근의 항허혈작용이 있다. 산사 침고는 뇌하수체 후엽 호르몬이 일으킨 집토끼의 급성심근 허혈에 대해서 뚜렷한 보호작용이 있었다.
② 강압 ; 산사 총 추출물이나 산사 총 사포닌은 생쥐 토끼 고양이 모두에 혈압을 하강시켰다.
③ 항균 ; 라복자(蘿蔔子)는 항균 물질인 raphanin을 함유하고 있는데 포도구균과 대장간균에 대해 현저한 억제 작용이 있다. 산사는 shigella flexneri, shigella sonnei, shigella shigae에 모두 비교적 강한 항균 작용이 있다.

7. 이기작용(理氣作用)　　　＊＊＊

이기를 소통(疏通)하고 장부기능(臟腑機能)을 조정함으로써 기체(氣滯)를 치료하는 약물을 이기약이라고 한다. 한의학이론에서는 기는 전신을 운행하는데 유통소창(流通疏暢)을 가장 중요시한다. 예를 들어 장부경락(臟腑經絡)에 병변이 발생하면 기의 흐름에 장애가 발생하여 기체현상(氣滯現狀)이 출현한다. 기체(氣滯)의 주요 증상은 주로 창민(脹悶)과 동통(疼痛)이다. 기기(氣機)가 막히는 부위에 따라 표현되는 증후(證候)도 각각 다르다. 예를 들어 비위기체(脾胃氣滯)는 완복창통(脘腹脹痛), 애기(噯氣), 애역(呃逆), 대소변실상(大小便失常), 간올기체(肝鬱氣滯)는 흉민협통(胸悶脇痛), 食慾不振, 유방창통(乳房脹痛) 및 월경부조(月經不調), 그리고 폐기옹체(肺氣壅滯)는 해천(咳喘)등이 나타난다. 기체의 증상은 만성위염, 위궤양, 담도질환, 만성간염 등의 소화기계병, 기관지효천(氣管支哮喘) 및 부인통경 등의 질병들에서 흔히 나타난다. 기체의 치료원칙은 이기(理氣)나 행기(行氣)이다.

☞ 기체(氣滯)

기체란 생리기능의 장애를 말한다. 다음의 세 가지로 대별한다.

0 비위기체 – 소화불량, 신경성위장염, 위궤양 등에서 나타나며 진피, 지실, 목향을 쓴다.
0 간기울결 – 신경성위장병, 만성간염, 신경쇠약 등에서 나타나며 향부자, 매괴화, 지각, 오약, 청피 등을 쓴다.
0 폐기옹체 – 기관지염, 기관지천식 등에서 나타나며 단향, 목향, 침향 등을 쓴다.

일반적으로 쓰는 이기 보건식품은 아래와 같다. 이기약의 주요 약리작용은 위장평활근, 기관지평활근, 이담, 승압, 소화액분비 작용 등이다.

이기작용	진피, 청피, 후박, 지실, 지각, 목향, 오약, *향부자, 대복피, 임 *백굴채, 해백, 심향,구약, 단향, 매괴화, 시체, 여지핵, 천련자, 침향, 연초, 봉미초엽,

◆ 진피(陳皮)

0 성미 ; 맛은 따뜻하고 달다.
0 귀경 ; 묵은 귤껍질을 약용하며 비, 폐경
0 주요성분 ; 당분, 유기산, 사과산, 비타민류
0 약리작용 ; 소화촉진, 이뇨, 이기건비, 지갈윤폐 작용
0 장복하면 위 소화기능이 약화된다.
☞ 청피 – 위장, 흉협 부위 통증을 완화시킨다. / 홍피 – 해수, 헛배, 담을 완화시키며 귤 속의 흰 껍질을 제거한다.

귤핵 – 유방염, 고환염, 요통에 효과적이다.

귤엽 – 옆구리가 아픈 증상에 유효하다.

◆ 지실(枳實)

0 성미 ; 성질은 약간 차고 맛은 시고 쓰다.
0 귀경 ; 탱자나무의 덜 익은 열매를 약용하며 비, 위경
0 주요성분 ; 나린긴, 폰시린, 배당체
0 약리작용 ; 소식파적, 위장운동항진, 이

뇨, 강심작용, 가슴이 답답하고 위하수, 변비 등에 효과적이다. (지각은 行氣寬中 기능이 강하다.)

◆ 향부자(香附子)
0 성미 ; 성질은 평하고 맛은 맵고 약간

쓰다.
0 귀경 ; 뿌리줄기를 약용하며 간, 삼초경
0 주요성분 ; 사이퍼렌, 수게놀, 툰돈
0 약리작용 ; 소간이기, 신경성 위장염에 효과적이며 오약과 배합이 잘 맞다.

이기약의 주요 약리작용은 아래와 같다.

(1) 위장평활근(胃腸平滑筋)에대한 작용

① 위장평활근 경련 억제

이기약은 대부분 위장평활근의 경련(痙攣)을 억제하는 작용이 있다. 진피, 청피, 지실, 지곡. 오약, 후박, 향부, 목향 등과 같은 약물은 실험동물의 적출장관(摘出腸管)의 장력을 낮추는데, acetylcholine으로 유발된 장평골근(腸平滑筋)의 경련성수축(痙攣性收縮)에 길항한다. 그 중에 청피, 진피, 지각 및 지실의 작용이 가장 뚜렷하고, 또 그 중에서도 청피는 진피보다 강하고, 지실은 지각보다 강하다. 이는 고전 중에 파기약으로 분류된 약물들이 이기약보다 강함을 나타내는 것이다. 주로 이기약으로 구성된 복방목향주사액(광목향, 오약, 지실, 황형자 등)은 여러 동물의 적출장관에 대하여 억제작용이 있었다. 이기약이 공통으로 가지고 있는 주증(主證)을 분석하여 보면 강약의 차이는 있으나 약으로 슷하게 위장도운동을 항진(亢進)시키는 현상을 나타낸다. 혹은 윤동증가(蠕動增加), 혹은 역운동출현(逆蠕動出現), 혹은 장력과도(張力過度), 서창부전(舒暢不全) 등을 나타낸다. 이들 약물은 약으로위장평활근 수축을 억제하고 장관경련(腸管痙攣)을 완해(緩解)하는 효능이 있다.

② 위장운동을 증강시킨다.

일부 이기약들이 위장평활근을 흥분시키고 장관윤동(腸管蠕動)을 증강시킨다는 것은 이미 관찰되었다. 지실, 지각, 오약이 장관에 대하여 흥분작용을 나타내었고, 위장운동에 조절률을 증가시켰으며, 수축을 증강시켰다. 대복피등 많은 이기약들은 적출장관의 작용을 억제하고 장관수축을 증가함으로써 그 긴장성을 높인다. 이러한 이기약의 위장도 흥분작용은 억제된 장운동 긴휠복에 효과가 있고, 윤동을 증강시키며, 장내의 적 적積, 장내적물적積物)을 배출시킨다. 적물적積는 지실로 위하수를, 윤하고, 목향주사약 및 이기의 처방과 약물로써 위장장기를, 윤하여 이미 일정한 효과를,얻고 있으며, 윤후 많은 환자들의 복통, 변비 등이 완화되었다.

(2) 소화액분비에 대한 영향

진피는 이기(理氣)·건비(健脾)의 작용을 갖추고 있고, 목향은 건위소식(健胃消息),

후박은 숙식불소(宿食不消)를 치료하는데, 모두 비불건운(脾不建運), 불기식소(不飢食少), 소화불량의 사용약이다. 이기약은 모두 건위작용(健胃作用)과 소화(消化)를 돕는 작용을 가지고 있는데 이는 약물 중에 함유된 정유(精油)와 관계가 있다. 진피의 정유는 위액분비를 촉진하고 소화를 촉진한다는 보고도 있다. 후박, 목향, 오약, 심향 등에 함유된 정유를 복용한 후에는 장관에 대해 국부작용(局部作用)이 있다.

(3) 이담작용(利膽作用)

실험에 의하면 심향, 향부, 잔피, 청피, 지각 등의 상당수의 이기약들은 흰쥐의 담즙분비를 촉진시키는 작용이 있어 담즙량이 현저히 증가시켰다. 청피, 지각은 모두 담즙 중에 cholic acid 염의 함량을 높였고, 심향은 담즙 중에 cholesterol 함량을 낮췄다. 이는 기체(氣滯)의 정상 소화기능을 유지하고 cholesterol 결석발생을 방지한다. 본약물이 이담작용을 높이는 것은 흉협창만(胸脇脹滿), 황달(黃疸)등 간울증상(肝鬱證狀)을 치료하는데 효과가 있는 것으로 해석할 수 있다.

(4) 기관지평활근이완(氣管支平滑筋弛緩)

목향, 청피, 진피, 향부자는 모두 기관지평활근의 이완작용이 있다. 이 약물들은 모두 히스타민으로 유발된 기관지경련을 억제한다. 보고에 의하면 운향과 11종의 이기약 중에서 청피, 진피의 평천(平喘)작용이 비교적 높았고, 이기약인 목향은 직접 기관지평활근을 확장하고 미주신경중추를 억제하며, 지실은 항히스타민 작용이 있다. 이는 모두 약물의 평천작용(平喘作用)과 관계가 있다.

(5) 기타작용

① 승압, 항 쇼크작용 ; 지실, 지각, 청피 및 진피는 마취동물에 대해 뚜렷한 승압작용을 나타내었다. 지실, 진피는 모두 혈관을 수축시키고 심장을 흥분시키는 작용을 한다. 지실의 승압작용의 유효성분은 synephrine 외에 N-methyltyramine이 있다. 임상에서는 이미 지실주사액을 감염성중독성, 심원성, 약물중독성, 뇌출혈등 각종 원인으로 인한 쇼크치료에 사용하여 일정한 효과를 얻고 있다. 고대관련문헌에서는 이기약의 승압이나 항쇼크작용과 유사한 기록을 찾을 수 없다. 이는 근대 연구성과로써 전통약물의 응용방법을 개척한 결과이다.

② 자궁조절의 작용 ; 지실과 지각은 자궁을 흥분시킨다. 향부자는 직접 자궁평활근을 억제하는 작용이 있어 자궁근경련을 이완(弛緩)시키고, 미약하나마 여성호르몬과 비슷한 작용을 한다.

8. 활혈화어작용(活血化瘀作用)   ＊＊＊

활혈화어약은 혈맥을 소통시키고 혈어(血瘀)를 제거하는 약물을 가리키는데 임상에서는 혈어증을 치료하는데 응용된다. 약물작용의 특징은 서로 같지 않은데 단삼, 당귀, 적작약같은 양혈활혈약(養血活血藥), 천궁, 홍화, 포황같은 활혈거어약(活血祛瘀藥), 유향, 몰약, 현호색과 같은 거어지통약(祛瘀止痛藥), 삼릉, 아출, 도인과 같은 파혈산결약(破血散結藥) 등으로 나누어 볼 수 있다. 근래에 혈어에 관한 실험이 여러 분야 학과의 종합적 연구를 통해 진행되었는데 비교적 일치하는 결론이 다음과 같다. 혈어증은 혈액순환과 관련된 병리과정이며 혈액순환장애와 긴밀한 관계가 있으며 아래 기술한 방면으로 주로 표현되어진다.

O 혈류류변학(血液流變學)이상

혈어증의 임상표현은 각각 다르게 나타나며 병의 종류도 매우 다양하다. 단 일반적으로 모두 혈액의 "농(濃), 점(粘), 응(凝), 취(聚)"의 경향이 있다. 농이란 혈액의 농도 증가를 가리키며 혈구압적(血球壓積)의 증가, 혈장단백과 지질 등의 농도증가로 표현되어진다. 점이란 혈액점조(血液粘稠)를 뜻하며 혈장에 대한 전체혈구의 점도증가로 표현되어진다. 응이란 혈액의 응고성 증가를 말하는데 혈장 내 FG fibrinogen의 증가와 혈액응고속도 증가로 표현된다. 취란 혈세포의 취집성(聚集性)의 증가를 뜻하며 RBC와 혈장 내 혈소판의 전기이동 완만(緩慢)과 각종 인자(ADP 등)에 대한 혈소판의 응집성증가, RBC의 침강율 증가 등으로 표현된다. 위의 상술한 여러 가지 변화로 인해 혈어환자는 혈액운행이 불창하고 혈전 형성과 혈관 전색(栓塞)에 이르기 쉽다.

O 말초순환 장애

말초순환이란 일반적으로 말초동맥과 말초 정맥 간의 말초 혈관들의 순환을 말한다. 현대 연구 결과 혈어 환자는 일반적으로 말초혈류의 완만(緩慢)과 어체(瘀滯), 심한 경우 혈관 내 응혈(凝血)과 말초혈관 변형〈관반유곡(管襻扭曲), 기형, 정단(頂端)확장 등〉, 말초혈관 주위의 출혈, 말초혈관 축소 및 폐색 등과 같은 말초순환장애가 나타남을 알 수 있다.

O 혈류동력학이상

혈어환자는 대부분 혈류동력학변화가 있는데 어떤 기관 또는 부위의 순환장애, 혈관협착 또는 폐색, 혈류량 강하 등이 나타난다. 예를 들어 관심병(冠心病)환자의 관상동맥순환장애, 혈전폐색성(血栓閉塞性)혈관염 혈어환자의 지체순환장애, 빈혈성중풍혈어환자의 뇌순환장애, 만성간염혈어환자의 간순환장애 등이 있다. 이 혈어환자들은 더 나아가 관심병, 홍반낭창과 같은 심장기능이상이 나타나며 망막중앙 정동맥전색(靜動脈栓塞)의 혈어환자에게서 심장기능 하강과 심박출량감소 등의 이상이 나타난다. 위에 상술한 3종의 기본적 병리생리변화외에 혈어증은 면역기능이상과 섬유조직 대사장애 와도 역시 일정관계가 있을 수 있다. 활혈화어작용을 하는 약용식물은 다음과 같다.

활혈화어 작 용	강황, 건칠, 계혈등, 권백, 귀전우, 금낭화, 능소화, 단삼, 도인, 마편초,봉선, 삼릉, 소목, 아출, 왕불유행, 우슬, 울금, 익모초 조각자, 천궁, 충울자, 택란, 현호색, 호장근, 홍화

◆ 천궁(川芎)

O 성미 ; 성질은 따뜻하고 맛은 맵다.

O 귀경 ; 궁궁이의 뿌리줄기를 약용하며 간, 담, 심포경

O 주요성분 ; 니딜라이드, 네오니딜라이드 등

O 약리작용 ; 활혈행기, 거풍지통, 고지혈증, 뇌혈관장애에 효과가 있다.

O 법제를 요하며 월경 과다자는 금한다.

◆ 울금(鬱金)

O 성미 ; 성질은 서늘하고 맛은 쓰다.

O 귀경 ; 덩이뿌리를 약용하며 간, 심, 폐경

O 주요성분 ; 쿠르쿠민, 정유(투르메론, 씨네올, 진기베렌)

O 약리작용 ; 청열활혈, 간기능장애, 간기울결에 효과적이다.

O 빈혈, 임산부는 금한다.

◆ 홍화(紅花)

O 성미 ; 성질은 따뜻하고 맛은 맵다.

O 귀경 ; 잇꽃의 꽃을 약용하며 간, 심경

O 주요성분 ; 카르타몬, 네오카르타몬, 리놀산, 올레인산

O 약리작용 ; 파어활혈, 월경부조, 동맥경화증, 구강염에 효과

O 임산부는 금한다.

◆ 익모초(盆母草)

O 성미 ; 성질은 약간 차며 맛은 쓰다.

O 귀경 ; 전초를 약용하며 간, 심

O 주요성분 ; 알칼로이드(레오누린), 피토스테론, 사포닌, 리놀산

O 약리작용 ; 이뇨소종, 월경부조, 강심, 자궁수축작용, 고혈압, 신경쇠약에 좋다.

O 임산부는 금한다.

활혈화어의 약리작용은 아래와 같다.

(1) 혈류동력학의 개선

활혈화어약은 일반적으로 혈관을 확장시키고 기관의 혈류량을 증가시키는 작용이 있다. 정도의 차이는 있지만 동맥 혈류량의 증가와 혈관저항력을 저하시켜, 소목만 제외하고는 생리 식염수로 처리한 대조군과는 현저한 차이가 있었다. 각 활혈화어약의 혈관 확장

작용 부위가 다른데, 가령 동맥에 투여한 22종의 활혈화어약의 작용에 있어 천산갑, 수질 (水蛭), 익모초, 아출, 도인의 작용이 돌출되는데 그 중 익모초를 제외하고는 모두 파혈산 결약(破血散結藥)에 속하여 동맥에 투여한 활혈화어약 중 파결산결약의 혈관 확장 작용이 가장 강하다는 것을 설명하고 있다. 연구에서는 또한 현호색, 단삼, 천궁 등은 관상 동맥확 장 작용이 한층 뚜렷하다. 관심병(冠心病), 심교통(心絞痛), 급성심근경심근경은 모두 전 형적인 혈어 증상인데, 대개, '진심통(眞心痛) '흉비(胸痺)' '궐심통(厥心痛)' 등으로 표 현되는 것이 그것이다. 활혈화어약은 모두 관심병을 치료하는데 양호한 효과가 있다. 이미 많은 활혈화어약이 관상 동맥의 혈류량을 증가시키고, 심근에 공급되는 혈류량과 산소량 을 개선시키는 작용이 있음이 증명되었다. (예를 들면, 천궁, 단삼, 홍화, 익모초, 당귀, 적작약 등) 만성간염과 간경화는 모두 혈어 증상이 있는데, 예를 들어 간의 자통(刺痛), 통처의 고정, 피부색의 흑화, 복 내 비괴(痞塊), 거미상 반점, 간장(肝掌) 등의 현상이 나타난다.활혈화어 치료는 간의 기능을 호전시켜 ,간박동성 혈류량을 증가시키고 혈류출 시 저항을 감소시킨다. 뇌혈관질병의 혈어 환자는 뇌혈류량이 저하되는데, 활혈화어 치료 를 통해 뇌순환을 개선시킨다. 이 외에 혈전 폐색성 매관염(脈管炎)과 만성 조색성폐병(阻 塞性 肺病)의 혈어환자도 활혈화어 치료 후 역시 병변기관의 혈류량이 증가 했다.

(2) 혈액류변학(血液流變學)의 개선과 항혈전형성(抗血栓形成)

① 혈액류변학의 개선

혈혈화어약과 그 복방들은 모두 혈어환자 혈액의 농, 점, 응, 취를 개선한다. 그 중 특히 양혈활혈과 활혈거어 류의 작용이 더 명확하다.

② 항혈전형성

혈어증은 심근경색(心筋梗塞), 뇌혈전형성(腦血栓形成), 혈전폐색성맥관염(血栓閉塞性脈管 炎), 망막혈관조색(網膜血管阻塞) 등과 같은 혈전 폐색성질환으로 표현된다. 실험 결과 많 은 활혈화어약은 항혈전작용을 가져 위의 상술한 질병에 대해 양호한 치료 효과를 가진다. 6종의 활혈화어약의 달인액을 실험동물에게 복용시켰을 때 응혈기능(凝血機能)에 대한 영 향을 알 수 있는데, 익모초, 적작약, 당귀, 삼릉, 아출은 명확한 항혈전작용이 있고, 택란 역시 일정한 작용을 한다.

---

9. 구충작용(驅虫作用)　　　　　　　　＊＊＊

장도(腸道)의 기생충을 죽이거나 몸 밖으로 배출시키는 약물을 칭하여 구충약이라고

한다. 본류의 약물은 장내의 기생충(회충 Ascaris lumbricoides, 조충 Cestoda, 구충 (십이지장충) Ancylostoma duodenale, 요충 Enterobius vermicularis 등)으로 인한 질환에 주로 사용되는데 병인 보통 복통, 복창(腹脹), 혹은 선기다식(善飢多食), 면황 (面黃) 등을 보인다. 기생충의 종류에 근거하여 약물을 선택할 수 있다. 구충약 복용하 면 충체를 마비시키거나 죽일 수 있고 충을 체외로 배출시켜 근본적으로 치료할 수 있 다. 허약한 환자에 대해서는 먼저 보(補)한 후에 행하고 구충할 때는 일반적으로 공복시 에 복용하여 바로 약물이 충체와 쉽게 접촉하게 하여 즉시 양호한 구충효과가 있게 한 다. 보통 사하약과 배오하여 충의 배출을 촉진시킨다.

구충작용	고련피, 사군자, 빈랑, 관중, 대산, 비자, 학슬, 남과자, 뢰환

◆ 대산(大蒜)
O 성미 ; 성질은 따뜻하고 맛은 맵다.
O 귀경 ; 마늘 비늘줄기를 약용하며 위,대
장경
O 주요성분 ; 글루타민산, 알린, 베타-카로
텐, 베타-시토스테롤
O 약리작용 ; 살균, 항균, 항암, 소종 작용

◆ 남과자(南瓜子)
O 성미 ; 성질은 따뜻하고 맛은 달다.
O 귀경 ; 호박씨를 약용하며 위, 폐경
O 주요성분 ; 아미노산, 우레아제, 카로티
노이드, 쿠쿠르타스
O 약리작용 ; 구충, 백일해, 전신부종에 효
과

약리작용은 다음과 같다.

(1) 구. 회충작용(驅. 蛔蟲作用)

고련피의 에탄올 추출물이 체외에서 저회충(Ascaris suis)에 대하여 특별히 회충 의 머리에 마비작용이 있는데 그 유효성분인 toosendanin의 작용이 고련피를 담궈 고 (膏)로 만든 것보다 강하였다. 다른 농도의 toosendanin이 저회충의 머리에 대한 작용 은 농도를 점차 늘려 가벼운정도를 나타내고 중간정도에서 완전한 억제작용을 나타낸 뒤에는 점차 회복하여 활동할 수 있는 모든 저회충에 대하여 toosendanin이 고농도에 서는 마비작용을 나타내는데 저농도에서는 회충에 대하여 뚜렷한 흥분작용으로 극렬한 수축을 나타내어 충체를 요란(擾亂)시키고 신진대사가 일어나니 충체가 장벽에 부착되지 못하고 체외로 배출에서는 toosendanin의 주요 작용부위는 회충두부의 신경환이서는 toosendanin를 원숭이 toose킨 후에 약물은 체내에서 흡수, 분포가 비교적 빠르고 분포가 넓으며 배설이 완만 조 약물농도는 담, 간, 십이지장이 가장 높고 지라와 콩팥이 다음으로 높고 뇌안쪽 조충각 부절편분에는 고루 분포를 나타내지만 농도는 낮다. 사군자전제, 에탄올 추충 편출물은 저회충을 억제할 수 있다. 사군자 고농도에서 회충에 대하여 먼저 흥분 후에 마비시키는데 이런 흥분작용 역시 구충효과의 원인중 하나가 된다.

(2) 구조충(驅條蟲Cestoma)작용

남과자(南瓜子) 전제와 그 추출액은 우육조충(牛肉條蟲)의 중하단 절편을 얇고 느슨하게 하여 절편의 중부 함요처에 마비상태를 나타내고 머리와 미성숙한한 절편의 활동에도 마찬가지이다. 뢰환(雷丸) 또한 조충을 몰아낼 수 있다. in vitro 실험에서 뢰환수침액(雷丸水浸液)은 조충 절편을 없앤다고 증명되었는데 그 작용은 단백효소가 충체 단백질을 분해하여 충체를 파괴시키므로 대변 중에 일정하지 않게 충편을 찾을 수 있고 그 치료효과는 장기간 분검(糞檢)해서 반복적으로 음성이면 효과가 있다고 할 수 있다.

(3) 구요충작용(驅蟯蟲作用)

사군자 분제는 생쥐 요충의, 성충을 구제하는 작용은 없지만 성숙자충(成熟雌蟲)과 자궁에 충란이 가득한 자충에 대해서는 구충작용이 비교적 뚜렷하다. 빈랑분제(檳榔粉劑), 전제는 생쥐 요충에 대한 마비작용의 in vitro 실험에서 성충을 구제할 수 있으나 인요충(人蟯蟲)에서만큼 효과가 좋지는 못하고 빈랑분제는 쥐 요충의 유충에 대하여도 약간의 작용이 있다.

(4) 구구충작용(驅鉤蟲作用)

in vitro 실험에서 고련근피 전제가 큰 구충에 대하여 고농도에서는 모조리 없앨 수 있다. 빈랑편제 또한 구충을 없애고 부분적으로 자충미단(雌蟲尾端)의 파괴, 자궁폭로(子宮暴露), 충체권곡(蟲體卷曲)되게 할 수 있다.

(5) 구편충(驅鞭蟲) Trichocephalis trichiuris, 강편충(姜片蟲)의 작용

빈랑전제, 합제(빈랑, 오매, 감초)는 고루 편충, 강편충을 몰아낼 수 있다.

(6) 항혈흡충(抗血吸蟲, Schistosoma) 작용

생쥐가 혈흡충(schistosoma)에 감염된 것에 대하여 당일 남과자를 투여하여, 28일을 하나의 치료과정으로 하면, 예방효과가 가장 좋고, 충의 수가 현저하게 감소되지만, 혈흡(schistosoma)의 성충에 대하여는 영향이 없다. 남과자의 acetone 추출물, cucurbitine은 유충의 생장발육을 억제하여 예방작용이 있으나 생쥐 체내의 혈흡충(schistosoma)의 성충은 죽이지 못했지만, 양성의 충체를 위축시키고, 생식기관을 감퇴시키고 자궁내 충란을 감소시켰다.

(7) 기타작용

① botulismus에 걸린 동물을 치료한다. toosendanin을 같지 않은 경로로 약을 투여하면, botulimus toxin에 중독된 동물에 대하여 치료 작용이 있다
② 항진균: 고련피, 사군자, 빈랑의 수침제는 tube내의 피부진균에 대하여 억제작용이 있다.
③ 담낭을 흥분시킨다. 빈랑의 주사액은 guinea pig의 생체와 혹은 고양이, 개의 생체내 담낭에 대하여 흥분시켜 강한 수축을 일으켜서, 담낭 내용물의 배출을 증가시킨다. 담즙의 분비에 대해서는 명확한 영향이 없다. 대황의 주사액은 담즙의 분비를 증가시키므로, 간 양자을 합하여 응용하면, 개 혹은 고양이에 대하여 짧은 시간 내에 담관의 압력을 증가시켜, 담즙의 분비를 가속시키고, 아울러 담관 결석의 배출에 유리하다.

---

10. 안신작용(安神作用)　　　　　　　　＊＊＊

안신정지(安神定志)를 주요 효능으로 하는 약물을 안신약이라고 한다. 약물의 기원과 응용 특징의 차이에 따라 안신은 중진안식(重鎭安神)과 양심안신(養心安神)의 두 종류로 나눌 수 있다. 전자는 질이 침중(沈重)한 광석류(礦石類) 물질로 주사(朱砂), 호박(琥珀), 자석(磁石) 등이 있는데, 심계실면(心悸失眠), 경간발광(驚癎發狂), 번조이노(煩躁易怒) 등의 양기조동(陽氣躁動)과 심신불안의 실증에 많이 사용된다. 약용식물은, 산조인(酸棗仁), 백자인(柏子仁), 원지, 합환피(合歡皮), 야교등(夜交藤) 등이 있는데, 양심자간(養心滋肝) 작용을 가지고 있어, 심간혈허(心肝血虛), 심신실양(心神失養)이 일으키는 심계정충(心悸怔忡), 실면다몽(失眠多夢) 등, 신지불녕(神志不寧)의 허증에 사용된다. 현대 연구에서 적지 않은 안신약이 중추신경계통을 억제하는 작용이 있음이 증명되었다.

안신작용	용골, 모려, 백자인, 산조인, 영지, 원지, 차엽, 합환피, 야교등, 복수초

◆ 산조인(酸棗仁)

O 성미 ; 성질은 평하고 맛은 달고 시다.

O 귀경 ; 맷대추나무 종자를 약용하며 간, 담, 심, 비경

O 주요성분 ; 베룰린, 시토스테롤, 에벨린 락톤

O 약리작용 ; 양심안신, 해열생진, 불면증, 히스테리증상, 인후염에 효과

O 습열이 많고 설사하는 자, 임산부는 주의 한다.

◆ 백자인(柏子仁)

O 성미 ; 성질은 평하고 맛은 달고 맵다.

O 귀경 ; 측백나무의 종자를 약용하며 간, 심, 신경

O 주요성분 ; 지방유, 탄닌질, 수지류

O 약리작용 ; 진정, 지한, 윤장통변, 거풍한 습비

그 주요 약리 작용은 다음과 같다

(1) 중추신경계통에 대한 작용

동물실험에서 산조인이 생쥐, 흰쥐, 집토끼, 고양이, 개 등의 동물의 자주활종을 감소시키고, 안정기면(安靜嗜眠) 상태를 나타내고 아울러 생쥐의 외부자극에 대한 반응을 둔화시켰다. 임상에서 사용되는 안신제인 자주환은 정신분열 등 정신병에 일정한 치료 효과가 있다. 산조인, 호박산은 정상동물에 대해 강온(降溫)시켜서 신지(神志)의 안정에 도움을 준다.

(2) 기타작용

원지는 거담작용(袪痰作用)이 있는데 함유하고 있는 saponin이 위점막을 자극함으로써 반사적으로 거담작용이 일어나는데 한담해수(寒痰咳嗽)에 다용된다. 주사, 자석은 해독, 명목하는데 내복하면 명암불명(目暗不明)을 치료하고 외용하면 창독옹종(瘡毒癰腫)을 치료한다. 朱砂의 주요성분인 황화제이수은은 방부 항진균 등의 작용이 있다. 산조인, 주사는 염한생진(斂汗生津)하여 도한(盜汗)을 치료할 수 있다. 백자인은 윤장(潤腸)하여 변비를 치료할 수 있다.

11. 개규작용(開竅作用) ＊＊＊

  소성신식(蘇醒神識)하는 것을 주요효능으로 하는 약물을 일컬어 개규약이라 칭하는데, 사기가 옹성(壅盛)함으로 인하여 심규(心竅)를 가리워서 규폐신혼(竅閉神昏)한 증상에 활용한다. 규폐증(竅閉證)의 주요표현은 신지혼미(神志昏迷), 아관긴폐(牙關緊閉), 악권(握拳) 등이 있으며 이로 인하여 동시에 기타 다른 증상들이 출현하며 열폐(熱閉)와 한폐(寒閉)로 나눌수 있다. 열폐는 고열, 섬어(譫語), 맥삭(脈數), 추휵(抽搐)등의 증상을 겸하며 유행성 뇌척수막염이나 b형 뇌염의 고열혼미와 같은 일부 엄중한 전신감염에서 흔히 보이며 또 몇몇 뇌혈관과 전간대발작(癲癎大發作), 간혼미등에서 보인다. 치료에 응용할때는 개규약과 청열해독약을 배오하여 량개법(凉開法)이라고 한다. 한폐는 면청(面靑), 맥지(脈遲), 태백(苔白)등의 증상을 동반하고 중풍, 중독 등의 혼미에서 자주 보인다.

〈개규작용 약용식물〉

개규작용	사향, 빙편, 소합향, 장뇌, 석창포, 우황

주요 약리작용은 중추신경계통에 대한 작용, 항염, 항균작용 ,항심교통작용(抗心絞痛作用) 이다.

◆ 석창포(石菖蒲)
0 성미 ; 성질은 따뜻하고 맛은 맵다.
0 귀경 ; 뿌리줄기를 약용하며 간, 심경
0 주요성분 ; 정유(카리오필렌, 세키숀), 팔미틴산
0 약리작용 ; 개규안신, 소염소종, 진정, 진통, 진경, 건위작용

약리작용은 다음과 같다.
(1) 중추신경계통에 대한 작용
  규폐증이란 신지혼미(神志昏迷)를 주요표현으로 하는데, 개규약의 응용은 환자를 소생시키는 데 있다. 자료에 표현된 바에 의하면, 그 중추신경계통에 관한 작용은 현대 약리약중의 소생약의 작용과 모두 같지는 않다. 장뇌(樟腦)가 호흡중추를 흥분시키고

혈관운동중추를 흥분시키는 작용이 명확한 것을 제외하면, 기타의 약물들은 중추흥분작용을 오히려 인정하기 어렵다. 안궁우황란, 석창포수침제 등과 같은 다수의 개규제는 자주활동을 감소시키고, barbital류 약물의 수면 시간을 연장시키는 것으로 보아 진정작용이 있다고 보여진다. 석창포정유는 강온작용이 있는 등 모두 중추신경계통의 효능을 개선시키는데 도움을 준다.

(2) 항염, 항균작용

대다수의 개규약은 또한 소종지통(消腫止痛)의 효과를 가지고 있는데 창양종독(瘡瘍腫毒)의 치료에 상용한다. 이 효과는 그 항염, 항균과 국부자극작용과 관련이 있다. 사향의 항염작용은 비교적 확실하다. 염증의 초기에는 혈관 투과성증가를 억제하고 백혈구의 유주를 억제하여 수종을 경감시킨다. 염증의 후기에는 육아조직의 증식을 억제한다. 사향, 빙편, 소회향, 석창포의 항균작용의 정도는 모두 같지는 않다. 소회향, 빙편, 장뇌는 감각신경말초를 가볍게 자극하여 지통지양(止痛止痒)작용을 일으킨다.

(3) 항심교통작용(抗心絞痛作用)

동물실험 결과에서 소빙적환(蘇冰滴丸storax, 빙편)은 산소결핍을 견디는 시간이 연장되고 심근경색인 관상동맥의 혈류량을 회복시키고 심박동이 완만하게되며 심장의 동맥, 정맥 혈중 산소의 차가 감소되고 심근의 산소소모량이 감소된다고 제시되어있다.

---

12. 보허작용(補虛作用)   **✳✳✳**

인체 기혈음양(氣血陰陽)의 부족을 보익(補益)하여 항병능력을 증강시켜서 허약증후를 제거시키는 약물을 보허약이라고 일컫거나 혹은 보익약이라고 일컫는다. 보익이라는 것은 부정배본(扶正培本)하는 것이다. 보익하는 방(方)이나 약(藥)을 사용하여 허증(虛證)을 치료하는 방법을 보익법(補益法)이라고 하거나 또한 부정배본법(扶正培本法)이라고 일컫거나 혹은 부정배본치법(扶正培本治法)이라고 일컫는다. 허증에는 기허(氣虛), 혈허(血虛), 음허(陰虛), 양허(陽虛)가 있고 보허약에도 또한 보기(補氣), 보혈(補血), 보음(補陰), 보양(補陽)하는 약 등 네 개의 분류로 나뉘어진다.

* 보기약(익기약.益氣藥)은 주로 비기(脾氣), 폐기(肺氣) 및 심기(心氣) 등을 보익하여 기허

증(氣虛證)에 사용된다.

* 보혈약(양혈약.養血藥)은 심간혈허(心肝血虛)를 보익하니 혈허증(血虛證)에 사용된다.
* 보음약(자음약.滋陰藥)은 양음(養陰), 자액(滋液), 윤조(潤燥)하니 폐,간,신,비,위의 음허증(陰虛證)에 사용된다.
*보양약(조양약.助陽藥)은 신장을 보조하니 신장허증(腎陽虛證)에 사용된다.

보허약은 각종 병인이 일으킨 허증에 적용된다. 다만 기혈음양부족(氣血陰陽不足)의 병증에 사용되어 체질을 증강시키고 쇠약증상을 제거하며 인체가 조기에 건강을 회복하도록 촉진시킬 뿐만이 아니라 병사가 미진하고 정기가 이미 쇠한 병증에 사용되어, 거사(祛邪)시키는 약물 가운데 보허약을 적당히 배오하면 인체의 항병능력을 증강시켜서 부정거사(扶正祛邪)에 도달하게 되고 결국은 질병을 극복하게 된다

보기	감초, 금작근, 대조, 만삼, 백출, 백편두, 부소맥, 산약, 상황, 인삼, 태자삼, 황기
보양	골쇄보, 구자, 두충, 보골지, 사상자, 선모, 속단, 쇄양, *육종용, 음양곽, 익지인, 토사자, 파극천, 호도인, 호로파
보혈	당귀, 백작약, 숙지황, 용안육, 하수오
보음	구기자, 맥문동, 백합, 사삼, 석곡, 양유, 여정자, 옥죽, 저실자, 천문동, 황정, 흑지마 등

보허약의 약리작용은 아래와 같이 귀납된다.
면역기능에 대한 영향, 인체의 적응성에 대한 영향, 내분비계통에 대한 영향, 물질대사에 대한 영향, 심혈관계통에 대한 작용, 강장작용, 조혈계통에 대한 영향이다.

◆ 인삼(人蔘)
0 성미 ; 성질은 따뜻하고 맛은 달고 약간 쓰다.
0 귀경 ; 뿌리를 약용하며 비, 폐경
0 주요성분 ; 배당체, 팔미틴산, 리놀산, 판토텐산
0 약리작용 ; 보기건위, 간장보호, 대보원기, 항피로, 항스트레스 작용, 면역증강, 강정, 만성기관지염에 효과
0 열이 많은 자, 고혈압에는 주의한다.

◆ 황기(黃芪)
0 성미 ; 성질은 조금 따뜻하고 맛은 달다.
0 귀경 ; 단너삼의 뿌리를 약용하며 비, 폐경

0 주요성분 ; 베타인, 베타-시토스테롤, 콜린, 포르모노네틴
0 약리작용 ; 보기승양, 자한, 도한, 신체허약, 지갈에 효과
0 열이 많은 자는 신중을 기한다.

◆ 백출(白朮)
0 성미 ; 성질은 따뜻하고 맛은 달고 약간 쓰다.
0 귀경 ; 흰삽주의 뿌리줄기를 약용하며 비, 위경
0 주요성분 ; 히네솔, 아트락틸로틴, 엘레몰
0 약리작용 ; 비위를 튼튼하게 하고 설사를 멈추게 한다. 보비익기, 방향제, 습기제거에도 효과
0 미감수(쌀뜨물)에 반나절 담궈서 볶아서 사용한다.
☞ 창출은 1년이상 된 것을 말하며 거습 작용이 강하다.

◆ 대조(大棗)
0 성미 ; 성질은 따뜻하고 맛은 달다.
0 귀경 ; 대추 열매를 약용하며 비, 폐경

0 주요성분 ; 당질, 단백질, 비타민, 베툴린
0 약리작용 ; 보중익기, 이뇨, 강장, 불면증에 효과
0 복부팽만 한자는 주의한다.

◆ 감초(甘草)
0 성미 ; 성질은 생용시 차고 구우면 조금 따뜻하며 맛은 달다.
0 귀경 ; 뿌리를 약용하며 12경
0 주요성분 ; 리퀴리친, 글루쿠로닉산, 글리실하이직산
0 약리작용 ; 항바이러스 면역기능 항진, 자감초는 보중익기, 생감초는 청열해독, 자음윤폐 작용이 강하다.
0 과용하면 두통, 복부팽만, 혈압상승이 나타날 수 있다.

◆ 양유(羊乳)
0 성미 ; 성질은 평하고 맛은 달다.
0 귀경 ; 더덕의 뿌리를 약용하며 위, 폐경
0 주요성분 ; 수분, 단백질, 칼슘, 인, 니아신
0 약리작용 ; 진해, 거담, 강장, 자보행기, 소변불리, 폐렴, 인후염에 효과

보허약의 약리작용은 아래와 같이 귀납된다.

(1) 면역기능에 대한 영향
보허약은 비특이성 면역기능과 특이성 면역기능에 대해 모두 증강시키는 작용이 있음이 실험을 통해 증명되었고 이것은 보허약의 부정배본 약리작용의 기초중 하나이다.

① 비특이성 면역에 대한 영향
주로 두 개의 방면으로 표현된다 말초의 백혈구 작용을 높인다. 생쥐에게 많은 양의 항암약인 cyclophosphamide를 투약하여 일으킨 백혈구 감소에 대해 당삼, 백출, 숙지황, 백작약, 구기자, 녹용, 보골지, 천문동, 여정자 등은 이에 대해 일정한 보호작용이 있었다. 이 외에 인삼, 황기, 아교 등은 모두 일정한 정도로 백혈구 작용을 높혔다. 영지

또한 뚜렷하게 정상인과 백혈구 감소 환자의 백혈구를 증강시켰다. 망상내피 (reticulo–endothelium)계통의 포식기능(phagocytosis)을 증가시킨다. 인삼, 자 오가 피, 당삼, 황기, 백출, 당귀, 음양곽, 구기자 등의 많은 약물은 망상내피계통의 포식기능 을 증강시키고 보기약이 비교적 더욱 뚜렷한 효능이 있었다. 황기다당은 거식세포의 기 능에 대해 촉진작용이 있다.

② 특이성 면역기능에 대한 영향

특이성 면역은 세포면역과 체액면역을 포괄하는데 이것은 인체가 생활 과정중에 항원물 질에 접촉된 후에 생성되는 침대성(針對性,조준하여 겨누는 성질) 면역방위기능이다. 세포 면역기능을 촉진한다. 한약의 보기방인 사군자탕, 보혈방인 사물탕, 보양방인인 삼부탕, 보 음방인 육미지황환은 세포면역 및 항체 형성 기능을 모두 촉진시키는 작용이 있었다.

③ 체액면역기능을 증강시키는 기능

인삼은 인체의 면역상태를 개선하고 γ –globulin, IgM의 함량을 높혔다. 황기다당은 체액면역을 촉진하는 작용이 있다. 당삼, 백출, 복령(곧 사군자탕)은 혈청IgG의 함량을 뚜렷하게 상승시켰다. 구기자, 여정자 등도 또한 체액면역을 증강시키는 작용이 있었다.

(2) 인체의 적응성에 대한 영향.

보허약은 능히 인체의 적응성을 높히고 인체의 각종 유해자극적인 비특이성 저항 능력을 증강시켜서 문란해진 인체를 정상으로 회복시킨다. 이러한 작용을 "적응원"상 작용(adaptogen)이라고 말한다. 인삼은 cobalt nitrate로 일으킨 적혈구의 증가를 정 상으로 회복시키고, phenylhydrazine으로 일으킨 적혈구 감소를 상승시켜서 쌍향조절 작용을 나타낸다. 생지황, 현삼, 맥문동 등은 음허동물모형의 핵산합성율을 조정하는 작용을 갖추고 있어서 마땅히 핵산합성율이 정상일 때보다 높을 때에는 하강시키는데 사용하고, 핵산합성율이 정상일 때보다 낮을 때에는 상승시키는데 사용한다.

(3) 내분비계통에 대한 영향

대다수 임상에서의 허증환자는 병리형태상 내분비선의 변성 혹은 위축이나 뇌하수 체전엽, 부신피질, 갑상선, 고환 혹은 난소에 부동(不同)한 정도의 퇴행성 변화를 나타 낸다. 기타 조직세포에도 위축, 변성이 발생한다. 이는 기관, 조직기능 부전의 물질기반 이 된다. 병정(病情)이 비교적 무거운 허증에서는 특수 기능의 주질세포(principal cell) 의 변성, 위축이 있고, 섬유결합조직으로 대체되어 모든 기관의 기능부전이 된다. 가시 오가피는 흰쥐의 부신피질계통에 흥분작용이 있고, 성선(性腺)기능에 대해 촉진작용이 있다. 당삼은 생쥐의 혈장피질동(血漿皮質酮) 레벨을 뚜렷이 높였다. 인삼은 뇌하수체 분비를 흥분시켜 성선호르몬(gonadotropin)을 촉진하여 흰쥐의 성성숙과정을 가속시켜 성숙한 수컷의 흰쥐의 발정기를 연장시켰다. 음양곽, 동충하초에는 androgen유사 작용이 있고 보골지 건조 분말에는 극히 약한 androgen유사 작용이 있다.

(4) 물질대사에 대한 영향:

인삼은 당대사와 지질대사에 모두 조절작용이 있다. 인삼의 단백합성촉진인자 (prostisol)은 단백질, DNA, RNA의 생물합성을 촉진하고, albumin 및 γ -globulin 의 함량을 높인다. 가시 오가피는 혈당을 조절하고, 핵산 및 단백질 합성과 간에서 콜레스테롤 생물합성을 촉진한다. 황기는 세포의 생리대사작용을 증강시키고, 혈청과 간단백질의 갱신(更新)을 촉진한다.

단백질 대사의 촉진작용은 "부정(扶正)" 약물의 약리작용의 또다른 하나의 중요 부분이 된다. 당귀는 실험성 죽상동맥경화의 병리과정에 어느정도의 보호작용이 있고 항비타민E 결핍작용이 있다. 하수오는 콜레스테롤을 내리는 작용 및 항동맥 경화작용이 있다. 또한 보양약(부자, 음양곽, 토사자)은 DNA와 RNA의 합성률을 높이고 자음약(맥문동, 생지황, 현삼)은 세포내의 DNA와 RNA의 합성률을 내려 정상에 이르게 한다.

(5) 심혈관계통에 대한 작용

주요 작용은 심근수축력 증강, 혈관확장과 강압작용이다. 인삼, 생맥산, 황기, 영지, 작약, 녹용, 보골지 등이 모두 강심작용이 있다. 인삼제제는 심근허혈로 유발한 빈발성 심실성 조박(早搏) 위주의 심실성 심률실상(心律失常)에 뚜렷한 억제작용이 있다. 또한 심근허혈성 심전도 변화를 개선하고 심근허혈 손상을 경감시킨다. 이외에도 인삼, 가시 오가피, 당귀, 작약, 구기자, 녹용, 음양곽 등은 모두 강압작용이 있다.

(6) 강장작용

인삼은 기체의 지력 및 육체노동 능력을 높이고, 피로 작용을 경감시키며, 사유활동과 육체노동 효율을 높인다. 녹용은 기체의 노동능력을 높이고, 수면과 식욕를 개선하며, 기육(肌肉)피로를 낮춘다. 대조, 백출, 육종용 등은 모두 실험동물의 체중을 늘리고 근육력을 증강시킨다. 육미지황환은 정상 동물의 체중 및 체력을 높인다.

(7) 조혈계통에 대한 영향

골수조혈기능의 감퇴로 적혈구 혹은 백혈구의 감소와 빈혈이 나타난다. 백혈구 감소증 등의 질병은 한의학의 변증상 대개 혈허, 기허, 심하면 양허증인데 보혈, 보기, 보양약을 쓰면 일정 효과가 있다. 현재 인삼, 가시오가피, 당삼, 황기, 당귀, 아교, 녹용 등은 조혈기능을 촉진하는 작용이 있음이 이미 증명되었다.

상술한 자료를 통해 알 수 있는 것은 보허약 중에 각류의 약물에 공통점이 있다는 것이다. 보허약의 기체의 면역력을 증가시킴으로서 기체의 저항력을 높이고 병사(病邪)를 제거하는 능력, 핵산, 당, 단백질, 지질 등의 물질대사와 에너지대사의 조절 및 촉진, 내분비계통에 대한 영향 및 기체의 대내외 환경 적응능력의 개선, 기체 해독 기능의 증강과 조혈계통기능의 증강, 기체의 노동능력의 증강 등은 한의임상에서 보허약으로 선천부족(先天不足), 체질허약(體質虛弱), 구병상정(久病傷正), 연로체쇠(年老體衰)의 각종 허증(虛證)을 치료하는 것과 상부(相符)한다.

13. 천연약용식물의 약성에 미치는 요인 　　　✳✳✳

① 약물적인 요인 – 제량(劑量), 제형(劑型) 및 제제(製劑)
② 생리적인 요인 – 연령, 성별, 유전조건 등
③ 병리적인 요인 – 간, 신장 기능장애
④ 기타 요인 – 영양상태, 생활환경 등 / 양약의 경우보다 약용식물이 더욱 복잡하다.

천연약용식물의 품종, 산지, 채취시기, 저장조건, 제량, 제형 및 투약경로 등은 약용식물의 약성에 커다란 영향을 미친다.

제5장 | 효소와 질병

1. 효소와 질병의 진단

「 효소는 질병의 진단에 매우 유용한 수단으로 근래에 암, 당뇨 등에 프로테아즈라는 효소가 작용한다는 사실이 알려지면서 프로테아즈 억제인자에 대한 연구가 국제적으로 활발하게 이루어지고 있다. 어떤 효소가 특정 장기에만 존재한다면, 그 장기의 이상을 체크하기에 매우 편리하며, 또 혈액 속의 특정 효소의 레벨과 특정 장기의 진단에 사용할 수 있다. 따라서 혈액에 존재하는 각종효소의 활성을 측정함으로써 질병을 진단할 수 있다. 」

혈액 속에는 많은 효소가 존재한다. 그 중에는 혈액에만 존재하는 것도 있으나 여러 장기에서 나오는 것도 있다. 그중에는 장기가 분비한 것도 있지만 장기 조직이 파괴되어 나오는 것도 있다. 혈액에 효소가 이상 증가하였을 때는 어느 장기인가가 손상되어 분비 이상이 일어났다는 전신호이다. 어떤 효소가 특정 장기에만 존재한다면, 그 장기의 이상을 체크하기에 매우 편리하며, 또 혈액 속의 특정 효소의 레벨과 특정 장기의 진단에 사용할 수 있다. 근래에 암, 당뇨 등에 프로테아즈라는 효소가 작용한다는 사실이 알려지면서 프로테아즈 억제인자에 대한 연구가 국제적으로 활발하게 이루어지고 있다.

혈액에 존재하는 각종효소의 활성을 측정함으로써 질병을 진단할 수 있다. 그 대표적인 예로서는 GOT, 글루타민산−옥살로 아세트산 트랜스아미나아제(glutamoc− oxaloacetic transaminase)라는 효소이다. 이것은 간세포 속에 함유되어 있는 효소이며, 간장세포가 파괴되거나 간세포의 세포막 투과성이 높아지면 혈액 속에 유출하여 증가하는 효소이다. 이 값이 높아지면 만성간염, 알코올성간염, 간경변 등의 만성화한 간장 장해가 있는 것으로 간주된다.

GPT

GPT라는 효소는 글루탐산-피부르산 트랜스아미나제(glutamic pyruvic transaminase)라는 효소이며 역시 간세포 속에 함유되어 있는 효소이다. 이 효소의 혈액에서의 활성을 조사함으로써 급성간염 혹은 만성간염, 간경변 등을 진단할 수 있다.

LDH

LDH-젖산 탈수소효소(lactate dehydrogenase)의 약어-라는 효소도 자주 조사된다. 이것은 주로 심장, 신장, 간장, 폐, 혈액세포, 골격은 등에 함유되어 있다. 간장에 질환이 있으면 GOT, GPT 등의 검사와 병행하여 이것이 진단된다. 또한 심근경색이나 폐질환이 있거나 백혈병, 악성빈혈, 간염, 악성종양일 때에도 이것이 증가함으로 LDH 측정은 다양한 질병의 진단에 반드시 실시하게 되는 검사의 하나이다. 또한 APL은 알칼리 포스파타아제(alkaline phosphatase)라는 효소의 약어인데, 간장 내에서 생성되어 담즙 속으로 유출되는 효소이다. 이 효소의 활성이 높아지면 담석이나 담관의 질병일 가능성이 있으며 경우에 따라서는 악성종양(암)의 간장으로의 전이나, 간암일 때도 상승한다는 것이 알려져 있다.

r-GTP

r-GTP는 r-글루타민 트랜스펩티다아제(r-glutamyl transpepidase)라는 효소의 이름으로 신장, 췌장, 간장, 소장, 비만 등에 포함되어 있다. 이 효소의 활성치가 높아지면 간장, 담도, 췌장 등에 질병이 생길 가능성이 있다. 이 효소는 알코올 중독인 사람과 그렇지 않은 사람사이에 명확한 차이가 나타나므로 그러한 검사에도 사용할 수가 있다.

CHE

CHE는 콜린 에스테라아제(choline esterase)라는 효소의 약어이며 간장에서 생성되어 혈액 속으로 분비되는 효소이다. 간세포가 장해를 받으면 이 값이 저하한다. 간경변, 간장암 등으로 특히 저하하는 성질이 있다. 또한 아밀라아제라는 효소는 녹말을 분해하는 효소이며 췌장과 타액선에서 생성된다. 이 효소의 값이 상승하면 췌장염이나 췌장암, 담석, 담낭염, 만성신부전 등의 질병에 걸릴 가능성이 있다.

• •

CPK(CK)

CPK(CK)라고 불리는 효소는 크레아틴 키나아제(creatine kinase)란 효소이다. 이것은 골격근이나 심근 등의 근육에 있는 효소로 이 값이 증가하면 근육장해가 생겼다는 것을 의미한다. 또한 지질의 성분으로서 LDL(low-densityh lipoprotein 저비중 리포단백질)과 HDL (high-densityh lipoprotein 고 비중 리포단백질)의 2가지 측정이 이루어진다. (이것은 어느 것이나 고지혈증, 동맥경화, 협심증, 심근경색 등을 진단하는데 있어 중요한 항목이다. LDL에는 악성 콜레스테롤이 포함되어 있으며 HDL에는 양성 콜레스테롤이 포함되어 있다.)

2. 당분효소와 자가면역질환

미국의 MIT대학에서 발간한 저널에는 21세기를 변화시킬 10가지 신기술에 글리코 사이언스(Glico Science)를 포함시키고 있다.[5] 당분 효소(酵素)와 당단백질의 신호체계에 대한 연구가 질병치유에 엄청난 성과를 가져오고 있다는 사실에 주목 할 필요가 있다. 당분효소 뿐만 아니라 핵산 분해효소 단백질 분해효소, 지방 분해효소 등 약 3,000여 가지의 각종 효소의 인체 내의 기능은 생명활동을 유지하는 생명 그 자체라고 할 수 있다. 사람의 건강을 유지해 주는 첫번째 관문은 면역 체계다. 이것이 우리 몸속에 침범하는 세균, 바이러스, 곰팡이, 기생충, 독성 물질 등으로부터 우리를 보호해 준다. 같은 병원균에 노출될 때 병에 걸리는 사람이 있는가 하면 병에 걸리지 않는 사람도 있는데, 이는 사람에 따라 면역 기능에 차이가 있기 때문이다. 인체의 면역 체계는 군대 조직과 비슷하다. 군에는 삼군(三軍)이 주축이듯 면역

---

5) Techncal Reaview, 2003 2월호 특집 Ten emerging thechnologies, MIT대학,

군(백혈구)도 임파구, 대식세포, 호중구의 셋으로 나뉜다. 가장 중요한 면역기능을 수행하는 임파구는 다시 전체의 75%를 차지하는 T세포와 나머지 B세포로 나뉜다. 대식 세포는 면역 살상 무기에 있어 다양한 목적을 가진 군사들이다. 호중구는 현명한 무기는 아니지만 면역 체계에서 델타 포스같은 특공대 역할을 한다. 대부분의 군인들이 평상시에는 소속 부대 안에서 생활하듯 면역군도 흉선이나 골수에서 대기 상태에 있다. 그러나 염증이 생기면 각자 맡은 특수 임무를 충실히 수행하기 위해 집결하며 세균, 바이러스, 곰팡이 등을 공격하기 시작한다. 전쟁이 발생하면 육해공군이 합동 작전을 펼치듯 이들 면역 군사들도 직접 접촉하든가 혹은 화학성 전달 물질을 분비해 서로 정보를 교환하며 적들을 물리친다. 그러나 간혹 어떤 부대의 군인들이 예정된 작전 명령을 따르지 않고 인체의 건강한 세포, 즉 아군을 공격하는 경우가 있다. 즉 자신의 면역 체계가 자신의 조직들을 적으로 잘못 알고 파괴하기 시작하는 것. 이런 결과로 생기는 질환을 '자가 면역 질환'이라고 부르는데, 대표적인 것이 류머티즘성 관절염, 루푸스, 천포창, 다발성경화증 등 대부분 현대인에게 가장 많이 발생하는 일반적인 질환들이다. 자가 면역 질환은 여성이 남성에 비해 4배 정도 많다. 유럽과 북미주의 경우 전체 인구의 5%가 이 질환을 앓고 있으며 20~50세에 주로 발병한다. 문제는 대부분 원인불명이어서 치료가 쉽지 않다는 점이다. 하지만 현대인의 암, 당뇨, 천식, 관절염등 대부분의 자가면역증상은 효소와 관련이 있다는 사실이 알려지면서 해결의 실마리를 찾아가고 있다. 자가면역질환은 세포의 교통오류에 의해 정상세포가 정상세포를 공격하여 나타나게 되는데 이러한 세포간의 통신을 담당하는 것이 당분효소(糖分酵素)이며 이를 적절하게 공급함으로써 인체의 면역계를 활성화시키고 자연치유력을 높여 질병이 치유되는 것이다. 세포분열은 효소(酵素)로 이뤄지며 생명유지를 위해서 효소는 우리 몸의 각 조직에 필요로 하는 영양소를 만들고 공급 및 조절 기능을 하는 동시에 노폐물을 몸 밖으로 내보내는 모든 생화학반응을 조절한다. 우리가 생명을 이어가려면 에너지가 필요하고 효소는 신체내의 역할에 따라 적합하도록 만들어져 생체 내에서 일어나는 모든 화학반응을 촉매하고 특히 당분효소 공급이 자가면역질환에는 필요하다.

3. 효소와 소식의 장수효과

소식(小食)의 장수 효과는 "효소의 작용" 이라고 할 수 있는데 적게 먹는 소식(小食)이 장수에 기여하는 이유는 한 효소의 작용 때문이라는 연구결과가 있다. 미국 예일대-코네티컷대학 공동 연구진은 과학잡지 사이언스 29일자 최신호에 실린 보고서에서 포유동물과 유사한 유전자를 다수 가진 과실파리를 대상으로 연구한 결과 히스톤 디아세틸라제(histone deacetylase) "Rpd3"라고 불리는 효소가 장수에 핵심역할을 한다는 것을 밝혀냈다. 연구 결과 유전자 조작을 통해 이 효소의 수준을 낮춘 과실파리의 경우 정상적인 과실파리에 비해 수명이 33% 또는 50% 정도 늘어난 것으로 나타났다. 한편 섭취 칼로리를 낮춘 소식 다이어트의 경우 과실파리의 수명이 약 41%까지 연장되는 효과를 보였다. 보고서의 대표 집필자인 예일대의 스튜어트 프랑컬은 "먹는 양을 줄이지 않더라고 이 효소의 수치를 낮춤으로써 생명을 연장할 수 있을 것"이라고 지적하면서 "이 효소가 장수 의약품 개발의 표적이 될 수 있을 것"이라고 내다봤다. 지금까지 과학자들은 효모나 설치류, 그리고 다른 유기체들에 대한 연구를 통해 칼로리를 급격히 줄였을 때 생명이 연장되는 효과를 보인다는 사실을 확인했지만, 그 메커니즘을 규명하지는 못했다. 프랑컬은 그러나 "똑같은 장수효과를 누리기 위해 사람들이 안전하고 편리하게 복용할 수 있는 약을 개발하기 위해서는 아마 수년이 걸릴 수도 있는 추가 연구가 필요하다"고 전망했다. 프랑컬은 ""페닐부티레이트"(phenylbutyrate)라고 불리는 의약품이 Rpd3 효소를 겨냥해 만들어진 것으로 생각된다."며 "과실파리에게 이 약을 주입한 결과 생명연장효과를 봤다는 연구 보고서가 올해 초 나온 바 있다"고 덧붙였다. 한편 소식 다이어트는 과거 동물실험 연구에서 생명연장 이외에도 기억력 향상, 암 및 심장병 예방 등 다른 건강상 이익이 있는 것으로 밝혀진 바 있다.

4. 질병에 대한 세 가지 질문

질문1) 질병은 과연 각각의 병인가?

현대의학, 한의학, 대체의학에서 쏟아 내 놓는 수많은 질병에 대한 치료방법은 참으로 다양하다. 뿐만 아니라 분야별 대단한 발전을 하고 있는 것 또한 사실이다. 그럼에도 불구하고, 현재와 과거 30년을 비교해보면 환자의 수가 줄어 들기는 커녕, 오히려 기하급수적으로 늘어만 가고 있는 이유를 무엇으로 설명이 가능하겠는가? 질병에 대한 접근방법이 근본적으로 잘못된 것은 아닌지 의심하지 않을 수 없다. 그 동안 상식화 되어있는 질병에 대한 접근방법을 역 추적하고, 복귀해보면 무엇이 잘못 된 것인가에 대한 실마리를 찾을 수 있을 지도 모른다. 같은 병인 것을 각각의 병으로 잘못 판단하고 있다면, 애초부터 첫 단추를 잘못 끼운 것이다. 합성화합물인 서양의학의 약을 장기간 투여 시 부작용을 살펴보면 먼저 다음과 같은 문제점들이 나타난다.

① 약은 질병의 원인을 개선하는 것이 아니다. (서양의약의 성분은 매우 '순수'한 화학물질이므로 그것이 체내에 들어가면 전신의 항상성(恒常性)이 급격히 상실된다.)

② 장내에 존재하는 100종의 100조(兆)에 이르는 균 중의 유용균이 크게 손상되어 죽음 직전에 처한다(특히, 항생물질과 항암제는 유용균까지 죽인다.).

③ 강력한 부작용을 일으킨다. (병을 고치는 것인지 악화시키는 것인지 분간하기 힘든 경우가 허다하다.) 서점에 쌓여있는 질병 별 많은 건강서적을 자세히 들여다보면 놀랍게도 각각의 질병에 대한 대안으로 제시하고 있는 방법은 서로 다른 질병임에도 불구하고 큰 차이가 없다는 사실을 금방 알 수 있다. 무엇을 "고친다" 는 것은 원인을 찾아내서 그 원인을 제거하는 것이 아닌가? 고치는 방법이 같다면 그 원인도 같다는 것이 아닌가? 모든 질병을 다 같은 병이라고 가정을 한다면 지나친 표현인가? 비만, 당뇨, 고혈압, 암, 피부병 등 수많은 질병에 붙여진 이름을 다 생략하고, 비 정상세포로 통일하여 보자. 생각을 바꾸는 그 순간이 질병으로부터 벗어나는 첫 걸음일 수 있다.

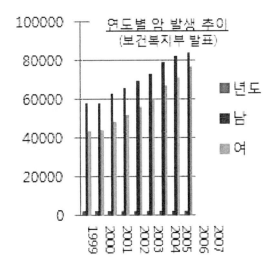

질문2) 질병은 실체가 없는 허상이 아닌가?

60조의 세포는 120일을 주기(피부세포:28일/근육세포:90일/혈액:120일)로 흘러가는 강물처럼 매일같이 태어나고 사라지기를 반복한다. 질병이 실체가 없는 허상이라면… 우리는 돈키호테가 풍차를 거인으로 잘못 판단하여 공격하는 우스꽝스러운 일을 지금껏 반복해온 것 일 수 있다. 세 실상은 무엇이고? 허상은 무엇인가? 우리 몸은 60조의 세포로 구성되어 있다. 60조의 세포는 120일을 주기(피부세포:28일/근육세포 :90일/혈액:120일)로 흘러가는 강물처럼 매일같이 태어나고 사라지기를 반복한다. 세포의 주기를 대략 120일로 계산을 해 보면, 1일 새롭게 태어나는 건강한 세포는 약5,000억개이다. 즉 5,000억개의 새로운 정상세포는 깨끗한 샘물처럼 매일 같이 태어나고, 반대로 같은양 만큼의 기존의 세포는 사라지기를 반복한다. 새로 태어나는 5,000억개의 정상적인 세포가 "실상" 이고, 도태되는 5,000억개의 늙고,병든 세포가 "허상" 이라고 가정을 하고 질병에 접근해 본다면 쉽게 문제 해결의 실마리가 찾아 지지는 않을까? 실상인 새로 태어나는 5,000억개의 정상세포를 차곡차곡 잘 채운 만큼 비정상세포인 질병은 밀려나는 것이다.   .

질문3)

병을 고칠 것인가? 병을 밀어 낼 것인가? (병을 고칠 수 있는 사람은 아무도 없다. 그러나 병을 밀어 내는 것은 누구나 할 수 있는 일이다.) 병을 고치기 위해서는 그 질병의 원인을 찾아야 하는데, 같은 병이라도 사람마다 그 병의 원인이 다 다르다. 사람마다 다 다른 그 수많은 병의 원인을 찾아 낼 수 있는 것이 과연 인간의 능력으로 가능한 일인가? 만약 그 원인을 찾아서 병든 세포를 고쳤다고 가정을 해 보자. 그 고쳐진 세포가 그대로 내 몸에서 머물러 줄 것인가? 우리의 세포는 정해진 시간이 되면 미련 없이 우리 몸을 떠나게 된다. 흐르는 강물처럼 말이다. 어렵게 고쳐진 세포가 우리 몸에 머물러 주지 않는다는 것이다. 만약 떠나지 않고 몸에 머문다면 이것이야 말로 큰 사단이다. 병을 고칠 수 있는 사람은 아무도 없다. 그러나 병을 밀어 내는 것은 누구나 할 수 있는 일이다.… 허상인 질병은 그대로 내 버려두고, 실상인 새로 태어나는 건강한 정상세포를 차곡차곡 채워주면, 허상인 질병세포는 저절로 도태 될 수 밖에 없다. 강물이 항상 그대로인 것처럼 보이지만, 어제의 강물은 이미 저만치 흘러 가 버렸다. 우리 몸도 마찬가지이다. 죽어가는 강물을 살리기 위해서는 유입되는 깨끗한 물로 강을 채워서 오염된 강물을 아래로 밀어 내면 되는 것이 아니겠는가? 병 고치겠다고 병 따라 다니면, 병 따라 죽을 수밖에 없다. 질병은 허상이다.

5, 질병을 예방하고 치유하는 길

첫째. 감사하는 마음으로 채우자 - 50%

마음을 무엇으로 채 울 것인가? 감사한 마음으로 채우면, 허상인 미움, 불안, 초조, 공포 등은 저절로 밀려간다. 아침에 눈을 떴을 때 무슨 생각을 하십니까? 어제 밤에 새로 태어난 5천억개의 건강한 세포와의 첫 만남을 감사하게 생각하자. 이보다 더 감사한 일이 어디에 있겠는가? 그리고 다음은 같은 침대를 사용하고 있는 반려자에게 감사의 키스를 나누자! 이보다 더 감사한 사람이 세상에 어디에 있겠는가? 그리고 아침 식탁을 보면서 농부에게 감사하고, 정미소 아저씨에게 감사하자. 승용차에 오르면서 차를 만든 사람들, 주유소아저씨에게 감사하자. 도로를 달릴 때는 길을 만든 노동자들의 땀 냄새를 느껴보자. 출근하면 회사동료들과 만남, 거래처와의 만남, 친구들과의 만남. 이 모든 만남에 감사하자. 마음을 무엇으로 채울 것인가? 감사한 마음으로 채우면 허상인 미움, 불안, 초조, 공포 등은 저절로 밀려간다. 허상인 미움, 불안을 없애기 위한 노력은 풍차를 보고 대드는 돈키호테와 같다. 감사한 마음으로 가득 채우면 미움, 불안이 들어설 틈이 없다. 질병에 대한 접근은 감사하는 마음부터 바로 잡지 못하면 백약이 소용없다. 오늘 밤을 자고 나면 새로운 5,000억개의 건강한 세포와의 만남에 대한 설레이는 마음으로 잠을 청하자. 감사하는 마음으로 채워질 때 새로 태어난 새로운 세포는 건강한 세포, 정상적인 세포로 발전할 수 있다.

둘째. 운동은 하루 일과 중 1순위이다/25%
어떤 종류의 운동보다 더 중요한 것은 " 어떤 기분으로 하느냐 ? " 이다

바쁘다는 핑계로 운동을 게을리 하는 것은 소탐대실이다.
하루 일과 중에서 운동시간을 먼저 정하고 나서, 다른 일을 정하는 것이 바른 순서이다. 남는 시간을 이용하여 운동을 하겠다는 생각은 어리석은 생각이다. 운동은 스트레칭, 근력운동, 유산소운동 등 크게 3가지로 나눌 수 있는데, 운동할 때 가장 중요한 것은 어떤 종류의 운동보다 더 중요한 것은 "어떤 기분으로 하느냐?"이다. 허상인 "병을 고치겠다. 살을 빼야겠다. 당뇨을 고쳐야겠다." 라고 생각하면서 운동하는 것은 오히려 건강을 해칠 수 있다. 운동은 하루 일과의 1순위이다. 운동은 어제 새로 태어난 건강한 세포를 생각하면서 즐겁고, 기분 좋게 하는 것이 가장 중요하다. 운동시간에 명상법을 함께하는 것은 좋은 습관이다. 수영장물의 적당한 온도와 물의 부드러운 감촉을 느끼고, 귀를 스쳐 지나가는 찰랑거리는 물소리에 집중해 보자. 앞선 동료가 일으키는 수많은 공기방울의 움직임을 보자. 그리고 물을 관리해 주는 선생님들께 감사하고, 물을 여기까지 끌어다 준 수도공사 아저씨들, 한강물, 팔당댐,

개울물, 빗물, 태양까지 거슬러 감사하는 마음을 습관화 하자. 질병에 대한 접근은 감사하는 마음과 올바른 운동이 전제 되어야 한다.

셋째, 빛은 생명이다/25%

(빛은 생명이다. 빛은 에너지이고, 에너지는 정보이다. 빛을 내 몸으로 끌어 드리는 물질이 미네랄이다.)

물질의 최소 단위인 원자(원소)는 양성자와 그 주위를 돌고 있는 전자사이의 에너지 연결체이다. 원자는 양성자의 주위에 돌고 있는 전자의 수를 계산하여 각각의 이름을 칼슘(Ca), 마그네슘(Mg), 산소(O)등을 붙여 주었고, 양성자의 주위를 돌고 있는 전자수의 차이 때문에 각각의 원자는 태양이 생산한 각각의 에너지를 선택적으로 받아 드리게 된다. 어떤 원자로 구성되어 있느냐에 따라서 그 물체의 모든 것이 결정되는 것이다. 원자가 모여서 분자가 되고, 분자가 모여서 모든 생명체를 만든다. 태양이 없으면 빛이 없고, 빛이 없으면 에너지가 없고, 에너지가 없으면 원자도, 분자도, 생명체도, 무 생명체도 없다.

빛을 내 몸으로 끌어 드리는 물질이 미네랄이다.

빛은 수많은 알갱이로 되어 있으며, 알갱이는 각기 다른 무수한 정보를 담고 있다. 우리가 볼 수 있는 모든 색(가시광선, 적외선, 자외선)과 모든 맛(신맛, 쓴맛, 단맛, 매운맛, 짠맛 등) 그리고 모든 성질(단단함, 부드러움 등)등은 태양의 빛 알갱이가 공급하는 무수한 정보중의 하나이다. 사람이 살아가는 데는 무수한 정보와 에너지가 필요하다. 사람에게 필요한 모든 정보는 태양에 의하여 생산되어지고 있다. 태양에 의하여 만들어진 에너지 중에서 건강한 생활을 하기 위한 필요 충분한 에너지정보를 우리 몸으로 받아들이기 위해서는 그러한 필요 충분한 에너지를 전달해주는 물질(원소)의 종류와 량이 필요하다. 이것이 미네랄이다.

제4과목

효소와 미네랄

미네랄은 우리 몸의 일꾼인 효소를 움직이는 주인이다. 또한 미네랄은 일꾼인 효소에게 각자의 임무를 배정해 주는 인체의 CEO이다.

Introduction to Enzyme Instructor

제1장 | 효소와 미네랄의 이해

1. 효소와 미네랄의 이해

『미네랄은 우리 몸의 일꾼인 효소를 움직이는 주인이다. 60조의 세포는 수많은 효소작용에 의하여 살아간다. 효소는 단백질이며, 한 가지 효소는 한가지 일 만을 할 수 있다. 생명의 탄생인 임신부터 성장, 사멸에 이르는 전 과정과 각각의 영양소의 소화 작용, 해독작용 항산화작용 등 인체에서 이루어지는 모든 일은 효소의 작용에 의하여 이루어진다. 효소의 종류는 우리 몸에서 일어나는 일 만큼이나 그 수가 다양하다. 효소는 같은 단백질(NH_2-C-COOH)의 화학구조이면서도 각기 다른 일을 수행 한다.』

미네랄은 효소를 일하게 하는 주인으로 일꾼인 효소에게 각자의 임무를 배정해 주는 인체의 CEO이라고 할 수 있다. 효소에게 각기 다른 정보는 어디에서 오는 것인가? 이 질문에 대한 답은 미네랄은 생명의 에너지(정보)를 전달하는 물질이라는 것이다. 모든 에너지(정보)는 태양으로 부터 생산되고, 인체에 존재하는 각각의 수많은 미네랄은 그 정보를 선택적으로 전달받아 효소를 움직이는 우리 몸의 주인이다.

칼슘(Ca)은 태양이 생산한 단단한 정보를, 마그네슘(Mg)은 부드러운 정보를 전달한다. 나트륨(Na)은 짠맛을, 철분(Fe)은 붉은색을, 요오드(I)는 지방을 태우는 정보를, 중금속은 마비시키는 정보를 전달한다. 그러므로 우리 몸의 주인인 미네랄은 효소에게 각자의 임무를 배정해 주는 인체의 CEO라고 할 수 있는 것이다.

2. 비타민과 미네랄

비타민은 효소를 돕는 보효소로 매우 중요한 영양소이다. 하지만 인체 내에서 미네랄이 없으면 이렇게 중요한 비타민도 별로 큰 소용이 없어지게 된다. 1906년 영국의 생화학자 프레더릭 홉킨스는 음식물은 단백질 · 탄수화물 · 지방 · 무기질 · 물 이외에 필요한 보조영양소를 포함하고 있다고 처음으로 비타민의 존재를 보고했다

비타민(Vitamin)은 생명체가 살아가는 데 중요한 역할을 하는 분자로, 많은 양이 필요하진 않지만 몸에서 아예 만들어지지 않거나 충분하게 만들어지지 않기 때문에 음식으로부터 섭취해야만 하는 분자들이다. *Vitamin*이라는 단어는 라틴어로 생명을 의미하는 *vita*와 *amine*이 결합되어 만들어졌다. 비타민은 크게 지방에 녹는 지용성인 비타민 에이(A)와 물에 녹는 수용성 비타민 비(B)의 두 종류로 나뉜다.

이 밖에 비타민을 흔히 C, D, E 등으로 부르는 이유는 1915년 미국에서 처음으로 지방과 물에 녹는 지용성과 수용성 비타민군(群)을 뽑아내어 A와 B로 부른데에 있다. 기름에 녹는 지용성(유용성, 유지성)비타민은 비타민-A, D, E, K 등이 있으며 그 외에 나머지는 거의가 수용성 비타민이다. 수용성 비타민은 소변으로 금방 걸러지는 특성이 있으므로 하루에 몇 번씩 복용해야 한다. 일반적으로 수용성 비타민의 해독은 별로 없지만 지용성 비타민은 종류에 따라 해독이 있을 수 있으며 그중에는 심각한 질병을 유발 할 가능성이 있는 것도 있다.

지용성 비타민은 담즙산염에 의해 장에서 흡수된다. 림프계는 흡수한 비타민을 신체의 각 부위로 전달한다. 인체는 수용성 비타민보다 지용성 비타민을 더 많이 저장하

고 있다. 비타민-A와 D는 주로 간에 저장되고, 비타민 E는 체지방(體脂肪)과 생식기관에 약간 저장된다. 비타민- K는 비교적 미량만이 저장된다. 지용성 비타민은 각각 다른 기능을 한다. 비타민- A는 눈의 망막에서 단백질과 결합하여 야맹증을 막아주고, 이외에도 밝혀지지 않은 다른 작용들을 한다. 비타민- D는 유기체의 성장, 특히 뼈의 발육과 관련된 칼슘 대사에 필수적이다. 비타민- E는 동물의 성장을 촉진시키며, 결핍되면 불임증에 걸린다. 비타민 K는 혈액을 응고시키는 효소과정에 참여한다.

비타민은 우리 인체 내에서 매우 중요한 역할을 담당하므로 비타민의 결핍이 심하면 질병을 초래한다. 물론 비타민-A, D 등의 지용성 비타민 같이 과잉되면 역시 질병을 초래하기도 하므로 적당히 섭취해야 할 필요가 있다. 보통의 경우 병이 들면 우리 몸은 더 많은 비타민과 영양분을 필요로 하게 된다. 그 이유는 병이 들면 자연히 스트레스가 증가하게 되며 스트레스 영양분에 대한 수요가 늘어난다. 또한 병이 들게 되면 대부분 영양소가 장내에서 흡수가 잘 안되는데, 특히 갑상선기능장애, 음식에 대한 알레르기, 단백질 부족 등이 있을 경우 영양소의 흡수가 잘 안 된다.

더구나 병원에서 의사가 처방하는 약을 복용하면 더 많은 영양소를 섭취해야만 한다. 예를 들어서 아스피린은 엽산의 작용을 방해하며, 항생제들은 비타민-B 중 일부와, 비타민-K의 장내 합성을 방해한다. 특히 암치료제는 엽산을 비롯한 다른 영양소들의 작용을 방해한다. 그 밖에 피임약은 비타민-B6의 작용을 방해하며, 하제로 사용하는 미네랄 오일은 지용성 비타민들(비타민- A, D, E, K) 및 베타카로틴의 흡수를 방해한다.

비타민은 대사과정을 조절하는데, 효소를 돕는 조효소와 조효소의 전구물질로 작용한다. 미네랄과의 차이점은 미네랄은 원소이나 비타민은 유기화합물(H-C-O)이라는 것이다. 또한 비타민과 호르몬은 비슷한 점이 많은데, 호르몬은 몸속에서 만들어 지는 것이고, 비타민은 반드시 음식물을 통해서 흡수해야 하는 것이다. 즉 비타민C는 탄수화물이 포도당으로 분해되고, 포도당이 간에 있는 4가지 효소에 의하여 비타민C로 만들어 지는데, 간에서 생산되는 4가지 효소 중 1가지 효소가 생산되지 못하는 이유로 비타민C는 호르몬이 되지 못하고 반드시 외부 음식으로부터 먹어야 하는 비타민이 된 것이다. 하지만 인체 내에 충분한 미네랄이 없으면, 수많은 비타민/호르몬은 아무런 작용을 하지 못한다.

	비타민명	화학명	하는 일
지용성	비타민A	레티놀	시력,피부,상피세포발달
	비타민D	성질	뼈의 형성과 유지
	비타민E	토코페롤	유해산소로 세포보호
	비타민K	필로퀴논	혈액응고, 뼈의 구성
수용성	비타민B1	티아민	탄수화물과 에너지 대사
	비타민B2	리보플라빈	채내 에너지 생성
	비타민B3	니아신	채내 에너지 생성
	비타민B5	판토텐산	지방,탄수화물,단백질대사
	비타민B6	피리독신	단백질과 아미노산 이용
	비타민B9	엽산	세포,혈액생성,태아신경관여
	비타민B12	시아노코발라인	엽산대사에 필요
	비타민B복합	비오틴	지방,탄수화물,단백질대사
	비타민C	아스코르브산	철의 흡수, 항산화

3. 단백질과 미네랄

우리 몸에서 미네랄이 없으면 단백질도 소용없다. 천연에는 100개 이상의 아미노산이 존재하지만, 이 가운데 약 20개의 아미노산만이 원생동물에서 동식물에 이르는 유기체(有機體)에 공통으로 존재하며 단백질 합성에 이용된다.

이중 10개(성인:9개)의 아미노산은 인체가 합성하지 못하는 필수아미노산으로서 반드시 외부로부터 섭취하지 않으면 안 된다. 단백질은 체내 세포 및 조직을 보수, 유지시키며, 생명의 활성물질인 효소, 호르몬, 항체를 만드는 인체의 구성소이다. 미네랄이 없으면 단백질(아미노산)의 어떠한 기능도 소용이 없다.

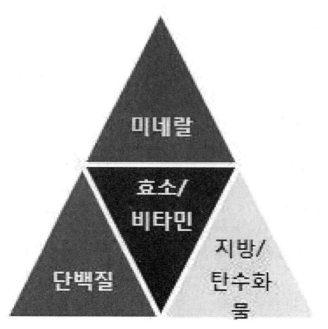

[미네랄은 생명의 에너지인 빛을 받아 드리는 생명의 꼭지점에 있다.]

구분	아미노산명		하는 일
필수 아미노산	발린	Valine	에너지생성, 두뇌, 건육
	로이신	Leucine	성장호르몬, 상처회복
	이소루이신	Isoleucine	성장촉진, 헤모글로빈생성
	메티오닌	Methionine	간기능, 항우울, 탈모방지
	트레오닌	Threonine	어린이상장발율
	라이신	Lysine	성장발육, 항체형성
	페닐알라린	Phenylalanine	갑상선기능, 통증완화
	트립토판	Tryptophan	신경안정, 체중조절
	아르기닌	Arginine	동맥확장, 성기능강화
	히스티딘	Histidine	유아성장(유아에게 필수)
비필수 아미노산	아스파라긴산	Aspartic acid	간해독, 스테미나
	아스파라긴	Asparagine	중추신경조절
	글루타민산	Glutamic acid	당과 지방대사, 뇌기능
	글루타민	Glutamine	근육생성, 노폐물해독
	티로신	Tyrosine	갑상선조절, 체지방감소
	프롤린	Proline	콜라겐합성, 피부탄력
	알라린	Alanine	간기능강화, 알콜대사
	글리신	Glycine	근육합성, 전립선기능
	세린	Serine	지방대사, 피부보습,
	시스테인	Cysteine	인슐린생성, 해독

[각종 아미노산의 작용]

미네랄은 생명의 꼭지점이 된다.

각각의 미네랄은 빛 에너지를 선택적으로 받아들이는 생명의 안테나이다.

미네랄은 필수영양소이다. 우리 몸에는 미네랄을 포함한 단백질, 지방, 탄수화물, 비타민 등 5개의 필수영양소가 반드시 필요 한다. 필수영양소란? 인체가 합성할 수 없는 영양소로서 반드시 외부로부터 섭취하지 않으면 안 된다.

미네랄을 제외한 4대 영양소는 C(탄소), H(수소), O(산소), N(질소)의 4가지 원소가 광합성(탄소동화작용)에 의하여 합성되어지는 유기영양소이다.

Introduction to Enzyme Instructor

그러나 미네랄은 다른 4대 영양소와 다른 무기영양소이다. 미네랄은 흙이 오랜 세월의 풍화작용에 의하여 물속에서 녹아 이온화된 Ca,Mg,k,Fe,Zn,Na,Mn,Cu,Co,Se,S,V,Mo,Li등 광물 원소를 총칭하고 있다.

미네랄이 없으면 자동차의 키가 없는 것과 같다.

미네랄은 태우고 남은 재 즉, 회분을 말한다. 사람은 96%의 유기물(물과 단백질 등)과 약 4%의 회분, 즉 미네랄로 구성되어 있다.

미네랄은 생명의 에너지인 빛을 받아 드리는 생명의 꼭지점에 있다. 우리 몸은 수많은 조직과 기관으로 구성되어 있으며, 각기 다른 무수한 일들을 수행하고 있다. 그 무수한 일들은 우리 몸의 일꾼인 효소에 의하여 이루어지고 있다. 태양에 의하여 생산된 무수한 정보(에너지)를 각각의 미네랄이 선택적으로 받아 드림으로서 효소는 생명에 필요한 수많은 일들을 할 수 있는 것이다.

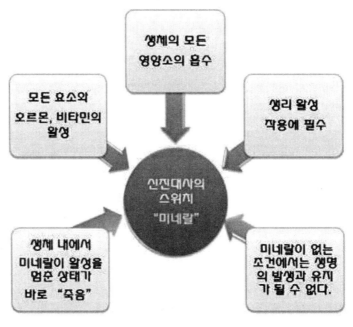

[미네랄의 역할]

제2장 | 미네랄의 종류와 기능

1. 미네랄의 종류

미네랄은 사람이나 동물이 흡수할 수 없는 무기 미네랄 성분과 동식물이 섭취할 수 있는 유기 미네랄로 나뉜다. 미네랄은 우리 몸에 존재하는 여러 원소 중 대부분을 차지하는 4종 원소, 즉 탄소, 수소, 산소, 질소를 제외한 칼슘과 칼륨, 인, 마그네슘, 철 등의 무기염류를 이르는 것이다.

미네랄은 우리 몸에서 삼투압 조절, 막전위 형성, 신경 전달 등 다양한 생명현상에 영향을 미칠 뿐 아니라 단백질의 형성에도 중요한 역할을 한다. 따라서 미네랄의 공급이 원활치 않으면 각종 생리현상에 장애가 따르고 만성피로, 두통, 아토피, 불면증 같은 질병에 시달리기 쉬우며 심하면 사망에 이르기도 한다. 따라서 미네랄이란 인체의 성장과 유지 및 생식에 비교적 소량이 필요한 무기질 영양물질인 광물질을 말한다.

전체 미네랄 성분 가운데 1%를 차지하는 유기 미네랄은 몸속에서 삼투압을 조절하거나 효소의 기능을 도와 물질 대사에 관여한다. 이렇게 미네랄은 여러 생리 활동에 참여하므로 없어서는 안 되는 요소이고, 부족하면 결핍증이 생긴다. 예를 들어 칼슘이 부족하면 뼈가 변형되고 성장 장애를 가져올 수 있다. 하지만 대부분의 미네랄은 음식물을 통해서 충분히 섭취되기 때문에 평소에 끼니를 거르지 않고 음식물을 적절히 섭취한다면 보통의 경우 미네랄 섭취는 특별히 신경 쓰지 않아도 되지만 현재 각종 공해와 환경오염, 불균형한 식사 등으로 현대인은 미네랄 섭취에 유의해야 할 필요가 있다.

1. 필수(유익)미네랄

1-1. 우리 몸에 꼭 필요한 필수미네랄

우리 몸은 필요한 영양소에는 탄수화물(당질), 단백질, 지방, 비타민, 미네랄(무기질)로 이루어지는 5대 영양소로 되어 있다. 이러한 5대 영양소는 생물이 살아가는 데 필수적으로 필요한 영양소이다. 이들 중 탄수화물, 단백질, 지방, 비타민과 물은 주로 비금속원소인 유기질인 산소, 탄소, 수소, 질소로 약 97%를 차지하며 나머지의 약 3%는 미네랄로 구성되어 있다.

원소	함량(%)	원소	함량(%)
O / 산소	65.5	Na / 나트륨	0.15
C / 탄소	18.0	Cl / 염소	0.15
H / 수소	10.0	Mg / 마그네슘	0.05
N / 질소	3.0	Fe / 철	0.004
Ca / 칼슘	1.5	Mn / 망간	0.0003
P / 인	1.0	Cu / 구리	0.0002
K / 칼륨	0.35	I / 요오드	0.00004
S / 황	0.25	기타	Minute trace

[표 ; 인체를 구성하는 주요 원소]

무기질(無機質)은 소량이 필요하지만 생명과 건강을 유지하는 데 필수적인 영양소로서, 뼈와 치아의 형성, 체액의 산·염기 평형과 수분 평형에 관여하며, 신경 자극 전달 물질, 호르몬의 구성 성분 등으로 쓰인다. 무기염류(無機鹽類)나 미네랄(mineral)이라고도 한다.

1-2. 필수미네랄의 종류

필수미네랄에는 칼슘(Ca), 인(P), 나트륨(Na), 염소(Cl), 칼륨(K), 마그네슘(M

g), 황(S)과 같이 매일 일정량의 섭취를 해야 하는 다량 미네랄과 크롬(Cr), 구리(Cu), 아연(Zn), 철분(Fe), 셀레늄(Se), 망간(Mn), 몰리브데늄(Mo), 바나듐(V), 붕소(B), 스트론튬(Sr), 코발트(Co), 게르마늄(Ge), 리튬(Li), 주석(Tin), 텅스텐(W) 등과 같이 소량이 필요한 미량 미네랄로 구성되어 있다.

옛날에는 소량의 미네랄에 대한 측정이 힘들어 잘 알려지지 않았지만 과학을 발달로 인하여 소량의 미네랄에 대한 효능이 밝혀지면서 중요성이 알려지기 시작하였다. 그 외에 독성미네랄도 있다. 이것은 우리 몸에 불필요한 성분이지만 현대인들의 직업과 환경오염의 영향으로 인하여 섭취되는 것으로 인체에 치명적인 영향을 주기도 한다. 독성미네랄에는 중금석이 많으며 주로 안티몬(Sb), 우라늄(U), 비소(As), 베릴륨(Be), 수은(Hg), 카드뮴(Cd), 납(Pb), 알루미늄(Al), 비스무스(Bi), 바륨(Ba) 등을 말하며 인체에 독으로 작용을 한다.

단백질, 지방, 당질, 비타민은 주로 탄소, 산소, 수소, 질소의 유기질로써 일부는 생체 내에서 합성인 가능하다. 그러나 미네랄은 무기질이며 생체 내에서 합성이 되지 않으므로 반드시 식품을 통해 섭취해야 한다. 야채나 과일 등도 식물 내에서 합성하는 것이 아니고 토양에서 미네랄을 흡수한 것을 인간이 흡수하며, 육류나 생선류에서도 합성이 되지 않으며 흡수된 미네랄을 인간이 얻을 수 있다. 미네랄은 약 3%의 소량이지만 체내의 여러 가지 생리 기능을 조절, 유지 하는데 중요한 역할을 한다.

1-3. 필수미네랄의 역할과 기능

먼저 신체 구성성분으로써 작용을 한다. 가장 많이 알려진 칼슘과 인은 뼈와 치아 같은 신체조직을 구성하는 역할을 하며, 인, 불소 등은 보조적으로 신체구성에 영향을 준다. 아연, 구리, 망간 등은 연결조직의 형성에 필수적인 요소로 작용을 한다. 또한 호르몬, 효소, 비타민 등의 구성성분으로 에너지 생성에 관여하는 주요 효소는 주로 철을 함유하며, 구리에 의해서 활성화된다. 그 외에 핵단백질, 세포액, 체액의 중요한 성분으로 역할을 하기도 한다.

필수미네랄은 신체 조절작용을 한다. 혈액, 조직, 세포내의 산, 알칼리의 균형을 잡아주어 정상으로 유지하도록 조절하여 신체의 원활한 기능을 할 수 있게 한다. 황, 인, 염소는 산성 쪽의 특성을 갖고 있고 나트륨, 칼슘, 칼륨은 알칼리 쪽의 성질을 갖고 있다. 이러한 원소들의 구성에 따라서 신체의 산과 알칼리의 균형을 잡아준다. 체액의 균형을 잡아주고 조절작용이 있다. 혈관이나 세포에 들어있는 체액이 이동하려면 삼투현상에 의해서 반투과성 세포막을 통과해야 한다. 이때 세포막을 투과하여 세포 내외로 이동하는 물의 방향과 양은 미네랄의 농도에 의해서 결정된다. 이때에 무기질의 역할에 의하여 균형이 잡혀진다. 미네랄의 균형이 이루어지지 않는 경우에는 체액의 축적 또는 탈수를 일으켜 몸의 불균형을 초래한다.

각종 질병과 미네랄의 결핍			
질병	결핍 미네랄	질병	결핍 미네랄
당뇨병	크롬 아연 망간 칼륨 마그네슘 셀레늄	고혈압	마그네슘 셀레늄 칼륨 오리브덴 아연 칼슘 코발트
신장병	아연 구리 코발트 철 셀레늄 칼슘	뇌혈관 질환	마그네슘 아연 철 구리 망간 칼슘 셀레늄
기관지염	니켈 아연 칼슘	식도암	셀레늄 몰리브덴 아연 망간 크롬
신경쇠약	불소 칼슘 코발트	간암	망간 철 아연 셀레늄 비륨
갱년기 증상	붕소 리튬 아연 구리 셀레늄 망간 마그네슘	혈액암	리튬 아연 크롬 셀레늄 철 망간
백내장	요드 셀레늄 아연	위암	몰리브덴 아연 비소 비스무트
협심증	마그네슘 구리 칼륨 셀레늄	대장암	칼슘 셀레늄 아연
심근경색	마그네슘 아연 칼륨	유선암	아연 구리 마그네슘 셀레늄 요드
구강괴양	아연 철	여드름 원형탈모	아연
동맥경화	마그네슘 알류미늄	치주농루	망간 철 구리 아연 마그네슘
건선	칼슘 철	류마티스	아연 마그네슘 칼륨 불소 인

[표 ; 각종 질병과 미네랄의 결핍]

미네랄의 촉매작용

미네랄은 촉매작용을 한다. 미네랄은 신체 내에서 일어나는 여러 가지 반응에서 촉매의 기능을 한다. 마그네슘은 탄수화물, 단백질, 지방의 분해, 합성과정에 관여하며 구리, 칼슘, 칼륨, 망간, 아연 등 많은 종류의 원소들은 체내의 이화작용 및 동화작용의 촉매 또는 효소의 구성성분으로써 역할을 한다.

이러한 미네랄은 단백질, 지방, 당질, 비타민에 비하여 그 양은 적지만 우리 몸에서 매우 중요한 역할을 하며 한 가지라도 부족하면 몸의 이상이 생기므로 골고루 필요한 만큼의 섭취를 하는 것이 필요하다.

필수미네랄-유익한 미네랄(무기질)

대량미네랄과 소량미네랄

대량미네랄은 매일 일정량을 섭취해야 한다. 칼슘(Ca), 인(P), 나트륨(Na), 염소(Cl), 칼륨(K), 마그네슘(Mg), 황(S)은 대량미네랄에 속하며 그밖에 크롬(Cr), 구리(Cu), 아연(Zn), 철분(Fe), 셀레늄(Se), 망간(Mn), 몰리브데늄(Mo), 바나듐(V), 붕소(B), 스트론튬(Sr), 코발트(Co), 게르마늄(Ge), 리튬(Li), 주석(Tin), 텅스텐(W)은 모두 소량 미네랄이다.

2. 중금속(유해미네랄)

2-1. 환경오염으로 생기는 독성미네랄

문명이 발달하면서 나타나는 증세 중의 하나는 각종 난치병이나 암이다. 옛날에는 가볍게 치료되던 병도 요즘에 와서는 치료가 잘 안 되는 경우가 점점 늘어난다. 대부분 자가면역질환이라고 하는 각종 난치병, 암 등은 원인이 뚜렷하게 밝혀진 경우가 드물며 원인이 밝혀진다고 하여도 치료방법이 어려운 경우가 많다. 하지만 많은 경우에 독성미네랄의 영향이 의심되고 있다. 몸 안의 단백질, 지방, 당질, 비타민이 약 97%를 차지하며 나머지의 약 3%는 미네랄로 구성되어 있어 이러한 미네랄은 필수미네랄로서 잘 알려진 칼슘(Ca), 인(P), 나트륨(Na) 등 과 같이 매일 일정량의 섭취를 해야 하는 다량 미네랄과 크롬(Cr), 구리(Cu), 아연(Zn), 철분(Fe), 셀레늄(Se), 망간(Mn) 등과 같이 소량이 필요한 미량 미네랄로 구성되며 인체의 생리에 꼭 필요한 성분이다. 그러나 우리 몸에는 안티몬(Sb), 우라늄(U), 비소(As), 베릴륨(Be), 수은(Hg), 카드뮴(Cd), 납(Pb), 알루미늄(Al), 비스무스(Bi), 바륨(Ba) 등과 같이 몸에 해를 주는 독성미네랄도 같이 들어온다.

중금속(유해미네랄)

안티몬(Sb), 우라늄(U), 비소(As), 베릴륨(Be), 수은(Hg), 카드뮴(Cd), 납(Pb), 알루미늄(Al), 비스무스(Bi) 바륨(Ba) 등은 중금속으로 유해미네랄이다.

이러한 독성미네랄에서 해방이 되기 위하여서는 독성미네랄의 원인이 되는 환경이나 직장을 피하고 독성미네랄에 오염된 식품을 안 먹는 것이 중요하다. 또한 이미 축적이 된 경우라면 자연식, 과일, 야채 등을 통하여 병의 진행을 막고 치료하는데 도움을 줄 수 있다.

2. 미네랄 함유식품과 부작용

2-2. 공해병과 독성미네랄

이러한 독성미네랄은 공해병이며 직업병인 경우가 많다. 자동차의 매연, 공장의 매연과 폐수, 수질오염, 황사 등으로 환경은 오염되며 인체에 영향을 준다. 공장 지대나 매연이 심한 지대에 사는 동물, 식물, 생선, 어패류 등에 축적이 되어 인체에 영향을 주고 있다. 전체적으로 대기, 물, 토양의 오염으로 인하여 중금속에 노출된 것으로 볼 수 있다. 이러한 중금속은 인체에 치명적인 영향을 주며 치료가 어려운 질병이 되며 원인도 모르게 고생을 하는 경우도 많다.

공해병으로 처음 알려진 것은 미나마타병이다. 일본의 구마모토현 미나마타만 주변에서 발생한 유기수은 중독증으로 이곳 주민들이 미나마타만에서 잡은 어패를 먹고 신경이 손상되어 손발이 마비되고 언어장애, 시력과 청력을 상실한 증세가 나타났다. 첫 환자가 1953년 발생 후 1987년까지 2871명이 발병하여 1030명이 사망한 큰 사건이었다. 1956년 구마모토대학 의학부는 일본질소비료회사에서 유출된 폐수의 수은이 그 원인임을 밝혀냈으며 공해병의 시초가 되었다.

종 류	많이 함유된 식품	부작용 증상
칼슘 (Ca)	우유, 연어, 치즈, 정어리	결핍시:뼈 기형과 성장 저해, 근육 경직, 골다공증 과잉시:심한 우울증, 기형아 및 유산
칼륨 (K)	쑥갓, 녹두, 곶감, 건포도	결핍시:신경과민, 갈증, 변비, 여드름, 근육 허약, 불면증 과잉시:부신피질 장애, 신경질, 손발 저림, 불규칙한 심박동
나트륨 (Na)	간장, 고추장, 된장, 화학조미료	결핍시:전해질 불균형, 부신피질 기능장애 과잉시:신장기능 저하, 정서불안, 스트레스 과민성
인 (P)	우유 및 유제품, 곡류, 육류, 가금류, 생선, 콩, 옥수수, 달걀 노른자	결핍시:태아 뇌세포 발달 저하, 자연 유산, 피부 건조, 내분비장애, 클레스테롤 증가 과잉시:콜레스테롤 상승, 골연화증, 골다공증, 골절
철(Fe)	간, 소고기 살코기, 녹색 채소, 달걀 노른자, 건포도, 해조류, 호두, 깨	결핍시:빈혈, 탈모, 호흡 곤란, 손톱 연화, 변비, 생리불순, 면역력 저하 과잉시:심장병, 동맥경화, 질염, 기형아 및 유산, 불임증
마그네슘 (Mg)	두부, 콩, 곡류, 해산물, 조개, 낙지, 코코아, 사과, 참깨, 들깨, 견과류	결핍시:피로, 우울증, 과민성, 근육경련 과잉시:신경질, 우울증, 신경과민, 맥박상승, 근육경련, 기형아 및 유산
구리 (Cu)	돼지 간, 코코아, 굴, 홍차, 헤비라기씨, 참깨, 대두, 콩가루, 연어알	결핍시:빈혈, 관절염(철 축적), 철전증 유발 과잉시:감정의 급격한 변화, 산후우울증, 학습능력 저하
아연 (Zn)	소고기, 돼지고기, 닭고기 살코기, 체다 치즈, 굴, 클로렐라, 검은깨	결핍시:피로, 식욕감퇴, 빈혈, 야맹증, 면역력 저하, 원형탈모증, 성기능 저하 과잉시:세포의 아연 흡수기능 저하, 결핍과 동일
셀레늄 (Se)	정어리, 말린 가다랑어, 멍게, 연어, 오징어, 성게, 게	결핍시:항산화 효소의 저활성, 체중 감소, 원형탈모증, 면역력 감소 과잉시:피부 발진, 치아 변색, 신경계통 이상, 머리카락과 손톱 빠짐, 금속성 미각
망간 (Mn)	소아베아, 말린 콩, 견과류, 파인애플밀, 녹황색 채소, 오렌지	결핍시:알레르기, 두통, 현기증, 콜레스테롤 증가, 면역력 저하, 생식 기능 저하 과잉시:흥분, 정서적 장애·식욕부진, 불면증, 근육통

[표 ; 미네랄 많이 함유된 식품과 부작용 증상]

또 다른 공해병은 이타이이타이병이다. 카드뮴의 체내축적으로 인해 골연화증이 생기는 병으로 1955-57년을 기점으로 일본의 토야마현 진즈강 양쪽기슭 일정지역에 거주하는 40대 이상의 농촌여성, 특히 출산경험이 많은 여자에게 많이 발생하였다. 전신의 심한 통증으로 아프다(이타이) 아프다(이타이)하여 붙여진 병명으로 증상은 요통, 하지근육통으로 시작을 하여 고관절 통증으로 오리걸음을 걷는 것이 특징이며 서서히 증세가 진행이 되며 몇 년이 지난 뒤에는 관절이 삐는 증세가 오면서 보행을 힘들게 한다. 병상에 누운 뒤에는 증상이 급속도로 악화되어 조금만 몸을 움직이거나 기침하는 것만으로도 골절이 되어 통증을 호소하고 전신쇠약으로 사망한다.

이들 공해병은 모두 독성미네랄이 인체에 축적이 되어 나타나는 증세로써 대기, 수질, 토질오염으로 인하여 우리가 모르는 사이에 복용을 하게 되고 이것이 우리 몸에 축적되어 나타나는 증세이다. 다른 병과는 다르게 한번 인체에 축적이 되면 배설되기가 어려운 것이 특징이다. 또한 이런 독성미네랄 등은 난치병이아 암과 같이 치료가 잘 안되거나 원인 모른 병의 원인이 되기 때문에 평생 고생을 하거나 사망을 하는 것이 특징이다.

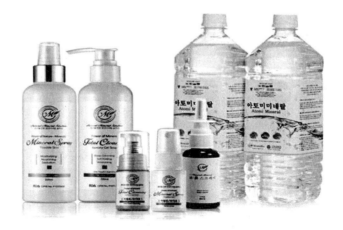

미네랄 솔루션 제품들; 우리 몸을 건강하게 하여 바이러스에 대한 면역력과 저항력을 높여주는 고농도 천연미네랄을 기반으로 만들어진 천연제품으로 칼슘, 마그네슘, 아연, 철분, 셀레늄, 유황 등 고농도 천연미네랄을 중심으로 개발한 제품. 손 씻고 코에 뿌리고 마시면 건강하고 저항력 높아진다는 천연미네랄토탈클렌징, 미네랄코스프레이, 미네랄스프레이, 먹는 미네랄워터 등으로 구성되어 있다.

제3장 ǀ 각종 미네랄

1. 칼 슘

칼슘 (calcium, Ca++)

(Ca)은 뼈와 치아를 형성하는 주성분으로, 무기질 중 체내에 가장 많이 들어 있으며, 체중의 약 2%를 차지한다. 그 중의 99%는 뼈와 치아의 석회화에 참여하고, 1%는 체액에 이온 상태로 존재하면서 근육 수축, 혈액 응고를 돕는다. 우리 몸의 칼슘 농도는 일정하게 유지되고 있다. 칼슘은 우유 및 유제품, 뼈째 먹는 생선, 해조류, 녹색 채소 등에 많이 들어 있다. 특히 우유는 칼슘의 우수한 급원 식품으로서 우리 몸에서 흡수되기 좋은 형태로 들어 있고, 우유의 비타민 D나 젖당은 칼슘의 흡수를 도와주므로, 우유를 매일 마시는 식습관을 가지는 것이 좋다. 반면에 칼슘을 유기산과 함께 먹으면 녹지 않는 염이 형성되어 칼슘 섭취가 부족하면 어린이는 골격의 석회화가 부진해지고, 성인에게는 골다공증과 골연화증이 나타날 수 있다.

-기능 : 뼈와 치아 형성, 근육과 신경 및 심장의 기능에 있어 조절자 역할, 혈액
　　　　응고 촉진, 체액의 적정 ph 유지
-권장량 : 800~1200 mg
-급원 : 우유, 난황, 치즈, 대두, 어육, 생굴, 해조, 멸치, 참깨, 새우 등
-결핍증 : 변비, 과민성대장증상, 골다공증, 발육장애, 경련, 충치, 신경불안증 등
-과잉증 : 비타민 D와 함께 과량 복용 시 고칼슘혈증, 관절이나 신장에 칼슘침착,
　　　　미네랄 불균형

칼슘의 흡수

칼슘은 라이신(lysine)이란 아미노산이 있어야 흡수가 잘 된다. 라이신이 많은 음식 은 다음과 같다. 치즈, 우유, 생선, 감사, 메주콩과 메주콩 제품, 리마콩, 쇠고기 등 이다. 마찬가지로 비타민-D가 있어야 칼슘이 장내에서 흡수가 된다. 이 밖에도 적당 한 운동을 하면 칼슘의 흡수가 촉진되나 지나친 운동을 하면 오히려 칼슘의 흡수에 지장을 준다.

치료효과

1. 칼슘을 제대로 섭취하는 사람들은 장암 발생률이 낮다.
2. 골다공증의 예방 및 치료에 칼슘 섭취가 절대로 필요하다.
3. 밤에 종아리에 쥐가 나는 사람들은 칼슘과 마그네슘을 복용하면 효과를 볼 때가 많다. 이 때 칼슘/마그네슘의 용량은 800/400mg 짜리가 좋다.
4. 고혈압이 있는 사람들도 위와 같은 양의 칼슘을 마그네슘과 같이 복용하면 좋다.
5. 임신했거나 수유 중에 있는 사람들은 칼슘을 섭취하는 것이 좋다.
6. 콜레스테롤이 높을 때 칼슘이 도움이 된다.

칼슘이 많이 들어 있는 음식

각종 채소와 과일 및 전곡류에 칼슘이 골고루 들어 있다. 특히 콩이나 콩 제품들, 브 라질 넛, 브로콜리 등에 많이 들어 있다. 또한 각종 낙농제품에 칼슘이 많이 들어 있 다. 그 중에서도 지방분을 제거한 낙농제품들에는 단위 용적에 비해 칼슘이 더 많이 들어 있다. 예를 든다면, 지방을 제거한 요구르트, 저지방 우유, 리코타 치즈 등이다. 생선들 중 특히 멸치, 통조림 고등어나 정어리 등, 뼈까지 먹을 수 있을 때 충분한 칼 슘의 섭취가 있게 된다. 성인 하루 권장량인 800mg의 칼슘을 섭취하려면 최소한 다 음의 표와 같이 먹어야 한다. 선진국의 추세에 따라 1000mg 이상이 권장되는 경우 식품으로 충족되지 못하는 부분은 포스포펩타이드(Casein Phosphopeptide)를 배합한 어골분이나 패각칼슘 등의 건강보조식품을 이용할 수 있다.

칼슘 권장량 800mg 섭취방법의 예	
우유 한컵(200ml), 요구르트 1개	칼슘 200mg
잔멸치(20g)이나 큰 멸치 7마리(10g)	칼슘 200mg
물미역(140g)	칼슘 200mg
두부 큰 것으로 1/4모(11g)	칼슘 200mg
합계	칼슘 800mg

복용량

권장하는 일일 칼슘 섭취량은 800mg이다. 임신 중이거나 수유 중에는 400mg을 더 복용해야 한다. 그러나 너무 많은 칼슘(1일 섭취 상한량 2,500mg)을 복용하면 신장 결석 등 부작용을 일으킬 수 있음에 유의해야 한다. 식욕부진, 변비, 졸음증, 입이 마르거나, 입 안에서 금속의 맛이 나거나, 두통, 항상 기운이 없고 피곤한 증상이 있을 때에는 몸속에 칼슘이 너무 많지 않은가 조사해야 한다.

2. 철(Fe)

2-1. 철(Fe)과 철분(Iron)

철(Fe)은 우리 몸에는 모두 합하여 3-4g의 작은 못 1개 정도가 되는 소량이 들어 있다. 철은 혈액 내의 산소 운반을 담당하는 헤모글로빈을 만드는 데 필수적인 무기질이다. 철이 많이 들어 있는 식품으로는 간 · 달걀노른자 · 살코기 · 진한 녹색 채소 · 해조류 · 노란 콩 등이 있다. 철의 흡수율은 매우 낮아 건강한 성인의 경우 섭취한 철의 10% 정도만 흡수된다. 비타민 C를 섭취하면 식물성 식품의 철 흡수율이 높아진다. 일단 흡수된 철은 혈액의 손실이 있는 경우 외에는 우리 몸에서 재사용되며 배설되지 않는다. 철이 부족하면 쉽게 피로해지며, 성장이 지연되고, 숨이 가빠지며, 빈혈 증상이 나타난다.

철분(Iron)

철분은 조혈에 반드시 필요한 미네랄이다. 특히 젊은 여성에게는 철분이 모자라면 빈혈이 오게 된다. 매달 있는 생리로 인하여 철분을 많이 잃게 되므로 남성에 비해 철분의 필요성이 크다고 볼 수 있다. 철분이 부족하면 빈혈이 오는 이외에도 정신 집중력이 떨어지고 분석적인 사고능력이 부족해진다. 또한 철분은 갑상선과 흉선을 자극하여 그 기능을 높여 주는 등 우리의 건강에 절대 필요한 미네랄이다. 커피를 많이 마시는 사람, 제산제, 항생제를 장복하는 사람, 비타민-C가 부족한 사람들에게 철분 부족이 오기 쉽다. 기운이 없고 피로감이 자주 오며, 불면증, 근육통에 시달리며, 감염에 약하고 정신적인 피로감이 올 때는 철분의 양을 조사해 보아야 한다.

2-3. 철분의 작용

철분은 면역성 유지에 절대로 필요한 광물질이다. 철분이 부족하면 적혈구에만 영향을 끼치는 것이 아니고 백혈구에도 영향이 간다. 예를 든다면, 자연살해세포(Natural Killer cell), 중성백혈구 등의 생성이 떨어지며 이들의 기능도 떨어진다. 그러나 철분이 너무 많으면, 백혈구의 생성이 떨어진다. 철분은 아주 정교한 균형이 이루어져야 건강에 좋다. 산소를 옮기는 적혈구의 가장 중심적인 기능을 갖고 있는 헤모글로빈은 철분이 있어야 만들어진다. 따라서 철분이 부족할 때에는 빈혈이 오게 된다.

철분은 적혈구 헤모글로빈의 중심 된 역할도 하지만 근육에 있는 마이오글로빈(myoglobin)에도 중요한 역할을 한다. 즉 근육에서 산소를 받아들여야 이를 에너지를 내는 ATP에 연결해 힘을 내게 되어 있다. 따라서 철분이 모자라면 근육으로부터 오는 피로감에 시달리게 된다. 즉 철분이 모자라면 빈혈로 인한 피로감과 근육의 산소부족으로부터 오는 피로감이 겹치게 되는 것이다.

철분과다 시 부작용

1. 철분이 너무 많을 때 나타나는 현상은 산화촉진현상이다. 몸에 철분이 축적되면 산화를 촉진하게 되어 오히려 해를 끼칠 수 있게 된다.

2 철분을 한꺼번에 많이 복용하면 사망할 수도 있다. 따라서 어린이들은 철분이 들어 있는 영양제는 멀리 해야 한다.

2-4. 철분이 많이 있는 음식

각종 육류 특히 붉은 색이 나는 육류에는 철분이 많이 있다. 육류에 있는 철분은 흡수가 잘 된다. 그 이유는 육류의 철분은 헴 철분(heme iron)이기 때문이다. 모든 식물성 음식에도 철분이 소량이지만 골고루 들어 있다. 우리 몸이 흡수할 수 있는 철분은 식물성 음식으로부터는 약 3%, 동물성 음식으로부터는 약 15%나 흡수할 수 있다.

복용량

철분의 복용에 대하여는 아주 세심한 주의를 기울려야 한다. 왜냐하면 철분이 일단 몸속에 들어오면 나갈 수 있는 길이 없기 때문이다. 철분의 부족이 있을 때 비타민-A 와 함께 복용하면 간에 저장되어 있는 철분을 움직여 몸에서 쓸 수 있게 하는데 도움이 된다. 또한 상처를 입거나 수술 후 또한 무슨 이유에서든지 많은 출혈이 있었을 때에는 장내에서 흡수되는 철분의 양은 하루에 최고로 5mg까지나 된다. 이는 몸속에 저장된 철분에 대한 보충이 끝날 때까지 계속된다.

3. 마그네슘(magnesium, Mg++)

3-1. 마그네슘 (magnesium, Mg++)의 특징

-기능 : 에너지 생성, 신경기능 조절, 장에서의 칼슘 흡수 도움, 비타민 C, B, E의

대사를 도움- 특히 B6의 대사에 중요

-권장량 : 성인 300~400mg, 수유 중 450mg, 어린이 체중 1kg당 6mg (스트레스 정도에 따라 필요량이 현저하게 달라짐)

-급원 : 완두콩, 해수

-결핍증 : 심장병, 고혈압, 신 결석, 불면증, 월경전증후군, 부정맥, 저혈압, 정신착란, 식욕상실, 뼈 형성 장애, 수족냉증, 보행 장애, 지각이상, 유아경련, 근육통, 빈혈 등

-과잉증 : 설사, 30,000mg 이상 과량 복용 시엔 신기능 이상 환자에게 위험함.

3-2. 마그네슘(Magnesium)의 기능

마그네슘의 기능은 다양하다. 마그네슘의 부족이 있을 때에는 거의 모든 병의 증상이 더 악화되는 것이 보통이다. 그만큼 마그네슘의 중요도가 크다고 보겠다. 300여 가지 이상의 효소작용에 마그네슘이 직접 또는 간접으로 작용하고 있다. 특히 에너지를 생산하는 데 관여하는 효소작용에는 마그네슘이 필요하다. 마그네슘 결핍증의 상태에 있는 사람들이 의외로 많다. 마그네슘의 부족이 있는 사람들은 고혈압, 심장병, 근육 관절병, 그리고 골절에 걸릴 가능성이 높아진다. 즉 조로현상이 오기 쉬운 것이다. 동물실험에 의하면 마그네슘 부족이 있는 동물들은 예외 없이 예상된 수명보다 훨씬 짧았다고 한다.

치료효과

1. 생리 전 증후군에 좋은 효과를 낸다.
2. 섬유근육통/ 만성 피곤증에 마그네슘을 쓰면 좋다.
3. 부정맥이 있을 경우에 칼슘과 같이 마그네슘을 쓰면 안정된 맥박을 얻을 수도 있다.
4. 고혈압에 칼슘과 같이 쓰면 혈압이 내려간다.
5. 근육통이 있을 때 효과가 있다.

6. 안절부절 하는 사람들에게도 효과를 볼 수 있다.

7. 당뇨병 환자에게도 마그네슘의 공급이 필요하다. 마그네슘이 인슐린 분 비에 필요하기 때문이다.

8. 자폐증, 편두통이 있는 사람들에게도 마그네슘이 쓰인다.

마그네슘이 많이 있는 음식

견과류, 전곡류, 콩 종류, 각종 녹색 채소들 및 생선과 육류 및 낙농제품에 풍부하게 들어 있다. 사과, 살구, 아보카도, 바나나, 현미, 무화과, 마늘, 자몽, 미역 등 해초, 깨, 두부 등 각종 콩 제품들 등 거의 모든 음식에 골고루 들어 있다. 반면에 수산에 들어 있는 음식들은 마그네슘의 흡수를 막는다. 예를 든다면, 시금치, 근대, 코코아, 녹차 등이다.

복용량

일정하게 정하여진 양이 없고 의사에 따라 다르나 보통 400mg정도를 추천한다. 그러나 필요할 때에는 이 보다 훨씬 더 많은 양을 복용할 수도 있다.

마그네슘의 가장 큰 부작용은 설사가 나는 것이다. 마그네슘을 너무 많이 복용하면 다음과 같은 증상들이 나올 수 있다. 부정맥, 식욕부진, 복통, 피로감, 저혈압, 구역질 및 구토증, 호흡곤란, 심한 근육 무력증 등이다.

4. 칼륨 (potassium, K+)

칼륨의 기능은 세포내 산염기 평형 조절, 수분조절, 신경기능 유지, 세포기능 보존, 혈관확장, 부정맥 예방, 변비예방, 혈압유지, 뇌의 산소공급에 역할을 한다.

염분을 체외로 배출하도록 하므로 부종에도 칼륨은 효과가 있다. 칼륨 섭취에 대한 권장량은 정해진 것은 없으나 성인의 경우 하루 2,000~3,000mg정도 필요한 것으로 추정되며 채소류, 특히 박과식물, 과일, 다시마, 효모, 흰콩, 바나나 등에서 얻을 수 있다.

결핍증 : 부정맥, 식욕감퇴, 근육경련, 변비, 피로, 무력증, 저혈당증

과잉증 : 25,000 mg의 과량 섭취 시 신부전환자에 치명적

5. 나트륨 (sodium, Na+)

나트륨은 은백색의 부드러운 금속으로 천연에 여러 화합물의 형태로 산출된다. 특히 식염인 염화나트륨($NaCl$)은 암염(岩鹽)과 바닷물에 있는데, 바닷물의 용해성분 중 약 31%가 나트륨이다. 나트륨은 가장 흔한 알칼리금속이며 지구에서 6번째로 많은 원소로, 지각의 2.8%를 이루고 있다. 또한 별과 태양에도 어느 정도 존재한다. 나트륨은 물보다 가벼우며, 실온에서 칼로 자를 수 있고, 저온에서는 잘게 부서진다. 열과 전기를 잘 전도하며, 광전효과(금속 표면에 빛을 비추었을 때, 전자가 방출되는 현상)가 크다. 나트륨은 물과 격렬하게 반응하여 수소(반응열로 불이 붙을 수 있음)를 발생시키며 수산화나트륨이 된다. 화학적 활성이 대단히 크며, 공기 중의 산소와 쉽게 결합하기 때문에 보통 등유나 나프타 같은 비활성 액체 속에 넣어 보관한다. 상업적으로는 염화나트륨을 전기분해하여 얻는다. 많은 양을 값싸고 손쉽게 구할 수 있어 화학약품과 의약품 제조에 폭넓게 쓰인다. 원자로의 열교환재, 또 엔진에도 사용되며 나트륨등(燈)을 만들 때도 쓴다.

나트륨은 혈액에 주로 존재하며, 체액의 양과 삼투압을 조절하는 중요한 무기질이다. 그러나 우리 몸에서 필요로 하는 양보다 훨씬 많은 양의 나트륨을 섭취하면 이것을 희석시키기 위해 수분을 많이 보유하게 되므로 고혈압이 되기 쉽다. 한국에서는 소금으로 하루에 10g 정도 섭취하도록 권장하고 있다. 따라서 음식의 간을 싱겁게 하고, 젓갈이나 소금에 절인 생선 등을 많이 먹지 않으며, 나트륨 함량이 높은 화학조미료

나 가공 식품의 이용도 절제해야 한다.

-기능 : 삼투압 유지, 신경기능 유지, 칼륨과 길항, 세포기능 보존
-권장량 : 정해져 있지 않으나 하루 1,500mg 이상 섭취는 바람직하지 않다고 함
-급원 : 장류식품, 소금
-결핍증 : 구토, 호흡장애, 무력증
-과잉증 : 고혈압, 편두통, 부종 등

6. 인 (phosphorus, P)

인(P)은 체내에서 칼슘 다음으로 함량이 높으며, 그 중 80 %는 칼슘과 결합하여 뼈
와 치아를 구성하고, 나머지 20 %는 혈액과 체액에 존재하면서 산·염기 평형을 유
지시킨다. 또 세포 내의 핵단백질을 구성하며, 에너지 발생 과정에 관여한다. 칼슘과
인은 서로 연관되어 흡수에 영향을 주는데, 칼슘과 인의 섭취 비율이 1 : 1 정도인 것
이 가장 좋다. 인은 질소족에 속하는 다가 원자로 인산염과 모든 생물 세포 내에서
발견된다. 반응성이 높아 자연 상태에서는 순수한 인의 형태로는 존재하지 않는다.
여러 동소체가 존재하며, 비료의 주요 성분이기도 하다. 그밖에 화약, 성냥, 불꽃놀
이, 농약, 치약, 세제 등에도 쓰인다.
-기능 : 해당 작용에 관계하여 에너지 생성, 비타민 B 활성 도움, 뼈 및 치아 구
성성분, 신경자극전도에 역할 함.
-권장량 : 우리나라에선 특별히 정해진 것 없지만 900~1200 mg 정도면 무난하
　　　　다, 미국의 경우 성인 800mg이다.
-급원 : 자두, 콩, 육류, 해바라기씨, 생선 등
-결핍증 : 어린이의 구루병, 성인의 골연화증, 신경 및 뇌기능 장애
-과잉증 : 특별한 부작용은 없음. 칼슘에 비해 너무 과량 섭취 시 미네랄 불균형
　　　　이 초래될 수 있음.

7. 아연 (Zinc , Zn)

어른의 몸속에 약 2-3g정도의 아연이 들어 있다. 거의가 다 뼈 속에 저장되어 있으면서 필요에 따라 서서히 혈액으로 내어 보낸다. 아연은 인체의 신진대사에 절대로 필요하다. 아연이 여러 곳에 필요한 이유는, 아연 자신이 각종 효소의 구성요소로서도 되어 있지만, 다른 효소작용에도 아연이 꼭 있어야 하기 때문이다. 아연은 단백질 대사, 콜라겐 형성, 면역성 증진 및 각종 상처가 아무는데 필요하다. 아연은 맛과 냄새를 맡는 데 필요하며, 뼈 형성에도 절대로 있어야 하며, 간을 화학물질로부터 보호하는 데에도 필요하다. 아연은 인슐린을 만드는 데 있어야 하며, 비타민-E가 제대로 작용하려면 아연이 있어야 한다.

아연의 작용

1. 아연은 감기나 몸 감기 증상에 탁월한 효과를 나타낸다.
2. 아연이 부족하면 골절치유가 늦어지거나, 피부병이 자주 걸리고, 상처가 잘 낫지 않는다.
3. 아연이 부족하면, 지능 및 신체의 발육부족, 학습 능력의 부족이 온다.
4. 아연이 부족하면, 단 것을 추구하며, 입맛이 떨어지는 경우가 많다. 또한 맛이나 냄새를 잘 맞지 못하는 경우가 많다.
5. 아연이 부족하면, 심한 충치, 각종 감염에 약하다.

치료효과

1 당뇨병이 있는 사람들은 아연이 필요하다.
2 면역성을 올리려는 사람들도 아연이 필요하다.
3 남성 불임증이나 발기부전일 때, 아연을 써 볼만하다.
4 망막 변성이 온 사람으로 시력에 문제가 있는 사람
5 밤눈이 어두운 사람

6 류마티스성 관절염이 있는 사람

7 골다공증이 있는 사람

아연이 많이 있는 음식

아연이 많이 들어 있는 음식들은 동물성 및 식물성 식품 모두 있다. 동물성식품에는 달걀 노른자위, 각종 생선류인데 그중에서도 특히 굴에는 상당량의 아연이 들어 있다. 각종 해초류, 각종 건과류 및 전곡류에도 있으며, 버섯 및 각종 생약에도 아연이 들어 있다. 그리고 각종 육류, 콩 및 콩 제품에도 들어 있다.

복용량

일일 복용량은 15mg이다. 그러나 보통 음식을 통해서 섭취되는 아연의 양은 8-11mg이라고 계산된다.

8. 셀레늄(Selenium)

셀레늄은 미네랄 중 최근에야 그 기능이 밝혀졌고 또한 이의 중요성이 새롭게 인식된 광물질이다. 비타민-E와 함께 몸의 산화작용을 막아주는 가장 중요한 영양소 중의 하나이다. 또한 각종 신진대사에 참여하면서 면역성을 높여주며, 비타민-E와 같이 암 예방과 바이러스의 증식을 막는데 중요하며 또한 암 치료에 응용되기도 한다. 환경오염에서 오는 해독을 막아주는 데 탁월한 역할을 한다. 셀레늄이 부족할 때는 피부에 반점(노화 현상)이 나타나며, 피부와 머리카락의 윤기가 떨어지고, 남성 불임증, 심장 약에 대한 독성이 심해지고 심지어는 암에 걸릴 확률이 높아진다. 즉 노화가 촉진된다. 눈에 대한 혈액순환을 도와주어 시력을 증진시킨다. 셀레늄이 몸속에서 하는 모든 작용 중에서 가장 중요한 것이 바로 글루타타이언 효소에 대한 것이다. 셀레늄의 섭취가 없이 건강계획을 세운다는 것은 마치 모래 위에 집을 지으려는 것과 같다고 볼 수 있다.

· 셀레늄은 항산화효소(Glutathione peroxidase)의 구성 성분으로 산화적 손상을 방지하여 지방의 과산화로 생긴 자유기(Free radical)로부터 세포와 세포막을 보호한다. 대부분의 세포가 이 효소를 포함하고 있어 셀레늄은 광범위한 보호 작용을 한다고 볼 수 있다. 셀레늄의 혈중 농도가 낮아진다는 뜻은 낮은 산화방지제를 의미하며 이는 면역성이 낮아짐을 의미한다.

· 결과적으로 심장병, 관절염 및 암에 대한 저항력이 떨어짐으로 이런 병들에 잘 걸린다.

셀레늄의 치료효과

1. 셀레늄의 혈중농도가 낮은 사람들은 셀레늄의 혈중농도가 높은 사람들 보다 약 3배나 더 높은 율로 심근경색증에 걸렸다고 한다.
2. 셀레늄은 몸속에 있는 수은을 몸 밖으로 내어 보는데 도움이 된다.
3. 셀레늄이 부족하면 지루성 피부염이나 비듬이 생길 수 있다.
4. 셀레늄의 부족은 망막의 퇴행을 촉진시킨다.
5. 셀레늄의 부족이 있으면 갑상선 기능에도 문제가 발생할 수 있다.
6. 비타민-E, 아연 및 셀레늄으로 비대해진 전립선을 줄일 수 있다.

과잉증상

과다 섭취하면 탈모증, 손톱 약화 및 소실, 복통, 구토, 체취의 변화, 피로감 등이 나타날 수 있다.

셀레늄이 많이 들어있는 음식

전곡류, 각종 육류, 해바라기 씨, 마늘, 양파, 브로콜리, 특정한 버섯 등에 있다. 또한 각종 해산물에도 셀레늄이 들어 있다. 예를 든다면, 참치, 황새치, 굴 등이다. 그러나 셀레늄이 가장 많이 들어있는 음식은 브라질 넛(Brasil nut)이다.

복용량

일일 권장량은 100-200마이크로그램이다. 이 정도의 셀레늄은 누구라도 다 영양제를 통하여 복용하든지 아니면 셀레늄이 많이 들어 있는 음식을 섭취함으로 이를 꼭 섭취해야 한다. 종합 비타민/광물질에 들어 있는 양을 꼭 알아 본 후 부족한 양을 가외의 셀레늄 영양보충제로 꼭 복용하는 것이 좋다.

9. 크로뮴 (Chromium)

크로뮴(Chromium)은 혈당과 인슐린을 조절하는 데 도움을 주는 광물질이다. 따라서 저혈당 및 당뇨병 환자들에게는 꼭 필요한 영양소라고 할 수 있다.

크로뮴은 포도당 및 인슐린 대사를 안정시키는 작용 이외에도 단백질 및 지방질 대사에도 관여한다. 따라서 탄수화물, 단백질, 지방질의 삼대 영양소를 제대로 처리하는 데 필요한 영양소이다.

크로뮴이 많이 들어있는 음식들

크로뮴은 맥주, 현미, 옥수수, 각종 낙농제품과 콩 종류, 엿기름, 달걀, 간, 버섯, 감자 등 광범위한 음식물에 들어 있다.

복용량

하루에 필요한 양은 50-200마이크로그램이다. 크로뮴은 원칙적으로 안전한 영양소이다. 그러나 권장되는 양 이상의 양을 오래 동안 복용하면 간이나 콩팥에 문제가 발생할 수 있다. 또한 코에 이상이 생기는 경우도 있다.

10. 요오드 (Iodine)

요오드는 아이오딘(옥도)이라고도 한다. 우리 몸에는 요오드(I)가 20-30mg 들어 있는데, 갑상선에 가장 많은 양이 들어 있다.

요오드(Iodine)는 갑상선 호르몬에 아주 중요한 광물질이므로 요오드가 모자라면 갑상선 호르몬의 생산이 잘 되지 않는다. 결과적으로 갑상선 호르몬을 더 많이 만들기 위하여 갑상선이 커지게 된다. 이를 갑상선종(goiter)이라고 부른다. 즉 갑상선이 커 있다는 것은 옥도(요오드)가 부족하다는 증거로 받아 들여도 된다. 요오드는 갑상선 호르몬인 티록신을 형성하여 세포 내의 에너지 대사를 조절하고, 산모의 모유 분비를 돕는다.

요오드가 많이 들어있는 음식

요오드는 다시마 · 김 · 미역 등 해초에 그 성분이 많이 포함되어 있다. 따라서 평소에 해산물을 자주 섭취하는 사람들은 요오드 부족증에 걸리지 않게 된다.

11. 구리 (Copper)

구리(Copper)는 여러 가지 생리작용을 갖고 있다. 뼈를 형성 하는데 다른 영양소와 같이 참여하고, 적혈구 제조제, 그리고 각종 콜라겐(관절, 뼈 등에 필요한 부분)을 만드는 데 아연 및 비타민-C와 같이 구리가 꼭 있어야 된다. 따라서 구리는 상처 치유에 필요한 광물질이다. 또한 튼튼한 관절을 유지하려면 구리가 있어야 한다. 구리가 모자라면 골다공증에도 걸릴 수 있으며, 관절염, 빈혈, 대머리, 원인 모를 설사, 일반적인 허약증, 호흡기능의 저하, 각종 피부병에 걸릴 수 있다.

구리의 체내 축적을 막는 방법

1. 아연과 망간이 구리는 낮춘다.
2. 비타민-C가 구리를 낮춘다.
3. 고섬유질이 구리의 흡수를 낮춘다.
4. 셀레늄이 구리를 낮춘다.
5. EDTA가 구리가 낮춘다.

구리가 많이 들어있는 음식들

구리가 가장 많이 들어있는 음식은 굴이다. 그 다음에는 마른 콩, 각종 견과류, 전곡류, 감자, 각종 채소 및 육류 등에 구리는 골고루 들어 있다.

복용량

구리는 대부분의 종합 비타민/광물질제에 들어 있는 1-3mg이면 족하다.

12. 망간 (Manganese)

망간(Manganese)은 뇌하수체, 간, 콩팥 그리고 뼈에 집중되어 있다. 망간이 있어야 몇 가지 비타민들이 제대로 그 작용을 할 수 있다. 예를 든다면, B-비타민들, 특히 비타민-B1, 비타민-C 및 비타민-E는 망간이 있어야 한다.

망간이 부족할 때 포도당의 대사에 문제가 생기면서 당뇨병이 생길 수 있는 가능성이 높아진다. 동맥경화증, 고혈압, 심장병도 망간부족에서 올 수 있다. 또한 신경조직의 건강에 문제가 발생하기 쉬우며, 심할 때에는 간질이 발생할 수도 있다. 또한 망간이 부족할 때 골다공증으로 발전하게 된다. 피부, 관절 특히 연골 및 뼈의 건강을 위해서도 망간이 필요하다. 망간이 있어야 관절의 윤활작용이 원활하게 유지된다. 땀이 너무 많이 나는 사람, 모유부족 및 유방의 병, 이를 가는 사람들, 맥박에 빠른 사람, 기억력 부족, 난청이 있는 사람들도 망간부족을 염두에 두어야 한다.

망간이 많이 있는 음식들
파인애플, 마른 콩 및 팥, 시금치 등 각종 신성한 채소, 땅콩, 복숭아, 메밀, 보리 등 각종 전곡류, 아보카도, 해초, 생강 등에 들어 있다.

복용량
일정한 권장량이 결정되어 있지 않다. 그러나 2.5-5mg정도면 족하다고 여겨진다.

13. 몰리브덴 (Molybdenum)

몰리브덴은 뼈, 치아, 콩팥, 간을 이루는 조직 속에 포함되어 있다. 치아의 에나멜을 구성하는 한 부분이 몰리브덴인데 이 광물질이 모자라면 이에 문제가 생길 수 있다. 몰리브덴 퓨린이란 아미노산의 대사에 필요한 데, 이 부분에 문제가 발생하면 통풍이란 아주 아픈 관절염을 일으킬 수 있게 된다. 몰리브덴의 부족이 있으면 빈혈이 올 수 있고 남자들에게는 발기부전이 올 수 있다.

몰리브덴이 많이 있는 음식
진초록 채소, 콩, 팥, 전곡류 및 각종 육류 특히 간이나 콩팥에 많이 들어 있다.

복용량
정부에서 권장하는 양이 아직 정해지지 않았다. 그러나 150-500마이크로mg정도면 무난하다.

14. 붕산 (Boron)

붕산(Boron)은 식물들이 크는데 절대로 필요한 식물들의 영양소이다. 그러나 인간에게도 약간의 붕산이 있어야 튼튼한 뼈를 형성하게 된다. 붕산은 아주 미량만 있어도 된다. 그러나 붕산이 있어야 칼슘, 인산, 마그네슘의 대사가 원활하게 된다. 또한 붕산은 정신활동을 도와주며 정신집중에 도움을 준다. 건강한 사람들에는 붕산 부족증이란 거의 없다고 보아도 된다. 그러나 늙은 사람들은 약간의 붕산을 복용함으로써 칼슘의 흡수를 돕게 된다.

붕산이 많이 있는 음식들
사과, 당근, 자두, 포도, 건포도, 편도(almond), 견과류, 진초록색 채소, 배 및 전곡류에 들어 있다.

복용량
건강한 사람들은 붕산을 복용할 필요가 없다. 그러나 골다공증의 염려가 있는 사람들은 하루에 1mg정도 복용하면 된다.

제4장 | 미네랄과 물

1. 물과 미네랄의 관계

좋은 물이란 미네랄이 결정한다.

좋은 물을 가리켜 알칼리수(Alkali)라고 하는데, Alkali란 옛날 아라비아 인들이 "식물의 재"를 부르던 말로서 "식물의 재"는 미네랄의 다른 이름이다

지구의 70%가 물이며, 우리 인체의 66%가 물로 이루어져 있다. 물이 인체의 건강에 미치는 영향은 물이 인체에 차지하는 비율 만큼이나 절대적이다.

흔히 좋은 물을 가리켜 알칼리수 라고 부른다.

알칼리와 염기는 같은 뜻으로 사용되고 있으며, 산과 반대의 성질을 가리킨다. 그러나 알칼리는 염기중에서도 특히 물에 잘 녹는 염기를 알칼리라고 부른다.

산은 물에 녹아서 염소(HCl)와 같이 수소이온(H)을 내 놓는 물질이고, 염기(알칼리)는 수산화 나트륨($NaOH$)과 같이 물에 녹아서 수산이온(OH)을 내놓는 물질이다. 물은 산소(1개)와 수소(2개)가 H_2O 상태로 공유 결합한 상태를 말한다. 물이 전기 분해되면 공유결합 상태가 (H)+(OH)분해 된다. 이때 수소(H)이온을 (−)극쪽으로 환원시켜 기체로 발생하면, 남은 물은 수산이온(OH)이 되는 것에서 착안하여 알칼리수를 만든다.

[좋은 물=깨끗한 물+ 좋은 미네랄]

알칼리(Alkali)라는 말은 옛날 아라비아인들이 "식물의 재"를 부르던 말이다. 알(Al)은 "물질" 칼리(kali)는 재라는 뜻이다. "식물의 재"란 미네랄의 다른 이름이다. 즉, 알칼리수란 무기영양소인 미네랄이 풍부한 이온 수를 말한다. 미네랄이 풍부한 물은 에너지가 풍부한 살아 있는 물이다. 미네랄은 에너지를 선택적으로 전달하는 안테나이다. 게르마늄 온천수, 유황 온천수등 물의 종류는 미네랄이 결정한다. 알칼리 토양이란 미네랄이 풍부한 살아있는 토양을 말한다. 알칼리 식품이란 미네랄이 풍부한 식품, 알칼리 체질이란 미네랄이 풍부한 사람을 말한다. 좋은 물이란 깨끗한 물에 어떤 미네랄이 함유되어 있는 가이다. 사람에게 필요한 물은 체중에 따라서 다르지만 1일 약 1.5L~2L정도이다.

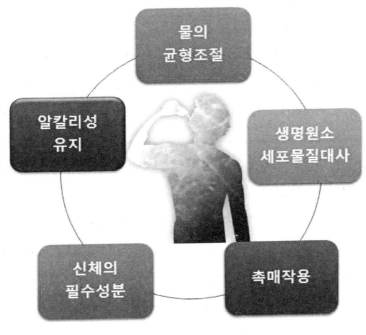

[물의 균형조절]

2. 이온미네랄과 에너지

이온 미네랄에 의하여 에너지는 움직인다

이온(ion)이라는 단어는 그리스말로 "이동한다"라는 뜻인 ionai에서 유래 되었다. 이온이란 양이온(+)과 음이온(-) 2가지가 있는데 양이온은 음극(-)으로, 음이온은 양극(+)으로 이동한다. 모든 원자는 내부에 2가지의 알갱이를 가지고 있는데, (+)전하를 띠는 원자핵과 (-)전하를 띠는 전자 이다. 원자핵인 (+)알갱이를 중심으로 같은 수인 (-)알갱이인 전하가 돌고 있는 형태이다. 전기적으로 중성이다. 그러나 원자핵을 돌고 있는 바깥쪽의 전자가 이탈하여 전자(-)가 부족하여 균형이 깨진 상태를 (+)양이온이라고 부르고, 전자가 들어와서 전자가 남아 균형이 깨진 상태를 (-)음이온이라고 한다. 이온이란 전자가 남거나 혹은 부족한 상태의 불안정한 상태의 알갱이로서 안정을 취하기 위하여 부지런하게 이동하는 원자, 원자단, 분자를 말한다.

소금물은 전기가 통하는데, 설탕물은 전기가 통하지 않는 이유가 이온(ion)때문이다. 소금(NaCl)은 물에서 양이온인 나트륨(Na)과 음이온인 염화물(Cl)로 녹으면서 이온화가 된다. 이온상태의 Na와 Cl이 전자를 주고받는 과정에서 에너지가 이동하고 전기가 통하게 되는 것이다. 그러나 설탕물(C12-H22-O11)은 물에 녹을 때 이온상태가 아닌 분자상태로 녹아 전자를 주고받을 이유가 없기 때문에 전기가 통하지 않는 것이다.

마그네슘(+Mg), 철분(+Fe) 염화물(-Cl)등과 같은 이온 미네랄이란 양이온 혹은 음이온의 전하를 띤 미네랄로서 부족한 전자를 주고받는 과정에서 에너지를 전달받고, 전달하는 역할을 하게 된다. 에너지는 이온미네랄에 의하여 움직인다. 제1회 노벨 화학상을 받은 반트호프 박사는 전해질 용액이 높은 삼투압을 나타내는 현상을 이온(ion)으로 설명함으로 가능했다

제5장 ┃ 미네랄과 해양심층수

1. 해양심층수의 개요

1) 심해 200m 이하에 존재하는 고유수

대양을 순환하는 바닷물은 북대서양 그린랜드의 차가운 빙하해역과 만나면서 온도가 차가워진다. 동시에 빙하가 생성되는 과정에서 염분과 미네랄이 빠져나오면서 비중이 크게 높아진 바닷물이 해저 200미터 이하의 깊은 바다 밑으로 가라앉아 심층수를 형성하게 된다.

이 심층수는 표층수와 뚜렷한 밀도 차이에 의해 서로 뒤섞이지 않은 수괴(water mass)를 형성해 표층수와는 전혀 다른 흐름으로 약 4,000년을 주기로 대서양→인도양→태평양을 서서히 순환하는 고유수의 특성을 가지게 된다.

2) 지구상에서 청정성이 가장 뛰어난 수자원

해양심층수는 지구상에서 가장 청정한 수자원으로 알려져 있다. 해양심층수에서는 미생물이나 박테리아, 또는 세균이 자랄 수 없다. 해양심층수는 태양광이 도달하지 않는 완전한 암흑 속에 있어서 해양생태계에 기초가 되는 해조류의 생장을 위한 광합성이 이루어지지 않는다. 이에 따라 먹이사슬이 형성될 수 없고 생물에 의한 유기 배설물이 발생되지 않기 때문에 미생물이나 박테리아가 번식할 수 없는 청정 환경이 된다. 더구나 매우 높은 수압과 연중 내내 유지되는 2℃ 이하의 저온성, 그리고 해양심층수 자체가 가지는 항균력으로 인해 미생물의 증식이 불가능함에 따라 고유의 청정성을 유지하고 있다. 또한 환경오염의 영향을 받는 일이 적기 때문에 세균오염이 없는 물로 알려져 있다.

해양심층수가 다목적으로 활용성이 높은 자원이라 할지라도 이를 개발하기 위해서는 전제가 필요하다. 개발지역이 해양과 인접해 있어야 하고, 수질이 해양심층수의 고유 특성을 가지고 있어야 한다. 특히 수심이 깊은 해저 환경을 접하고 있어야 한다. 절대적인 물 부족으로 시달리고 있는 중국의 경우 수심이 최대 90m 에 불과해서 해양심층수의 개발이 불가능하다. 지금까지 해양심층수 개발에 성공한 나라는 우리나라를 비롯하여 미국, 일본, 노르웨이, 대만으로 5개국에 불과하다.

해양심층수 원수는 염분과 고농도의 미네랄로 그냥 음용하는 데는 부적합하다. 이를 염분을 분리하여 소금을 생산하고, 미네랄을 분리하여 우리 몸에 필요한 양만 첨가시켜서 먹는 해양심층수를 생산하고 있다.

우리나라 동해는 평균수심 1,600m 이상으로 수심이 급격하게 깊어지는 지형적 특성을 갖고 있다. 또한 태평양으로부터 격리되어 있음에도 불구하고 대양과 유사한 수괴 구조를 나타내 '작은 대양(mini ocean)'이라고 불린다. 그래서 동해는 세계 최고의 수질을 자랑하는 해양심층수의 보고이다. 약 2,800만 년 전 형성되기 시작한 동해의 해양심층수는 대양(Ocean)과 동일한 수괴구조(Water Mass)형성하고 있어 미니대양(Ocean Miniature)의 특성을 띤다. 특히 동해의 해양심층수는 세계 해양학계가 '동해야 말로 천혜의 심층수 해역'이라고 인정할 만큼 청정성과 수질에 있어 탁월하다.

2. 천연 미네랄과 해양심층수

해양심층수가 미네랄이 풍부한 것은 사실이다.

1리터당 마그네슘 함유량이 1,300mg이 넘고, 칼슘 함유량이 300mg이 넘지만, 사람이 마시는 물로 만들려면 3%의 염분을 완전히 제거하기 위하여 역삼투압 필터 방

식의 정수 시스템에 통과시켜, 염분은 분리하여 소금을 제조하고, 몸에 필요한 미네
랄을 첨가시킨다.

**현재 미네랄 분리 기술의 발달로 해양심층수는 미네랄 함량을 필요에 따라 얼마든지
조정하여 물을 생산할 수 있다.** 5대 영양소에 해당하는 미네랄은 우리 체내에서 한
가지라도 과잉이나 결핍현상이 발생하면 세포대사의 불균형이 일어난다. 우리 몸의
약 3.4%를 구성하는 다양한 종류의 미네랄은 체내에서 합성되지 않고 외부로부터 매
일 균형 있게 섭취하여야 한다. 해양심층수의 미네랄 함유량은 아래 표에서 보듯이
혈액의 미네랄 함유량과 거의 비슷하다.

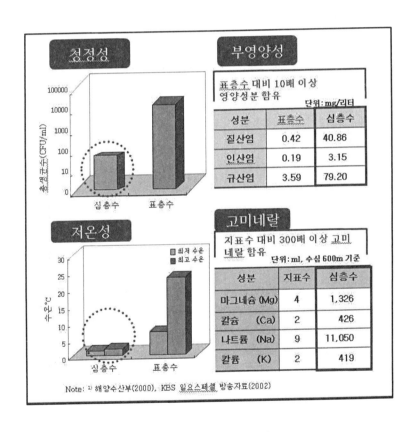

청정성

출현균수(CFU/ml)

부영양성

표층수 대비 10배 이상
영양성분 함유

단위:mg/리터

성분	표층수	심층수
질산염	0.42	40.86
인산염	0.19	3.15
규산염	3.59	79.20

저온성

수온℃

최저 수온
최고 수온

고미네랄

지표수 대비 300배 이상 고미
네랄 함유

단위:ml, 수심 600m 기준

성분	지표수	심층수
마그네슘 (Mg)	4	1,326
칼슘 (Ca)	2	426
나트륨 (Na)	9	11,050
칼륨 (K)	2	419

Note: 1) 해양수산부(2000), KBS 일요스페셜 방송자료(2002)

아무리 미량의 미네랄이라도 그 균형이 깨지게 되면 각종 생활습관병은 물론 발육 및
성장장애, 골다공증 등 수많은 증상을 일으킨다. 인체에서 필요한 50여 가지의 미네
랄을 한꺼번에 균형 있게 섭취할 수 있는 유일한 방법은 바로 해양심층수를 마시는

것이다. 해양심층수로 새우나 랍스터, 스피리루나 등을 양식하면 성장속도가 배 이상 빠르다. 세계 3대 어장이 형성되어 있는 알라스카 해협, 페루 해협, 아프리카 해협은 해양심층수가 지형구조에 의해 용출되는 지역으로 바다의 0.2%면적에서 70%의 고기가 잡히고 있다. 경동대학에서는 2009년 해양심층수를 이용하여 오이, 고추, 토마토, 벼농사를 시험 재배하였는바, 성장속도도 빠르고, 튼튼하게 자라며, 미네랄 함유도 아주 많았다는 것을 확인하였다.

해양심층수를 '생명의 물' 이라고 하는 이유가 바로 여기에 있다.

현재 해양심층수는 마시는 물보다는 두부, 화장품, 빵, 알코올류, 간장, 조미료, 피부염의 치료 등에 응용되는 것이 더 많다.

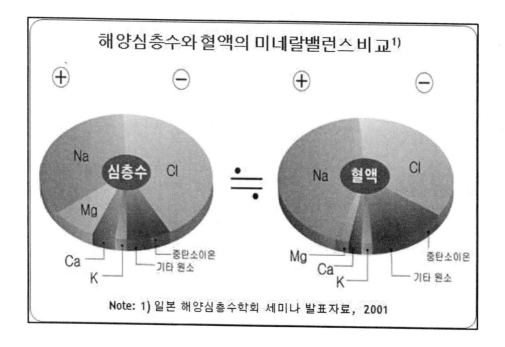

해양심층수의 주요 미네랄은 마그네슘(Mg)

해양심층수에 녹아있는 많은 종류의 미네랄 중에서도 마그네슘이 풍부해 해양심층수가 인체의 혈액순환과 심혈관질환, 비만억제, 면역력 강화 등에 효과를 보이는 것으로 보고되고 있다. 마그네슘은 300개 이상의 효소반응에 대한 촉매작용, 신경의 자극 전달, 근육이완 작용 등에 영향을 미친다. 부족할 경우 신경의 불안정, 근육수축, 떨림증 등이 나타나게 된다.

다음 장의 물과 미네랄, 물로 병을 치유한다. 편에서 자세히 설명한다.

해양심층수를 지속적으로 마시면 나이가 들어가면서 나타나기 쉬운 마그네슘의 결핍증을 보완해 줄 뿐만 아니라 요오드, 셀레늄, 철 등 다른 미량 미네랄의 부족현상을 채워주는 보조자 역할을 한다.

해양심층수에 함유된 미네랄은 이온미네랄로 **흡수가 빠르다**. 일반적으로 음식에서 칼슘을 섭취하면 약 30% 밖에 흡수가 안 되는데, 아래 표에서 보듯이 해양심층수에는 이온화 되어 있어 98% 이상이 흡수된다.

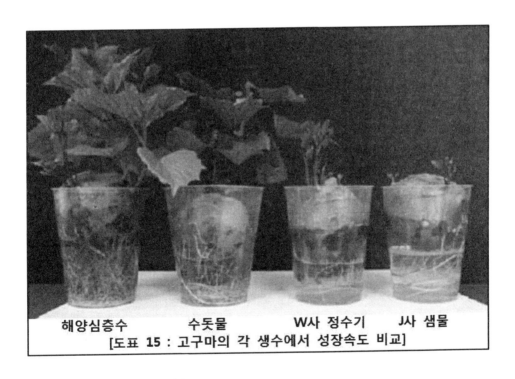

해양심층수　　　수돗물　　　W사 정수기　　　J사 샘물
[도표 15 : 고구마의 각 생수에서 성장속도 비교]

| 참 고 문 헌 |

1. Pederson. C.S. 1971. Microbiology of food fermentation. The AVI Publ. Co., Westport, Connecticut.

2. Rose, A.H. (ed.). 1982. Fermented foods. Academic Press, London.

3. Steinkraus, K.H., R.E. Cullen, C.S. Pederson, L.F. Nellis and B.K. Gavitt. 1983. Handbook of indigenous fermented foods. Marcel Dekker, New York.

4. 李瑞來. 1986. 한국의 醱酵食品. 이화여자대학교 출판부.

5. 張智鉉. 1988. 韓國傳來 醱酵食品史 硏究. 修學社.

6. Mheen, T.I., T.W. Kwon, C.H. Lee. 1981. Studies on the nomenclature of Korean fermented foods. Korean J. Appl. Microbiol. Bioeng. 9(4): 237-240.

7. Mheen, T.I., T.W. Kwon, C.H. Lee. 1981. Traditional fermented food products in Korea. Korean J. Appl. Microbiol. Bioeng. 9(4): 253-261.

8. 한국산업미생물학회, 한국식문화학회, 한국식품과학회 공동주최 심포지움 논문집. 1988. 한국전통 발효식품연구의 현황과 전망.

9. 한국식품과학회. 1971. 한국식품연구문헌총람(1) 1917-1968.

10. 한국식품과학회. 1977. 한국식품연구문헌총람(2) 1969-1976.

11. 한국식품과학회. 1983. 한국식품연구문헌총람(3) 1977-1981. pp. 225-303.

12. 한국식품과학회. 1989. 한국식품연구문헌총람(4) 1982-1986. pp. 242-268.

13. 한국식품과학회. 1992. 한국식품연구문헌총람(5) 1987-1991. pp. 179-205.

14. 조재선. 1994. 김치연구의 어제와 오늘. 한국식품과학회 주최 "김치의 과학 심포지움 발표 논문집. pp. 26-33.

15. Institute of Food Research. 1990. National Collection of Food Bacteria, Catalogue of Cultures. Agricultural and Food Research Council.

16. Institute of Food Research. 1990. National Collection of Yeast Cultures, Catalogue of Cultures. Agricultural and Food Research Council.

17. Institute for Fermentation, Osaka (IFO). 1992. List of Cultures.

18. Food Industry Research & Development Institute (FIRDI). 1992. Catalogue of bacteria, bacteriophages & recombinant DNA materials. 5th ed.

19. Food Industry Research & Development Institute (FIRDI). 1992. Catalogue of yeasts & filamentous fungi. 5th ed.

20. Kurzman, C.P. 1986. The ARS Culture Collection : present status and new directions. Enzyme Microb. Technol. 8: 328-333.

21. Annual report of Eidgenossische Forschungsanstalt fur Milchwirtschaft. 1988.

22. Annual report of Netherlands Institute for Dairy Research (NIZO). 1992.

23. 이정일 외, 〈약용식물의 이용과 재배기술〉, 선진문화사, 1994

24. 이호선, 〈약용식물관리사〉, 대진미디어, 2006

25. 임경비, 〈식물의 번식〉, 대한교과서주식회사, 1989

26. 조성진 외, 〈토양학〉, 향문사, 1993

27. 한국자격개발원, 〈약용식물의 활용〉, 2004

28. 한국직업능력개발원, 〈재배〉, 교육인적자원부, 2002

29. 교육인적자원부, 〈작물〉, 대한교과서(주), 2002

30. 이상래 외, 〈약용식물재배〉, 선진문화사, 1995

31. 약품식물연구회, 〈약품식물학총론〉, 학창사, 1986

32. 이승택 외, 〈약용작물재배〉, 향문사, 1996

33. 김재길, 〈원색천연약물대사전〉, 남산당, 1984

34. 김완희, 〈한의학원론〉, 성보사, 1995

35. 주영승, 〈약용식물형태학〉, 의성당, 1994

36. 백수봉 외, 〈개정작물보호학〉, 선진문화사, 1996

37. 8체질의학회, 〈8체질건강법〉, 고려원미디어, 1996

38. 동의학자료실, 여강출판사, 1993

39. 김기준 외, 〈신고 재배학원론〉, 향문사, 1994

40. 농촌진흥청, 〈농업용어사전〉, 1998

41. 정후섭 외, 〈식물병학〉, 한국방송통신대학교출판부, 1987

42. 김일혁, 〈약이 되는 풀과 나무〉, 중앙대학교 출판국

43. 김호철, 〈한약유통관리체계 개선에 관한연구〉, 경희대학교, 2000

44. 서울대 천연물과학연구소, 〈생약,한약재품질 표준화연구〉, 1996

45. 한국보건산업진흥원, 〈한약전에 관한 연구〉, 1999

46. 최진규, 〈약이 되는 우리풀, 꽃, 나무〉, 한문화, 2002

47. 신야히로미, 〈병 안 걸리고 사는법〉, 이아소, 2011

48. 변동철 외, 〈자연건강 효소학〉, 아트하우스출판사, 2012

참고사이트

경희대학교 한약리학교실 www.kyunghee.ac.kr/~herbal
농림부 www.maf.go.kr
농업진흥청 www.rda.go.kr
네이버 www.naver.com
다음 www.daum.net
야후 www.yahoo.co.kr
식품의약품안전청 www.kfda.go.kr
농업진흥청 작물과학원 www.nics.go.kr
경동시장인터넷상인회 www.internetkyungdong.or.kr
한국토종야생산야초연구소 www.jdm0777.com.ne.kr

효소실습

효소재료와 채취시기

증상별 효소 재료

산야초 효소 만들기

월별 효소 재료

각종 효소 담는법

시럽 만들기

효소재료와 채취시기

산야초 효소를 만들기 위해 사용할 수 있는 약초는 산과 들에 많습니다. 산야초 전초, 잎, 꽃, 열매, 뿌리

채취시기

계절별로 그 시기에 나는 산야초를 이용하고 되도록 이슬이 마르기 전 이른 아침에 채취합니다. (이 시간은 약초가 영양분을 가장 많이 축척하고 정력이 넘쳐있는 시간이라 좋다.) 비가 온 뒤에는 2~3일 정도 지나 깨끗한 산야초를 채취하는 것이 좋습니다.

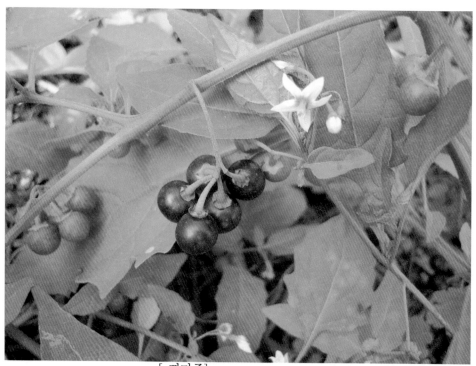

[까마중]

잎, 전초

성장이 가장 왕성한 때 채취해야 하며 어린잎을 이용하는 쑥과 같은 종류는 한참 자라날 때 생장점을 채취하면 좋습니다.

질경이·쑥, 냉이, 민들레, 진달래꽃, 엄나무순, 등나무순, 취나물 [곰취, 참취, 개미취,미역취], 곰보배추, 찔레순, 돌미나리, 머위, 씀바귀, 느릅나무순, 당귀순, 둥글래순, 땅두릅. 다래순, 솔순, 솔잎, 솔방울, 달맞이순, 쇠뜨기, 돌나물, 달래, 산뽕순, 싸리순, 아카시아잎·꽃, 두충잎, 엉겅퀴, 참나물, 원추리, 질경이, 칡순, 삽주싹, 청미래덩굴순,

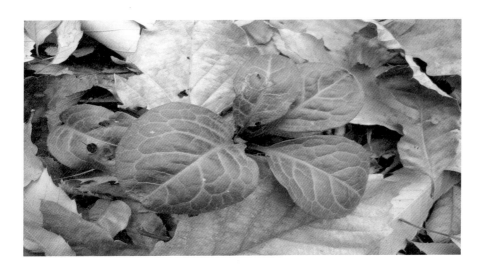

[노루발]

오가피순, 익모초, 닭의장풀, 명아주,은행잎, 생강나무잎, 당귀잎, 망초순, 도꼬마리순, 부추, 감잎순, 소루쟁이, 구기자순, 노박덩굴순, 질경이, 인동덩굴, 삼지구엽초, 보리수잎, 산딸기순, 벌나무, 쇠비름, 두릅잎, 인동초, 헛개나무순, 화살나무, 환삼덩쿨, 컴프리, 박주가리순, 고욤나무순, 인진쑥, 박하, 고들빼기, 개머루덩굴, 꾸찌뽕잎,산초잎, 초피나무잎, 차조기, 비수리, 새삼, 비단풀, 노루발풀

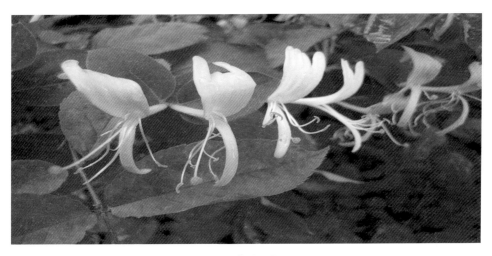

[인동꽃]

꽃

개화 초기에 채취하여야 하며. 꽃잎이 시들기 시작하는 것은 채취하지 말고 꽃망울이 피기 직전이 가장 효과가 좋습니다.
달맞이꽃, 칡꽃, 아카시아꽃, 인동꽃, 감꽃, 등나무꽃, 찔레꽃

열매

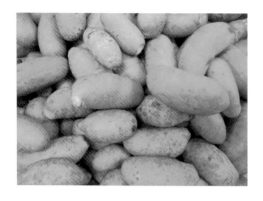

[으름]

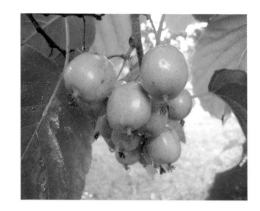

[다래]

산초열매, 초피열매, 으름은 익기 직전에 채취하면 효소액이 많이 나오고, 다래, 돌배, 모과 등은 살짝 익은 후에 채취하면 맛과 향이 좋습니다.

돌복숭아, 머루, 개머루, 벚찌, 오디, 매실, 보리수열매, 땡감, 고욤, 수세미, 탱자, 오배자, 개다래, 석류, 산수유, 탱자, 모과, 오가피열매, 마가목열매, 측백나무씨,산딸기, 작두콩,여주

뿌리

초봄이나 늦은 가을에 채취 하는데 움이 트기 전에 정기가 뿌리에 축적되어 약 효력이 더 많기 때문입니다.

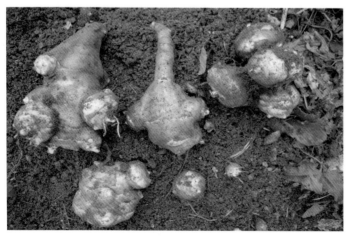

[돼지감자]

삽주, 잔대, 천마, 더덕, 둥굴레, 도라지, 생강, 잔대, 칡뿌리, 돼지감자, 야콘, 지치, 고삼, 하수오, 산약

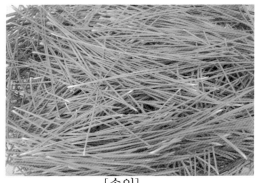
[솔잎]

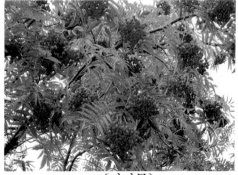
[마가목]

솔잎. 비단풀, 은행잎, 마가목열매 수분이 없어 효소액이 많이 나오지 않는 재료는 효소액이 많이 나오는 과일이나 채소 또는 시럽을 만들어 담으면 좋습니다.

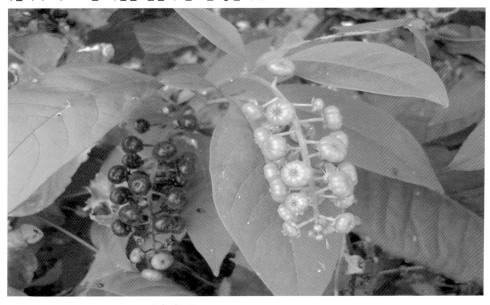
[자리공]

자리공. 애기똥풀, 컴프리, 세신은 독이 있어 효소에 넣으면 안 된다고 하는 분들이 많은데 어린 새싹은 독성이 약하고 한방이나 민간요법에 약재로 쓰이고 있으며, 한약이나 달임 약으로 사용할 때와 약성분을 추출하는 방법이 틀리기에 독성이 약한 산야초 조금 사용해도 상관 없습니다. 감초를 조금 넣어 주는 것도 좋습니다

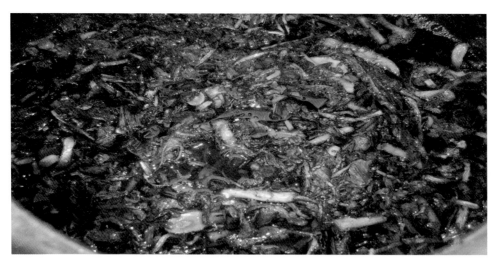

[민들레 효소]

효소의 재료 수분양 얼마나 들어 있는지 잘 구분하셔서 효소재료 1 : 설탕 1 수분이 많은 재료는 1.2~1.5 까지 설탕양을 더해야 합니다. (설탕은 효소의 밥 입니다 밥이 부족하면 부패 될 수 있으며 식초로 변할 수도 있다.) 1차 발효 100일후 걸러 주시고 2차 발효 200일 나무뿌리 종류. 겨우살이등 시럽으로 담는것은 1차 발효가 200일 2차 발효가 100일입니다. 효소는 공기와 소통을 해야 발효를 합니다 씨가 있는 효소재료는 100일에 꼭 걸러주셔요 씨에는 저마다 약간의 독성을 품고 있지요

증상별 효소 재료

1. 당뇨병에 좋은 효소

여주, 겨우살이, 조릿대 잎, 오가피순, 바디나물, 쇠비름, 수세미, 함초, 돼지감자

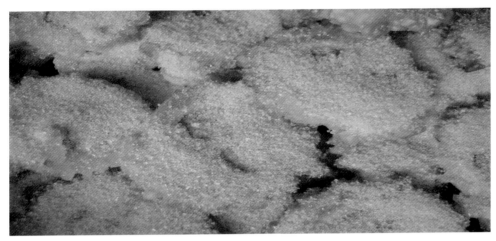

[여주 효소]

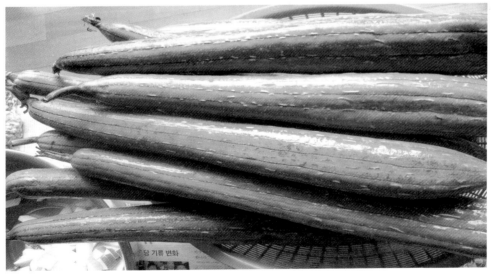

2. 감기 기침 기관지 천식에 좋은 효소 재료

곰보배추, 곰취, 개미취, 더덕 ,도라지 달맞이꽃순, 마가목순, 감잎 ,맥문동, 돌나물, 민들레 ,산뽕순 ,질경이 ,뱀딸기 ,보리수잎, 산죽, 쑥부쟁이, 왕고들빼기, 배, 모과

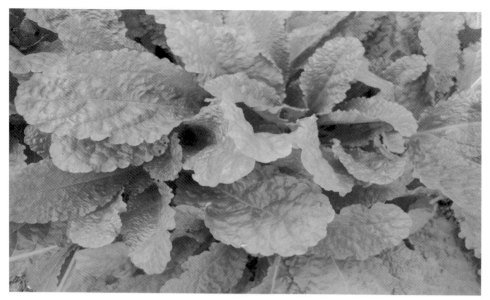

[곰보배추]

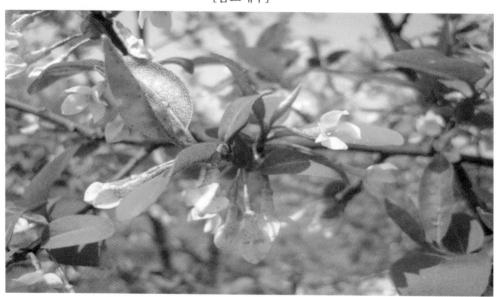

[보리수나무]

기관지 천식에 곰보배추와 보리수나무를 함께 쓰면 효과가 훨씬 좋다.

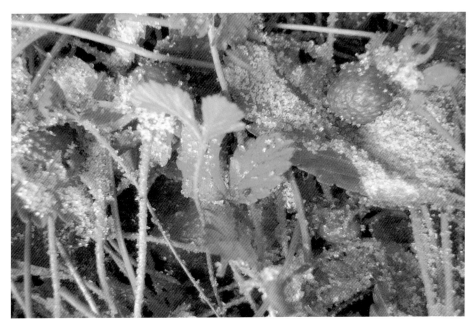

[뱀딸기]

3. 고혈압에 좋은 효소 재료

겨우살이, 뽕잎, 산뽕, 줄풀, 비단풀, 돌복숭아, 질경이, 무순, 은행잎, 미나리+토마토

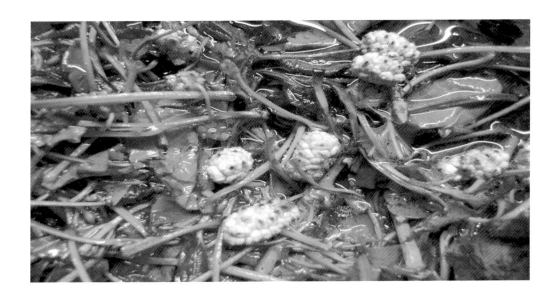

4. 관절 신경통에 좋은 효소 재료

쇠무릎, 수영뿌리, 다래순, 엄나무순, 질경이, 오가피, 토사자, 참당귀순, 다래순, 민들레, 두충잎, 등나무순, 마가목순, 방풍, 산뽕순, 삼지구엽초, 겨우살이

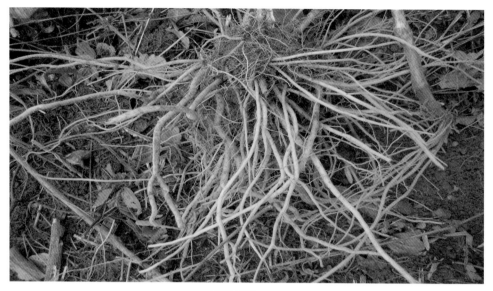

[쇠무릎]

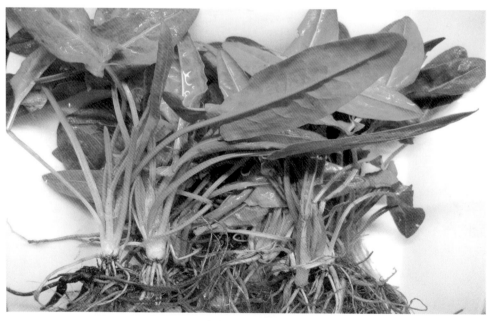

[류머티즘 _수영]

5. 간에 좋은 효소재료

황칠나무, 냉이 ,다래순 ,돌나물 민들레, 잔대, 헛개나무, 질경이

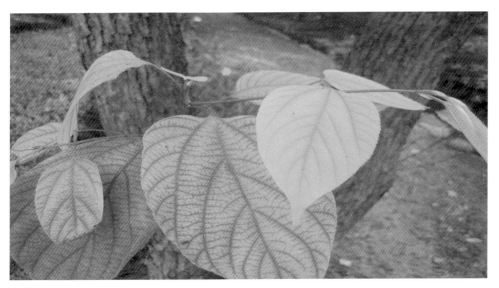

[헛개나무]

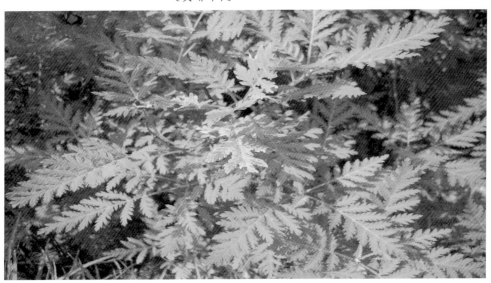

[사철쑥]

간경화_ 까마중, 돌복숭아, 벌나무, 엄나무   급성간염_ 인동덩굴, 사철쑥, 만병초

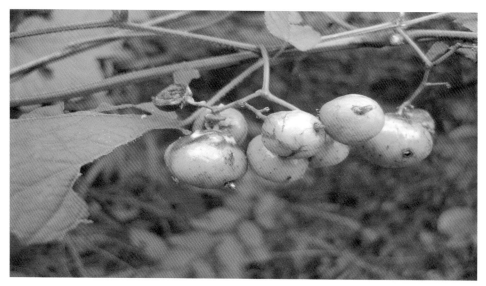

[개머루덩굴]

만성간염— 개머루 덩굴, 돌복숭아, 벌나무

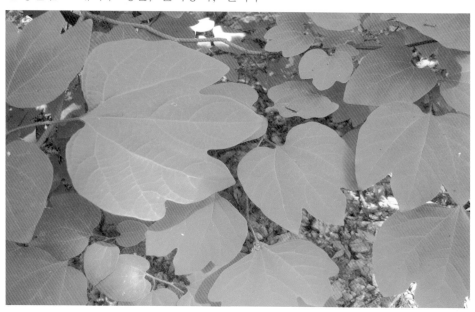

[생강나무]

지방간_개머루덩굴, 생강나무, 찔레뿌리 같은 양을 시럽으로 효소 담으면 효과가 좋다

6. 면역력 증강 자연치유능력에 좋은 효소재료

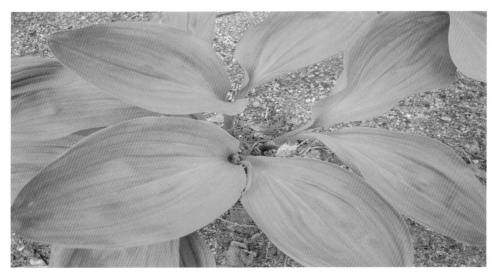

[산마늘]

산뽕, 오가피 .토사자, 두충, 두릅, 더덕 칡 어성초, 원추리, 둥글래, 달맞이꽃, 엄나무, 만삼, 돌미나리, 바디나물 산사열매, 다래, 참마 .엉겅퀴 .명아주, 하수오 마가목, 참나물, 맥문동, 황기, 구기자열매, 천마, 소나무 ,산죽 익모초, 닭의장풀

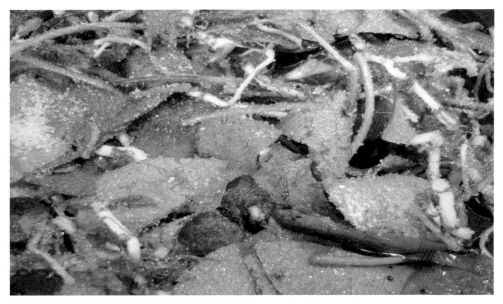

[어성초효소]

7. 여성질환에 좋은 효소재료

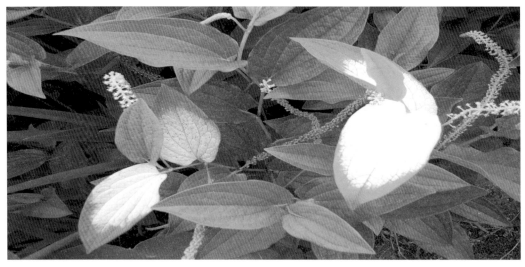
삼백초

쑥 [참쑥. 인진쑥], 느릅나무, 참당귀, 돌미나리, 삼백초, 씀바귀, 익모초, 생강나무, 쇠비름, 질경이, 짚신나물, 바디나물

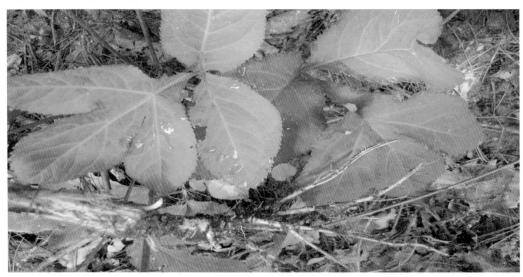

[바디나물]

8. 아토피 피부에 좋은 효소재료

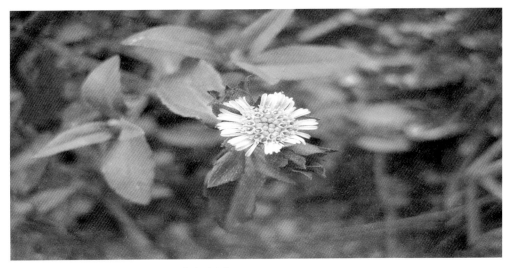

[한련초]

가려움증_싸리나무, 까마중, 소루쟁이 주근깨_천문동, 산목련 대머리_ 하수오, 한련초
대상포진_ 비단풀 두드러기_ 칠해목 아토피 피부염_ 쇠비름, 백선피, 줄풀, 석창포

9. 위장에 좋은 효소재료

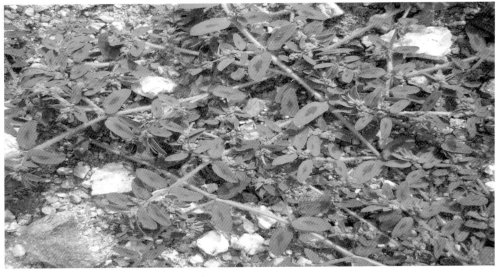

[비단풀]

급.만성 위염_쑥, 민들레, 비단풀, 조릿대, 엄나무   급성대장염_인동덩굴, 민들레, 엄나무

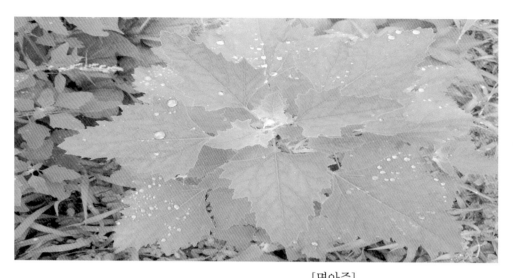

[명아주]

소화불량_ 민들레, 산마, 삽주 위궤양_ 개암나무, 조릿대, 명아주, 느릅, 두릅

10. 항암에 좋은 효소재료

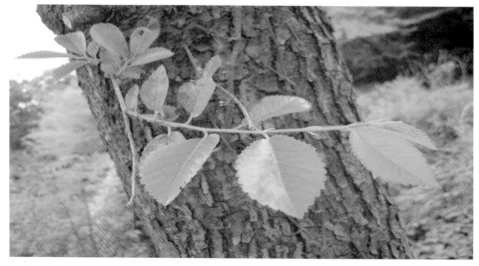

[느릅나무]

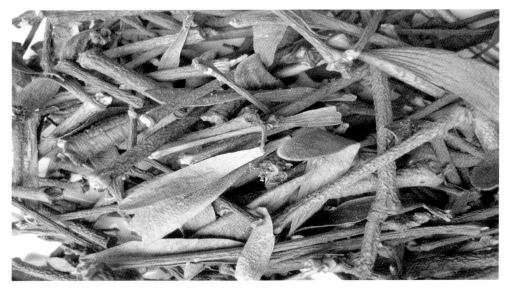

[겨우살이]

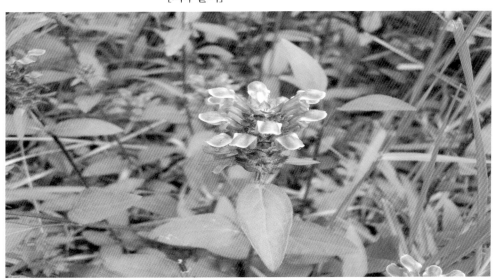

[하고초]

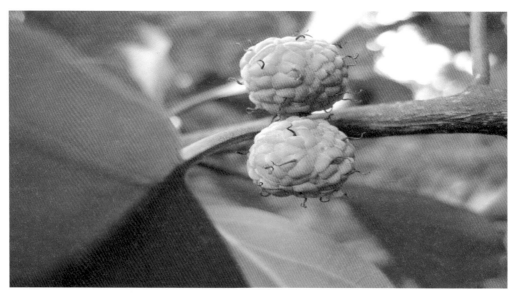

[구찌뽕]

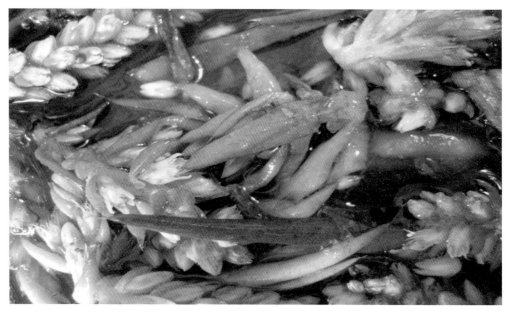

[와송]

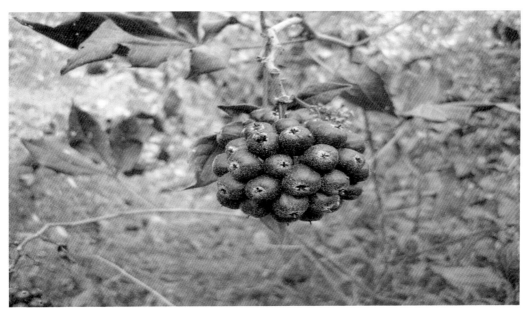

[오가피열매

산야초 효소 만들기

1. 오염되지 않은 곳에서 산야초를 채취한다. 잎.줄기.꽃. 뿌리 가지 부드러운 순을 채취하여, 물에 깨끗이 씻은 다음 물기를 완전히 제거한다 깨끗이 씻어 물기를 뺀다 씻기 전과 후의 무게가 다르므로 반드시 씻은 후에 재어 동량의 설탕을 준비한다]

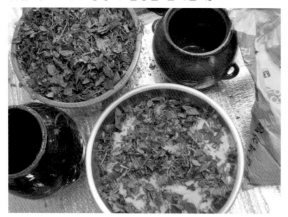

2. 항아리를 깨끗이 씻어 물기를 완전히 말린 다음 소독을 하면 더욱 좋다. [뜨거운 물이나 짚을 항아리 속에 넣고 불을 피운다] 넓은 그릇에 재료를 담고 큰 것은 잘게 3Cm~5Cm 썰어 설탕을 조금씩 뿌려가며 잘 버무린 다음 준비한 항아리의 7할 쯤 넣는다 [가득하면 발효될 때 넘침] 설탕의 1/3 정도는 남겨서 맨 나중에 위에 덮어 준다

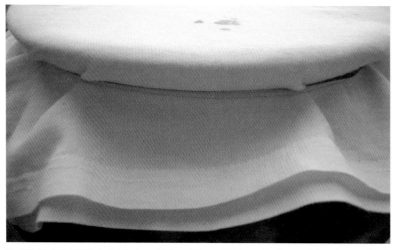

3. 항아리를 면천이나 한지로 씌운 다음 고무줄로 묶어, 뚜껑을 덮고 그늘에 보관한다.
효소는 공기와 소통해야 발효가 됩니다. 밀폐시키거나 냉장고 보관법은 저온에서는 발효를 멈춥니다

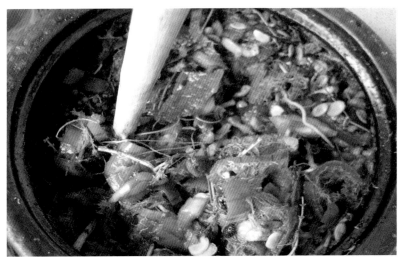

4. 3일에 한번씩 뒤집어 준다. 밑에 가라앉은 설탕도 함께 녹여주듯 저어준다. [3일 한번 5회 정도] 위에 덮은 설탕이 많이 녹아있으면 위 아래로 섞어주어 골고루 숙성 되게 하고 아래에 설탕이 가라앉지 않도록 잘 저어둔다.

5. 1개월 후 내용물을 거꾸로 한번 뒤집어 준다.

1차 발효 100일 정도 지나면 발효가 되고, 발효된 찌꺼기를 걸러서 낸 후 그 원액을 2차 발효 200일 정도 숙성시키면 산야초효소가 된다.[2차 발효 중에도 밀폐 시키면 안 된다] 만약 숙성이 덜된 효소를 병에 담고 뚜껑을 열면 샴페인처럼 펑 하고 효소 액이 솟아오르는 경우가 있는데, 이 현상이 나타나는 것은 완전히 숙성되지 않았기 때문에 좀 더 숙성시키면 된다.

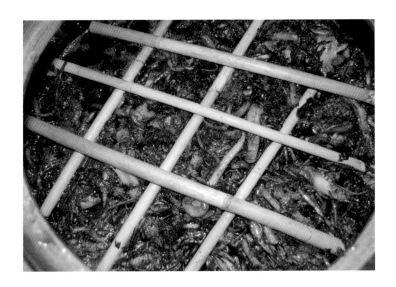

6. 숙성을 시킬 때 숯[참숯을 물에 팔팔 끓여 햇볕에 잘 말린 것]을 넣고 발효 시키면 좋다.
효소에 들어가는 설탕이 완전히 발효되면 우리 몸에 좋은 천연당인 과당으로 변합니다. 설탕이 전부 효소가 살아있는 과당과 포도당으로 변합니다.
7. 2차 효소를 병에 담아서 시원한 곳에 보관 한다

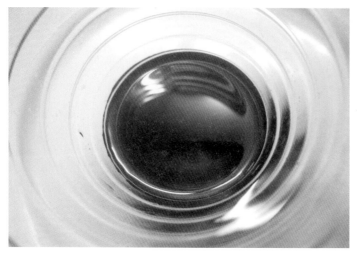

[음 용 법]
1. 생수 100ml 효소 30cc비율로 혼합하여 점심, 저녁, 1일 2회 먹는다.
   [각자 식성에 따라 희석 하는 것이 좋을 듯하다]
2. 빈혈과 저혈당으로 현기증이 있을 때에는 수시로 복용하면 좋다.
3. 녹즙에 효소를 적당량 가미하여 먹으면 흡수에 도움이 된다.
4. 보통 음료수처럼 마실 때에는 5배~ 10배의 물을 타서 마시면 된다.
5. 외출 시 효소원액을 조그만 병에 담아가지고 나가면 어디에서나 물 타서 먹을 수 있으니 편하다
6. 만약 식중독이나 배탈, 설사 증세가 있을 때 효소액을 좀 진하게 타서 마시면 아주 효과가 좋다
7. 효소 음료에 천연식초를 섞어서 타 마시면 아주 좋은 청량음료가 된다.
8. 증세에 따라 각각의 효소를 섞어 사용한다.

월별 효소 재료

2월 토복령, 귤

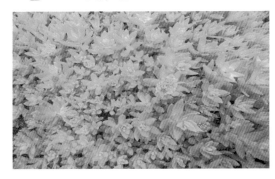

[돌나물]

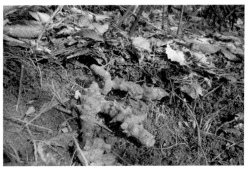

[명감나무 뿌리]

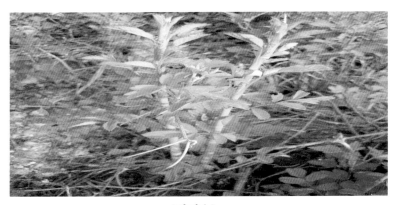

[찔레순]

3월 원추리순, 찔레새순, 고소나물, 돈나물, 쑥부쟁이,

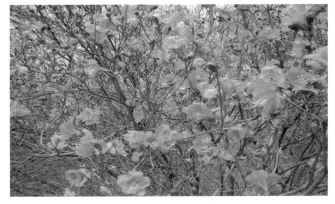

[진달래 꽃]

4월 씀바귀, 진달래꽃, 동백꽃, 으름새순, 질경이 전초, 벚꽃, 참취, 다래순, 인동줄기, 망개순, 녹차순, 둥굴래순, 토끼풀꽃, 자운영

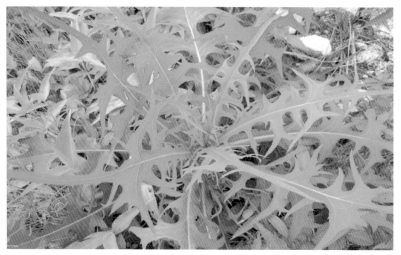
[씀바귀]

5월 으름꽃, 칡새순, 물앵두, 금은화꽃, 구지뽕잎, 머위, 당귀잎, 민들래, 소루쟁이잎, 애기똥풀, 쑥, 참빗살나무, 아카시아꽃, 참나물, 부추, 달래, 달맞이순, 망초 드릅, 뽕잎, 감잎순, 도꼬마리순, 달래 , 익모초

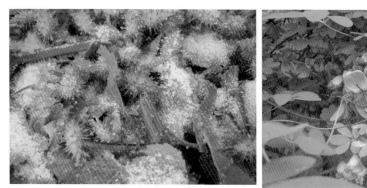
[도꼬마리 효소]

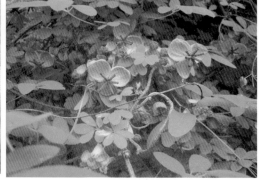
[으름 꽃]

6월 엉겅퀴, 마늘, 청매, 오디, 산딸기 시금치 쑥갓, 꿀풀, 뱀딸기, 죽순, 큰보리똥, 창포, 참앵두, 쇠비름, 당귀, 강활, 감꽃, 하늘수박넝쿨, 마줄기

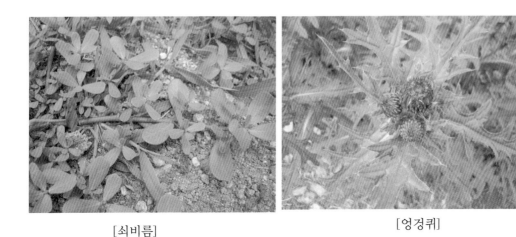

[쇠비름]   [엉겅퀴]

7월 띠뿌리 인진쑥, 달맞이꽃, 고삼 골풀, 박하, 방아, 솔방울, 돌복숭아, 푸른은행잎, 산수국

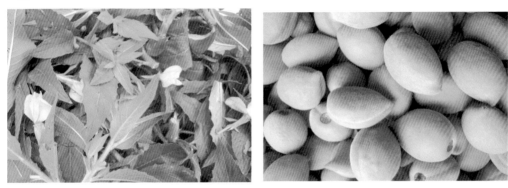

[달맞이효소]   [돌복숭아]

8월 까마중, 개머루, 보리수, 푸른머루, 칡꽃, 애기사과, 깻잎대, 꽃향유, 부추꽃, 마타리, 하늘수박푸른 것, 차조기, 물봉선화, 오이, 수세미, 고마리풀, 수박, 장미, 소루쟁이, 포도, 무화과, 왕꼬들빼기, 머루, 연잎,

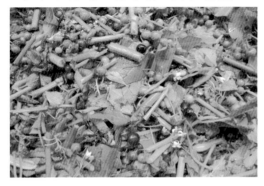

[까마중 효소]

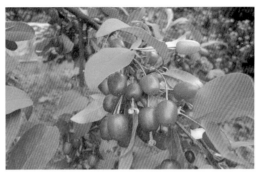

[보리수 열매]

9월 와송, 여주, 개비자 열매, 오배자, 으름, 개다래, 다래, 천문동, 박, 담쟁이열매, 제비
꽃전초, 더덕줄기잎, 작은 보리똥, 도라지, 석류, 고구마, 감자, 양파

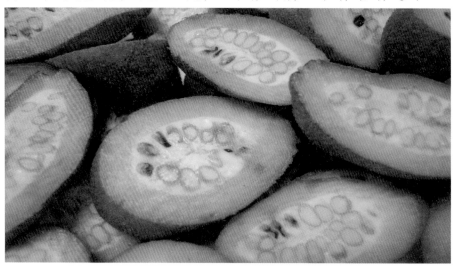

[으름효소]

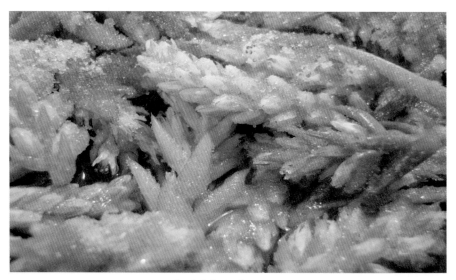

[와송효소]

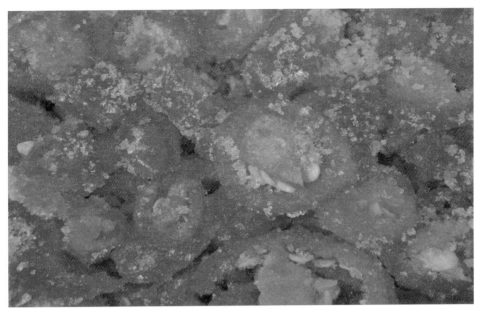

[고추효소]

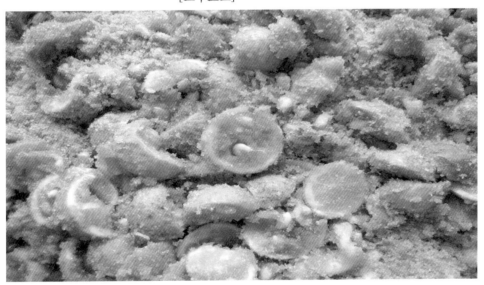

[탱자효소]

10월 고추, 감, 고구마줄기, 민들레뿌리, 구지뽕열매, 늙은호박, 당귀뿌리, 대추, 탱자, 아그배, 석류, 국화, 둥굴레뿌리, 작약뿌리, 마가목 열매

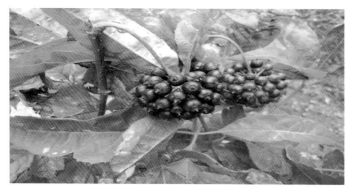

[오가피열매]

11월 더덕, 쑥뿌리, 우슬뿌리, 칡뿌리, 가을무우, 배추 ,생강, 오가피열매, 야생갓, 케일

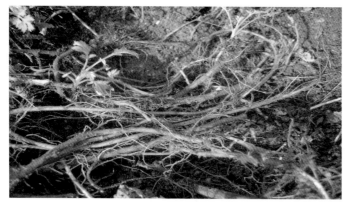

[쑥 뿌리]

12월 초석잠, 생지황, 유자, 겨우살이, 돼지감자

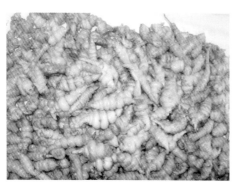

[초석잠]

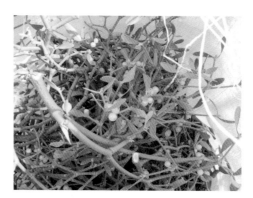

[겨우살이]

각종 효소 담는법

오가피열매 효소 담는법

고혈압, 심장병, 간보호 ,간경화억제, 정력, 혈당저하, 항암효과, 콜레스테롤 억제, 위궤양, 성장이 학습력, 면역력, 중풍예방

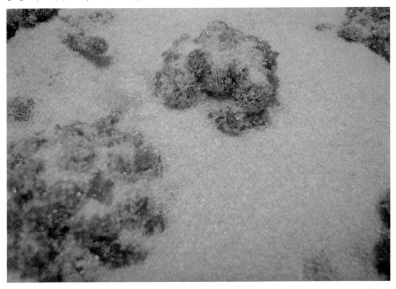

백설탕 또는 황설탕 1:1 사용하며 효소는 흑설탕(수제흑설탕은 사용)은 절대 사용하지 않습니다.

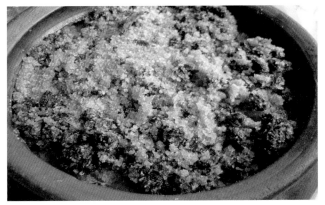

잘 버무려 주며 손으로 으깨도 좋다

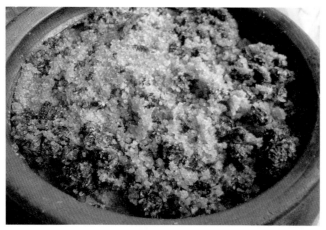

준비한 항아리에 70 % 만 채워야한다 발효 중 넘칠 수 있다
3일에 한번씩 바닥까지 저어주며 바닥에 설탕이 녹을때 까지
헝겊이나 한지로 덥어준다. 공기와 소통해야 발효를 한다

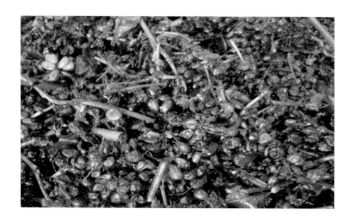

1차 발효 100일후 걸러 주고 걸러준 오가피 열매에 술을 부어 100일후 걸러 주면 오가피
열매 술이 된다. 식초를 만들어도 좋다

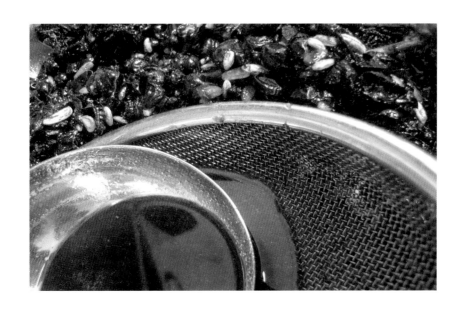

걸러준 효소액을 항아리에 담아 2차 발효 200일후 되어야 설탕 성분이 검출 되지 않는다. 효소는 총 300일 이상 되어야 효과를 볼수 있으며 건강을 해치지 않는다.

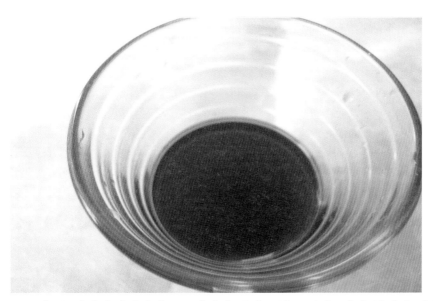

효소와 물 희석해 아침저녁으로 마시면 좋다. 1회 소주잔 1잔에 본인의 입맛에 맞게 희석하면 된다. 몇 대 몇이냐는 질문 할 필요 없다.

쇠비름효소 담는법

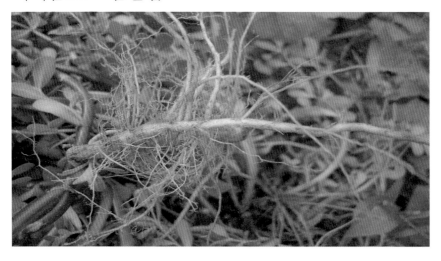

뿌리 _ 백색   줄기 _ 적색   잎 _ 녹색   꽃 _ 황색   씨 _ 흑색

오행이란

목 _ 녹색 _ 신맛 _ 간장   화 _ 적색 _ 쓴맛 _ 심장   토 _ 황색 _ 단맛 _ 비장
금 _ 백색 _ 매운맛 _ 폐장   수 _ 흑색 _ 짠맛 _ 신장

이처럼 오행을 갖춘 쇠비름은 아주 좋은 효소 재료이다
효소로 담을때는 다른 효소 보다 설탕양을 1/1.5 비율로 해야 한다
수분이 많은 재료이기 때문에 설탕이 적게 들어가면 부패하기 쉽다

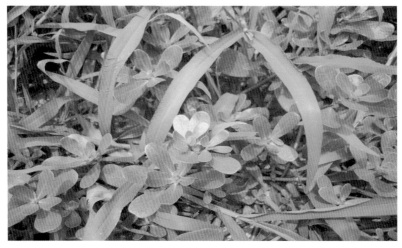

1 ㅡ 오염되지 않은 깨끗한 지역에서 채취

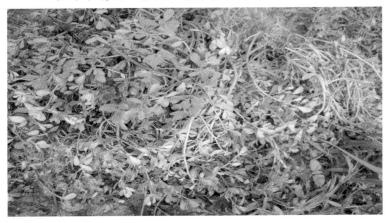

2 ㅡ 전초를 다 사용 한다.

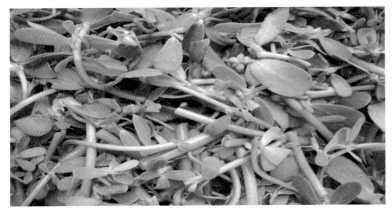

3 ㅡ 깨끗이 씻은 후 물기를 빼준다 3~5Cm 크기로 잘라준다
4 ㅡ 설탕 1.5 비율 수분이 많은 재료 이am로 1:1 비율로 잘 버무려 주고 준비한 항아리에 꼭
꼭 잘 눌러주며 넣고 항아리 70%만 채워준다 [발효과정에서 넘칠 수 있으므로]

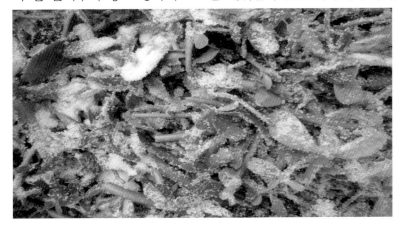

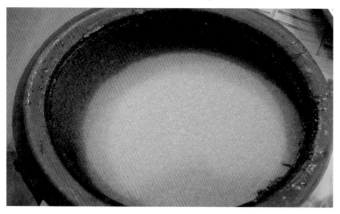

5 __ 70% 채운 항아리에 0.5남아있는 설탕을 효소위에 넣어준다 천 또는 한지로 항아리 입구를 막고 고무줄로 동여맨다.

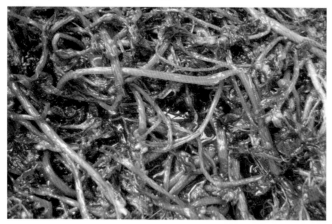

3일에 한번 씩 항아리 바닥까지 저어준다 가라앉은 설탕까지 저어 녹여준다. 1차 발효 100일후 걸러주고 2차 발효 200일 항아리에 넣고 서늘 한곳에 보관 후 복용가능 합니다. 쇠비름이 좋다는 것은 다 알려져 있지요 허나 좋다고 아무데서나 채취 하시면 큰일 납니다. 오염되지 않은 곳에서 채취 하셔요.

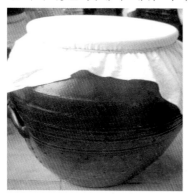

6 , 한지나 무명천 으로 입구을 고무줄로 묶어준다

이처럼 오행을 가진 쇠비름은 아주 좋은 효소 재료이다
효소로 담을 때는 다른 효소 보다 설탕 양을 1/1.5 비율로 해야 한다
수분이 많은 재료이기 때문에 설탕이 적게 들어가면 부패하기 쉽다

돌배효소 담는법

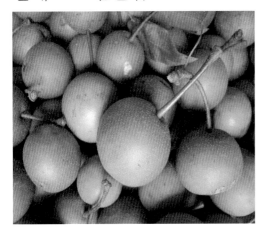 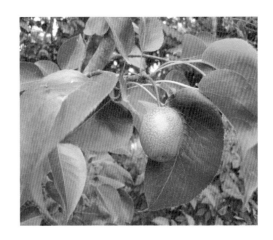

맛은 달고 성질은 차며 독이 없다. 기침, 변비, 위궤양, 천식. 폐병, 폐암. 해열, 특히 어린
아이의 백일해 기침에 효과가 좋은 것으로 알려져 있으며 기침, 갈증을 멎게 하고 가래를
삭이며 소변을 시원하게 해주는 이뇨작용에 좋습니다.
폐를 소통하게 하며 심장을 식히며 외열로 가슴이 답답한 것을 해소시키며 위속에 뭉쳐 있
는 열 덩어리를 식혀 치료합니다. 폐병에는 배가 아주 좋은 것으로 알려져 있으며 폐를 건
강하게 해주고 피를 맑게 해 심장에 염증을 없애 주며 화를 내리게 해주고 주독을 풀어주며
당뇨와 중풍에 특히 좋다.산돌배는 재배하는 배에 비해 약성과 효능이 3~5배가 더 좋다

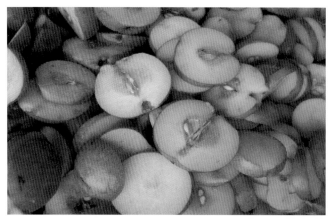

효소액이 잘 우려 나오도록 잘라 줍니다

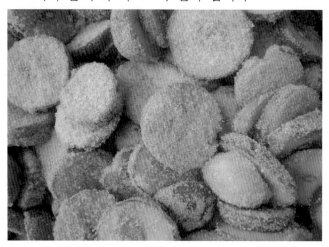

수분이 있는 재료는 1:2~1:5 비율로 담으셔야 실패를 하지 않습니다.
1:1 김치 버무리듯 준비하셔서 항아리 또는 유리병에 담아 주셔요.
남은 0.3의 설탕을 70% 채운 항아리 위에 올려 주셔요.

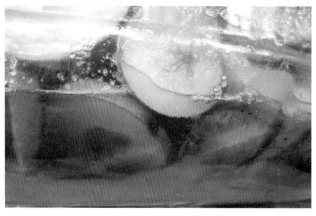

하루가 지난 돌배효소 모습입니다. 보시는 것처럼 설탕이 밑바닥에 깔려 있지요
3일에 한번씩 저어 주는데 바닥의 설탕까지 잘 녹이듯 저어 주셔요. 5회 정도 하시면 설탕
은 녹습니다.

겨우살이효소 담는법

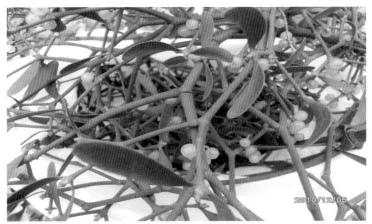

[1_ 겨우살이효소 담는 시기는 늦은 가을부터 이른 봄까지]
고혈압, 협심증, 당뇨병, 신경통, 요통, 관절염, 면역강화, 부종, 갖가지 암, 생리통, 신경쇠
약, 중풍

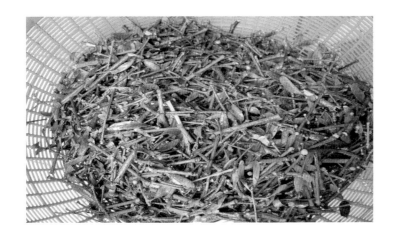

[2_ 먼지 제거를 위해 깨끗하게 씻어 준다]
겨우살이는 가장 강력한 항암식물의 하나이다. 유럽에서는 암 치료에 가장 탁월한 효과가
있는 식물로 겨우살이 털 머위를 꼽고 있을 정도이다. 우리나라에서도 민간에서 겨우살이를
달여서 먹고 위암, 신장암, 폐암 등을 치유한 사례가 있다.

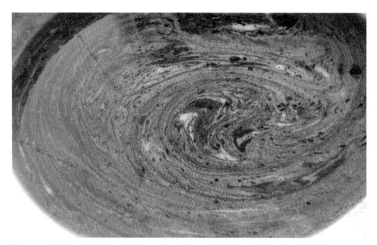

[3__ 수분이 없는 효소 재료는 시럽을 만들어 사용]

겨우살이는 혈압에 견줄 만한 데가 없을 만큼 훌륭한 고혈압 치료제이다.
고혈압으로 인한 두통, 현기증 등에 효과가 있고 마음을 진정시키는 효과도 탁월하다. 하루
30~40그램을 물3L 달여 반으로 차 대신 마셔도 좋다

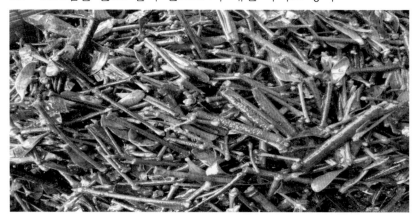

[4__ 항아리에 겨우살이를 넣고 시럽을 식혀서 부어준다]

★대나무 채반이나 또는 나무 가지를 넣어 돌로 눌러준다
겨우살이 전체를 독한 술에 담가 두었다가 1년 뒤에 조금씩 마시면 관절염, 신경통에 큰 효
과를 본다. 겨우살이는 지혈작용도 뛰어나므로 여성의 월경과 다증이나 갖가지 출혈이 있는
증상에 효과가 있다.

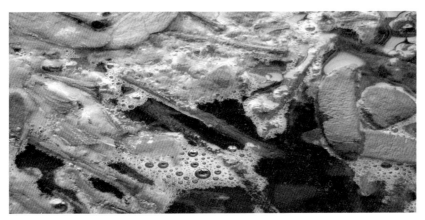

[5＿ 1차 발효 200일 2차 발효 100일로 한다]

★ 나무 가지나 뿌리 종류는 1차 발효 200일 한다

몸이 붓고 소변이 잘 안 나오는 증세에 치료 효과가 크다. 간경화나 암으로 인한 복수에 효과가 있으며 결핵성 당뇨병에도 좋다. 임산부가 겨우살이를 먹으면 태아가 건강해지고 편안해진다. 겨우살이는 몸을 따뜻하게 하는 효능이 있다. 독성이 없으므로 누구든지 안심하고 사용할 수 있다

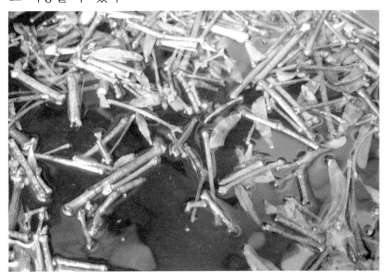

[6＿ 200일후 잘 걸러서 효소 액을 다시 항아리에 넣고 100일후 복용 가능함

★ 걸러낸 겨우살이에 술25% 넣고 100일정도 두셨다 드셔도 좋습니다.

 참나무에 기생한 겨우살이를 영생불사(永生不死)라 하여 하늘이 내린 영초(靈草)라고 하여 신성하게 여기고 경외의 대상으로 삼았다.

쑥차 만들기

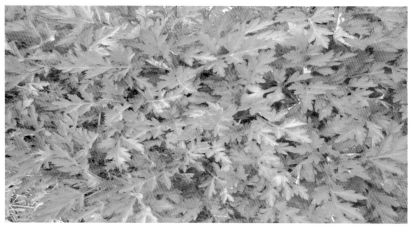

고혈압, 당뇨병, 동맥경화 ,피를 맑게 하고 콜레스테롤 수치를 낮쳐 주며 성인병예방과 여
성질환, 간기능 회복, 기관지염과 천식, 항균, 해독 작용 감기예방에도 효과가 좋다

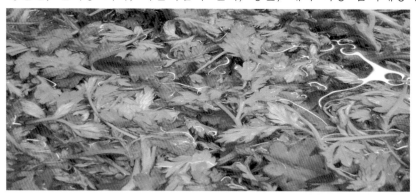

오염되지 않은 곳에서 채취하여 깨끗하게 씻어 준다.

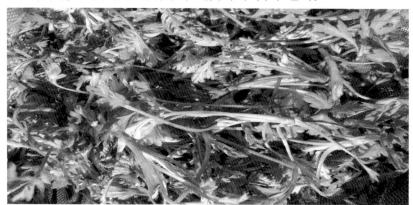

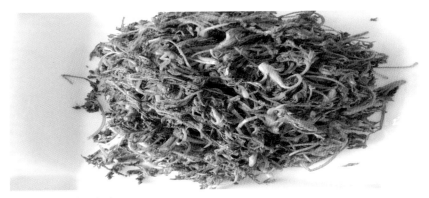

물기를 제거 한다.

팬을 최대한 높은 온도로 가열한 후 면장갑 2개를 끼고 달궈진 팬에 쑥을 넣고 빠른 동작으로 덕어준다 10회 정도

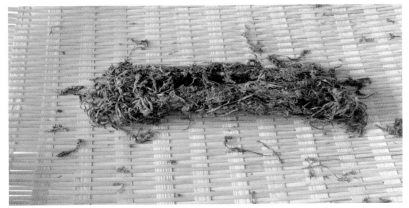

대나무 채반이나 두꺼운 광목천에 올려놓고 비벼준다

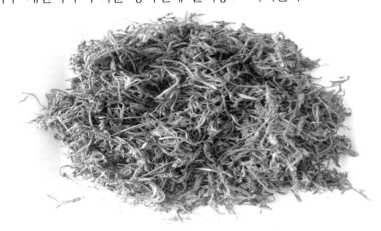

3번 덖고 비벼 준 것이다. 잘 펼 처서 불을 약하게 하여 말려 주듯 덖어주면 된다.

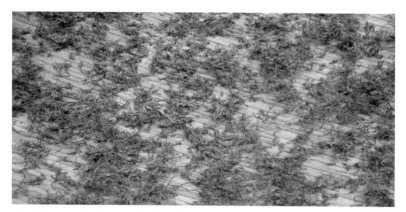

바람이 잘 통하는 그늘에 말려 주고 밀폐 용기에 넣어 차를 즐기면 된다.

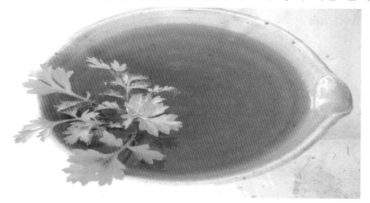

뽕나무 잎 차 담는법

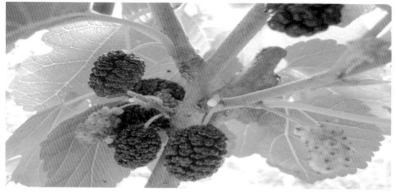

폐열을 내리고 기침과 천식, 급성 폐렴. 기관지염, 이뇨작용에 쓰며 전신부기 치료에도 쓴다.
철분, 칼슘, 섬유질 풍부 하여 당뇨병, 고혈압, 뇌졸증. 동맥경화, 심장병등 예방콜레스테롤을
줄여주며 피를 맑게 해 준다. 노화방지에 특히 효과적이다

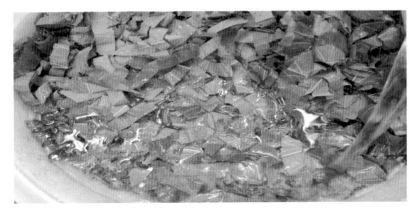

잘라서 씻어 주는 것이 훨씬 수월하다

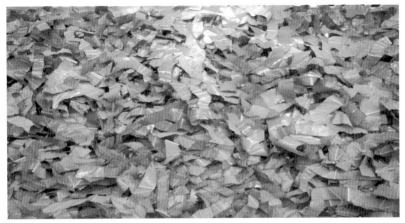

채반에 받쳐 물기를 제거 한다.

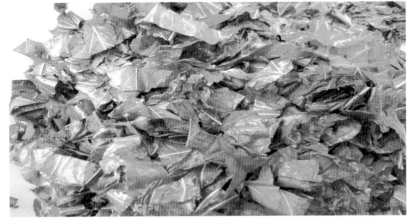

팬을 최고 높은 온도로 가열 하고 면장갑 2겹을 끼고 빠른 손놀림으로 10회 덖어 주고 얼른
대나무 채반에 옮겨 식혀주고 덖어준다

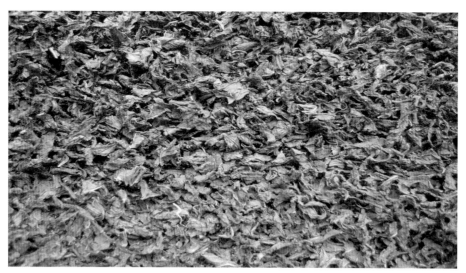

3번 덖고 비벼 준 것이다.

덖고 비벼 주기를 5번 하고 펼쳐 주고 팬의 불을 은은 하게 한 다음 말리듯 덖어준다.
바람이 잘 통하는 그늘에 펼쳐 말려 주고 밀폐 용기에 넣어 보관한다.

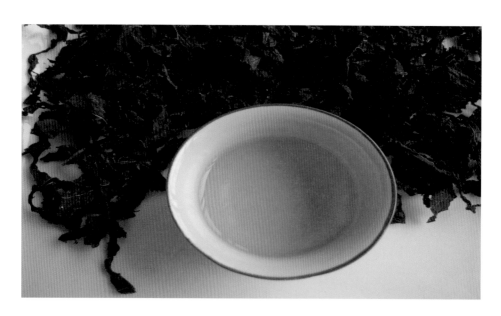

시럽만들기

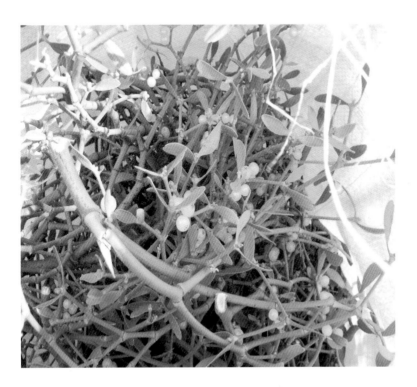

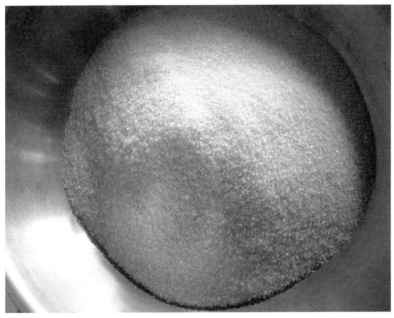

수분이 없는 효소 재료 겨우살이, 나무 가지, 뿌리. 솔잎. 건제. 수분이 없는 열매나 잎은 시럽을 만들어 넣어야 한다. 수돗물에 주성분인 염소는 불에 약하며 끓여서 60도 가량 식혀서 사용하며 생수를 사용할 경우 미네랄이 살아 있으며 끓이지 않고 생수를 그대로 사용해도 좋으며 수돗물을 사용한 것보다 효소 맛이 좋다.

1 — 시럽의 양이 얼마나 필요한지 먼저 알자 [설탕 1Kg 녹이면 500~600ml 나온다] 건재일 경우에 시럽을 흡수 하므로 양을 감안 하여 만들어야 한다.

물과 설탕의 비율을 부피로 할 것인지 무게로 할 것인지가 불분명 하다면 물1L와 설탕1Kg은 부피와 무게의 단위로서 비교하기가 곤란하여 설탕을 부피로 환산(설탕 1Kg=500ml)하면 가능 하다. 1:1의 시럽을 만든다는 것은 물1L에 설탕 2Kg을 배합하면 되고 2L의 시럽이 나온다. 설탕 시럽 만들 때 설탕은 백설탕이나 황설탕을 사용하며 절대로 캬라멜 색소와 식품첨가물56번이 들어있는 흑설탕은 사용하지 않는다.

2 — 20L 항아리에 재료가 절반정도라면 시럽을 10리터쯤 만들면 되지요.
[설탕10Kg 녹이면 5Kg이 됩니다. 그럼 물을 5L 넣으면 10L 나옵니다.]
절대로 급하다고 하여 처음부터 물과 함께 설탕을 넣고 끓이면 안 된다.

설탕의 주성분은 자당이며 고열을 가하게 되면 호정으로 변하게 되며 설탕의 성분이 바뀌게 되어 미생물의 활동을 저해 하게 되고 때론 다른 미생물이 자라게 되어 전혀 다른 형태로 변해 효소를 실패 할 수도 있다.

3— 시럽을 완전히 식혀서 효소 재료에 넣어 주어야하며 재료와 시럽은 용기의 2/3정도만 넣어야합니다 - 발효 시 넘침 방지를 위해서
재료에 따른 시럽 - 건재는 재료 15Cm, 생물은 5Cm정도 올라오게 넣어 주면 된다.
재료 무게 10%~20%정도 설탕을 많이 사용하면 발효 는 좀 더뎌도 실패는 없다.

4 — 시럽을 넣고 다음날 시럽 맛보았을 때 단맛이 적으면 설탕을 추가로 넣어 준다. 발효가 진행된 후에는 효소가 설탕을 먹으므로 단맛이 줄어드는 것이 당연하므로 더 이상 추가로 넣지 않는다.

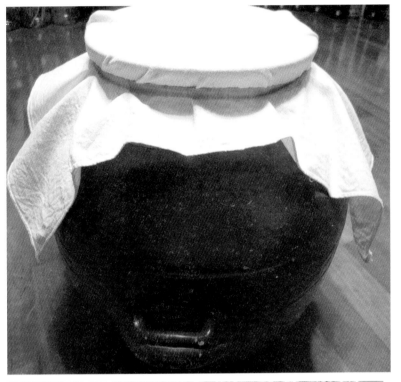

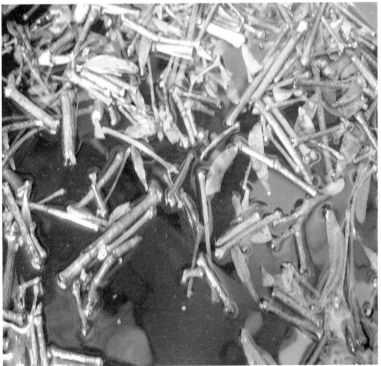

필요한 시럽 양 계산표

필요한 시럽 량	3:7 물L	시럽 설탕kg	4:6 물 L	시럽 설탕Kg	5:5 물 L	시럽 설탕kg
1	0.3	1.4	0.4	1.2	0.5	1
2	0.6	2.8	0.8	2.4	1	2
3	0.9	4.2	1.2	3.6	1.5	3
4	1.2	5.6	1.6	4.8	2	4
5	1.5	7	2	6	2.5	5
6	1.8	8.4	2.4	7.2	3	6
7	2.1	9.8	2.8	8.4	3.5	7
8	2.4	11.2	3.2	9.6	4	8
9	2.7	12.6	3.6	10.8	4.5	9
10	3	14	4	12	5	10

계절에 따라 또는 재료의 수분의 양에 따라 설탕과 물 비율이 달라 질수 있다.
이른 봄 여린새순 물 : 설탕 = 3 : 7 100일 후 걸러 준다.
여름 뽕잎, 은행잎 = 4 : 6 150일 후 걸러 준다.
나뭇가지. 뿌리. 건재 = 5 : 5 200일 후 걸러준다. 시럽을 잠기도록 해야 뜸팡이. 곰팡이가 피지 않으며 발이나 대나무를 이용 하여 내용물이 뜨지 않도록 돌을 올려준다. 효소는 공기와 소통해야 발효가 잘된다. 천이나 한지로 덮고 고무줄로 묶어 주면 된다.